W0268735

DIE KRANKHEITEN DES KANINCHENS

MIT BESONDERER BERÜCKSICHTIGUNG DER INFEKTIONS- UND INVASIONSKRANKHEITEN

FÜR TIERÄRZTE
SOWIE FÜR MEDIZINISCHE UND BIOLOGISCHE
UNTERSUCHUNGS- UND FORSCHUNGSINSTITUTE

VON

PROFESSOR DR. OSKAR SEIFRIED

VORSTAND DES INSTITUTS FÜR TIERPATHOLOGIE
DER UNIVERSITÄT MÜNCHEN

ZWEITE UMGEARBEITETE UND
ERWEITERTE AUFLAGE

MIT 91 ABBILDUNGEN IM TEXT

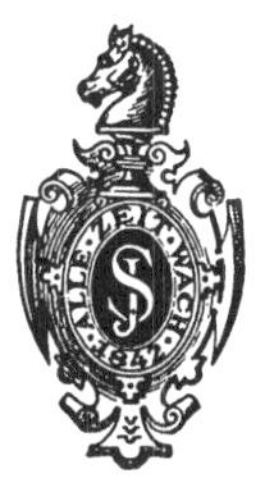

BERLIN
VERLAG VON JULIUS SPRINGER
1937

ISBN-13:978-3-642-90397-7   e-ISBN-13:978-3-642-92254-1
DOI: 10.1007/978-3-642-92254-1

Vorwort zur zweiten Auflage.

Seit Erscheinen der 1. Auflage sind so zahlreiche neue Erkenntnisse auf dem Gebiete der Kaninchenkrankheiten gewonnen worden, daß völlige Umarbeitung geboten und Erweiterung des Buches nicht zu umgehen war. Fast überall sind Änderungen und Ergänzungen vorgenommen worden. Die Zahl sowohl der bakteriellen als auch namentlich der Virus-Infektionskrankheiten hat sich wesentlich vergrößert, und die Aufnahme neuer Kapitel über Erbkrankheiten, Avitaminosen und Nährschäden, ungeklärte Krankheiten als notwendig erwiesen. Zwangsläufig mußte auch eine Vermehrung der Abbildungen erfolgen. Artung und Aufbau des Buches wurden indessen belassen, weil es sich in dieser Form bewährt und seine Brauchbarkeit durch ganze oder teilweise Übersetzungen in verschiedene Fremdsprachen erwiesen hat. Zahlreichen dankenswerten Anregungen, bei einer Neuauflage auch Krankheitssymptome und Behandlung zu berücksichtigen, ist nach Möglichkeit entsprochen worden (letztere nur soweit lohnend und aussichtsreich). Infektions- und Invasionskrankheiten, Erbkrankheiten und Geschwülste sind wegen ihrer besonderen Bedeutung für den Bestand einer Zucht und wegen der Notwendigkeit ihrer genauen Kenntnis für den Forscher wesentlich ausführlicher behandelt und mit zahlreicheren Schrifttumsangaben versehen worden wie die übrigen Abschnitte. Namentlich bei den „sporadischen Krankheiten" ist auf die Wiedergabe von Befunden mit geringerer Wichtigkeit verzichtet worden.

So hoffe ich, daß auch die 2. Auflage, die den neuesten Stand unserer Kenntnisse auf vorliegendem Gebiete widerspiegelt, günstige Aufnahme findet. Möge sie ein wertvolles Hilfsmittel für tiermedizinische, medizinische und biologische Forschungsarbeit sein, deren wir im Interesse der Volksgesundheit und Volkswirtschaft so dringend bedürfen.

Meinen Mitarbeitern, Dr. habil. E. Heidegger, Dr. J. Krembs und Frl. Bl. Pfister, danke ich für ihre wertvolle Mithilfe, dem Verlage Julius Springer, Berlin, für das Interesse, das er dem Werke entgegengebracht und die schöne Ausstattung, die er ihm angedeihen ließ.

Auch die 2. Auflage ist meinem früheren Chef und Lehrmeister Wilhelm Zwick, Gießen, gewidmet, von dem ich auf dem Gebiete der experimentellen Krankheitsforschung die nachhaltigsten Anregungen empfing und dem ich dafür meinen Dank zum Ausdruck bringen will.

München, im Winter 1936/37.

Oskar Seifried.

Vorwort zur ersten Auflage.

Für denjenigen, der sich des Kaninchens als Versuchstier bedient
— auf welchen Gebieten der experimentellen Forschung dies auch immer
sei — ist es ein unbedingtes Erfordernis, sich mit den bei diesem Tiere
natürlich vorkommenden Krankheiten vertraut zu machen, wenn er
nicht unter Umständen folgenschweren Irrtümern in der Bewertung seiner
Versuchsergebnisse zum Opfer fallen will. Die im Zusammenhange mit
der experimentellen Encephalitis- und Herpesforschung gewonnenen
Erfahrungen über das Vorkommen bisher unbekannter oder unbeach-
teter spontaner Erkrankungen beim Kaninchen, die ihrem Wesen nach
geeignet sind, die klaren Zusammenhänge zwischen Ursache und Wirkung
im Versuche völlig zu verschleiern, zeigen — um nur ein Beispiel anzuführen — welche Fallstricke uns von der Natur in dieser Richtung gelegt
worden sind. Sie rücken erneut die Notwendigkeit der Kenntnis der
Spontankrankheiten unserer Versuchstiere in den Vordergrund.

Es gibt zwar über Kaninchenkrankheiten bereits einige ganz kurze
Schriften; sie sind aber zum Teil veraltet, nach Form und Inhalt für
Laien und Züchter bestimmt und nicht geeignet, dem Wissenschaftler
das für ihn Wissenswerte nach dem Stande unserer heutigen Kenntnisse
zu übermitteln. Sich die gewünschte Auskunft erst durch das Studium
der umfangreichen, sehr zerstreuten und oft nicht zugänglichen Literatur
zu verschaffen, ist viel zu mühsam und zeitraubend. Es mangelt somit
ohne Zweifel an einer zusammenfassenden, hauptsächlich den Zwecken
des Wissenschaftlers und Experimentators Rechnung tragenden Darstellung des Gegenstandes. Ich habe mich deshalb auf Anregung des
leider so früh verstorbenen Mitherausgebers der „Ergebnisse der allgemeinen Pathologie und pathologische Anatomie", Herrn Obermedi-
zinalrat Professor Dr. JOEST, der Mühe unterzogen, die Kaninchenkrankheiten für diese Zeitschrift hauptsächlich nach der ätiologischen,
pathologisch-anatomischen und diagnostischen Seite zu bearbeiten.
Soweit es in dem vorgeschriebenen Rahmen zulässig war, hat — um
auch Anhaltspunkte für die klinische Diagnose und die Therapie zu
geben — die Aufnahme der klinischen Symptome sowie etwaiger thera-
peutischer Maßnahmen, besonders soweit es sich um Schutz- und Heil-
impfungen handelt, bei den wichtigsten Krankheiten kurz Platz gefunden.

Ich habe mich bemüht, die Literatur — auch die ausländische —
soweit sie mir zugänglich war, weitestgehend zu berücksichtigen und
zu sichten. Gleichwohl erhebt die Arbeit nicht den Anspruch auf un-
bedingte Vollständigkeit. Dies trifft im besonderen für die sporadischen

Krankheiten zu. Bei ihnen, denen im Verhältnis zu den Infektions-
und Invasionskrankheiten nur eine untergeordnete Bedeutung zukommt,
mußte die Besprechung auf die allerwichtigsten beschränkt und konnten
auch diese nur kurz oder andeutungsweise behandelt werden. Die Mißbildungen sind übergangen worden.

Um die Arbeit außer dem Leserkreis der „Ergebnisse" auch noch
weiteren interessierten Kreisen zugänglich zu machen, hat sich die
Verlagsbuchhandlung von J. F. Bergmann, München, in dankenswerter
Weise bereit erklärt, gleichzeitig eine Sonderausgabe im Buchhandel
erscheinen zu lassen. Möge sie den beabsichtigten Zweck, ein Nach-
schlagebuch auf dem Gebiete der Kaninchenkrankheiten zu sein, erfüllen
und vor allem auch zu deren weiterem Studium anregen.

Gießen, im Sommer 1927.

OSKAR SEIFRIED.

Inhaltsverzeichnis.

* = eigentliche Kaninchenkrankheiten.

Inhaltsverzeichnis.

I. Infektionskrankheiten.

A. Seuchen bakteriellen Ursprungs.

1. Pyämien und Eiterungen.

Das Vorkommen einer kontagiösen, durch einen kleinen Mikrococcus hervorgerufenen Pyämie beim Kaninchen ist bereits 1881 von SEMMER bei Gelegenheit von an Kaninchen ausgeführten Impfungen mit auf 55° C erwärmtem Milzbrandblut beobachtet worden. Über eine in neuerer Zeit in einem größeren Kaninchenbestande aufgetretene, sehr bösartig verlaufende *Pyämie* berichtet KOPPÁNYI.

Ätiologie. Als Erreger wird ein polymorpher, bald in Kokken- und Diplokokken-, bald in Kurzstäbchenform auftretender, bisweilen Ketten bildender, unbeweglicher Bacillus beschuldigt, der von einer deutlichen Kapsel umgeben ist *(Pyobacillus capsulatus cuniculi)*.

Seine **Züchtung** gelingt leicht auf 3%igem Glycerinagar und besonders auf Blutserum und Blutserumagar. Auf diesen Nährböden bilden sich bereits nach 12stündiger Bebrütung bei 37° C grauweiße, durchscheinende, nicht irisierende Kolonien von Nadelstichgröße, die nach 24 Stunden stecknadelkopfgroß werden und wassertropfenähnliches Aussehen besitzen. Die später zusammenfließenden Kolonien sind von zäher, klebriger Beschaffenheit.

Auch in mit Glycerin oder Serum versetzter Bouillon findet unter schwacher Trübung lebhaftes Wachstum statt. Später setzt sich unter mäßiger Aufklärung ein auffallend zähschleimiger Bodensatz ab.

Gas und Indol werden nicht gebildet; Milch wird nicht zur Gerinnung gebracht.

Resistenz. Äußeren Einflüssen gegenüber (Eintrocknung, Sonnenlicht, Erwärmung) ist der Bacillus wenig widerstandsfähig. Er wird schon nach einigen Tagen abgetötet. Auch durch Desinfektionsmittel wird er rasch vernichtet (0,2%ige Carbolsäurelösung in 10 Minuten; Sublimatlösung 1 : 30000 sowie 0,2%ige Kreolinlösung in 1 Minute; 0,1%ige Kupfersulfatlösung in 2 Minuten; 0,1%ige Eisensulfatlösung in 5 Minuten; Formalinlösung 1 : 15000 in 2 Minuten.

Der Bacillus bildet in Bouillonkulturen Toxine, die aber nur bei Meerschweinchen und Mäusen schwache Giftwirkung ausüben.

Über den **natürlichen Infektionsweg** liegen Angaben nicht vor.

Die **künstliche Übertragung** der Krankheit auf Kaninchen gelingt durch Einverleibung kleinster Kulturmengen auf intrathorakalem, intrapectoralem, intraperitonealem, subcutanem, intravenösem, intratrachealem Wege, weiterhin durch Aufträufelung des Infektionsmaterials auf die unverletzte Nasenschleimhaut, durch Einbringen in die vordere Augenkammer sowie durch Inhalation verstäubten Kulturmaterials. Auf intestinalem Wege dagegen kann die Krankheit künstlich nicht erzeugt werden. Künstlich angesteckte Tiere verenden in der Regel nach 2—16 Tagen unter denselben Erscheinungen wie bei der spontanen

Krankheit. Auch die pathologisch-anatomischen Veränderungen stimmen mit dieser völlig überein. In gleichem Maße wie Kaninchen sind auch Meerschweinchen und Mäuse für die Infektion empfänglich. Sie verenden nach subcutaner, intraperitonealer und intrapleuraler Infektion innerhalb der beim Kaninchen angegebenen Zeiten.

Klinische Symptome. Nach einer Inkubationszeit von wenigen Tagen sitzen die infizierten Tiere meist zusammengekauert an einer Stelle und zeigen als erste Krankheitserscheinungen ängstlichen Blick, gesträubte Haare sowie beschleunigte und erschwerte Atmung. Die innere Körpertemperatur steigt bis auf 40,5—41,5° C an, um bald unter die Norm abzusinken. Bisweilen wird serös-eitriger Nasenausfluß, Niesen, in mehr chronischen Fällen das Auftreten von bis faustgroßen Abscessen an den verschiedensten Körperstellen beobachtet. Der Tod erfolgt unter dyspnoischen Erscheinungen.

Pathologische Anatomie. Bei den der natürlichen als auch der künstlichen Infektion erlegenen Tieren läßt sich als hervorstechendster Befund fibrinös-eitrige Pleuritis und Perikarditis feststellen. Die Pleura visceralis und parietalis ist in ihrer ganzen Ausdehnung mit 1—5 mm dicken, grauweißen, leicht abziehbaren, zerreißlichen Pseudomembranen bedeckt. Sowohl im Herzbeutel als auch in den Pleurahöhlen befinden sich größere oder geringere Mengen eines grauroten, sero-fibrinösen Exsudats. Das Lungengewebe ist hyperämisch und enthält bisweilen kleine Blutungen; die Bronchien sind mit katarrhalischem Exsudat angefüllt, besonders wenn die Infektion von den Luftwegen aus erfolgt ist. Auch peribronchiale katarrhalische Lungenentzündung kann entstehen. Die mediastinalen Lymphknoten sind zum Teil wesentlich vergrößert und enthalten graugelbe, trockene, bröckelige, seltener rahmartige Massen. Die Organe der Bauchhöhle lassen nennenswerte Veränderungen nicht erkennen. Nur Leber und Milz zeigen deutliche Blutüberfüllung. In chronischen Fällen sind im Unterhautbindegewebe abgekapselte Abscesse verschiedener Größe (bis zu Faustgröße) mit eitrigem Inhalt feststellbar.

Diagnose. Durch den Nachweis des Kapselbacteriums kann die Krankheit leicht von ähnlichen, dem Symptomenkomplex der Rhinitis contagiosa zugezählten Krankheiten unterschieden werden. Die Erreger sind hauptsächlich im Pleuraexsudat in großer Zahl nachweisbar; ihr Vorkommen im Blute und in den inneren Organen ist dagegen spärlich.

Immunitätsverhältnisse. Durch intravenöse Einverleibung steigender Dosen von Bouillonkulturen des Erregers gelingt es, bei Kaninchen eine kurzfristige Immunität gegenüber späteren tödlichen Infektionsdosen zu verleihen. Es ist indessen nachteilig, daß die Vorbehandlung die Entstehung von subcutanen Abscessen im Gefolge hat. Das Blutserum von erkrankten und immunisierten Tieren besitzt agglutinierende Eigenschaften nur in geringem Maße; auch kommt ihm nur eine schwache und unsichere Schutzwirkung zu.

Ähnlich verlaufende, zum Teil mit fibrinös-eitriger Pleuritis, Peritonitis und Eiterungen an den verschiedensten Körperstellen einhergehende Pyämien sind später von Laven und Cominotti beschrieben, als deren Erreger aber von dem Pyobacillus capsulatus unterschiedliche Bakterien nachgewiesen worden.

Das Lavensche Bacterium, das im Pleuraeiter sowie im Herzblut enthalten ist, stellt ebenfalls ein kleines, kokkenartiges, kurzes und plumpes, bisweilen einzelne Fäden bildendes Stäbchen mit abgerundeten Ecken dar, das die Farbe ungleichmäßig aufnimmt und eine gewisse Ähnlichkeit mit den Erregern der hämorrhagischen Septicämie, manchmal auch mit dem Rotzbacterium besitzt. Grosso ist der Ansicht, daß das Lavensche Bacterium dasselbe ist wie der Bacillus pneumonicus Beck (s. Rhinitis contagiosa). Eigenbewegung, Geißeln und Sporen sind nicht vorhanden. Das Bacterium besitzt nur *geringe Widerstandsfähigkeit*. Es ist auf den gebräuchlichen Nährböden bei 37⁰ C züchtbar in Form von tautropfenartigen Kolonien von schleimiger Beschaffenheit und besitzt die Neigung zusammenzufließen und auf einigen Nährböden einen ins bräunliche gehenden Farbenton anzunehmen.

Bei intraperitonealer, intrapleuraler und subcutaner Einverleibung ist das Bacterium für Kaninchen und Meerschweinchen stark pathogen. Während nach den ersteren Einverleibungsarten fibrinös-eitrige Pleuritiden und Peritonitiden zur Entstehung kommen, hat die subcutane Verabreichung des Erregers hauptsächlich die Bildung von Abscessen und Phlegmonen im Gefolge. Auch die Fütterungsinfektion ist erfolgreich. Dagegen gelingt es nicht, die Krankheit mit Bakterienaufschwemmungen auf intranasalem Wege zu erzeugen.

Was die Frage des *natürlichen Infektionsweges* anbetrifft, so neigt Laven zu der Ansicht, daß das Bacterium als harmloser Saprophyt in der Mundhöhle des Kaninchens lebt, um erst unter bestimmten Bedingungen pathogene Eigenschaften zu erlangen. Der tatsächlich gelungene Nachweis im Mund- und Rachenschleim von zwei gesunden Tieren bedeutet für diese Annahme eine Stütze.

Jacobsohn und Koref wollen die hier aufgeführten Pyämien als besondere Form der Rhinitis contagiosa betrachtet wissen.

Außer den hier angeführten Pyämien werden lokale *Eiterungen* beim Kaninchen an den verschiedensten Körperstellen (Subcutis, Nasen- und Nebenhöhlen, Mittelohr, Gehirn, innere Organe) beobachtet im Verlaufe und als Komplikation der Rhinitis contagiosa, der hämorrhagischen Septicämie, der Nekrobacillose usw. (s. dort). Von zahlreichen anderen, im Schrifttum niedergelegten Beobachtungen über Eiterungen und ihre Erreger sollen hier nur die allerwichtigsten Erwähnung finden.

Aus Abscessen bei Kaninchen züchteten Schimmelbusch und Mühsam ein zartes, kurzes, gramnegatives, auf Agar und Bouillon gut wachsendes Stäbchen.

In letzterer bildet es einen zähen Bodensatz ohne Trübung der überstehenden Flüssigkeit. Der Austrocknung gegenüber ist das Stäbchen wenig widerstandsfähig. ¹/₂stündige Erhitzung auf 52⁰ C tötet es ab; auch in alten Bouillonkulturen geht es seiner Virulenz verlustig. Nach subcutaner Verimpfung an Stellen mit lockerer Subcutis entstehen beim Kaninchen Abscesse mit gelblich-weißem, zähem Eiter, in dem die Stäbchen allerdings nur in geringer Zahl nachzuweisen sind. Bei der Einverleibung an Stellen mit straffer Unterhaut nimmt die Impfkrankheit einen chronischen, nicht selten tödlichen Verlauf. Bei der *Obduktion* der abgemagerten Tiere lassen sich in der Regel eitrige Entzündung der serösen Häute, Abscesse in der Leber, Blutungen in den Lungen und bisweilen Lungenentzündungen feststellen. Die Versuche Lexers, mit dem beschriebenen Bacterium bei Kaninchen eine der menschlichen Osteomyelitis ähnliche Erkrankung zu erzeugen, schlugen fehl. Nur bei direkter Einverleibung der Bakterien in das Knochenmark treten scharf begrenzte Eiterungen auf.

Manninger gelang es, ein dem Schimmelbusch- und Mühsamschen Bacterium sehr nahestehendes Stäbchen aus zähem, teigähnlichem Eiter im subcutanen Bindegewebe von Kaninchen zu züchten. Es besitzt eine gewisse Ähnlichkeit mit den Erregern der Rhinitis contagiosa (Brustseuche) und der ansteckenden Lungenbrustfellentzündung. Das Stäbchen ist 0,6—1,0 μ lang, unbeweglich, gramnegativ und beginnt sich in Agar und in Bouillon erst bei 37° C zu entwickeln. Seine Widerstandsfähigkeit ist sehr gering.

In stinkendem Eiter eines spontan verendeten Kaninchens fand Fuchs ein großes, unbewegliches, nicht sporenbildendes Stäbchen, das er mit der Bezeichnung „Bacillus pyogenes anaërobicus" belegte. Einverleibung in größeren Mengen vermochte wiederum stinkende Eiterung hervorzurufen.

Weiterhin isolierte Davis aus spontanen subcutanen Abscessen einen pleomorphen, zur Fadenbildung neigenden Bacillus, der alle Kochschen Bedingungen erfüllt. Er besitzt in morphologischer und kultureller Hinsicht weitestgehende Ähnlichkeit mit Bacillen, wie sie auch bei der Rhinitis contagiosa gefunden werden (s. dort). Agglutinine im Serum infizierter Tiere können nicht nachgewiesen werden.

Auch Jakob berichtet bei Kaninchen über das Auftreten von Abscessen, die hauptsächlich auf die Kopfgegend (Backengegend, unterer Lidrand) beschränkt waren und wahrscheinlich mit dem Abzahnen im Zusammenhange standen. Der Absceßinhalt stellte in der Regel eine dickliche, rahm- oder pastenähnliche Masse von gelber bis gelbroter Farbe dar. In dem meist geruchlosen Eiter wurden in allen Fällen Staphylokokken nachgewiesen.

Durch Staphylokokken hervorgerufene Abscesse bei Kaninchen hat auch Verfasser einigemal beobachtet. Besonders bei Hasen und wilden Kaninchen ist eine durch den Staphylococcus pyogenes albus verursachte Infektionskrankheit bekannt, die sowohl sporadisch als auch in seuchenhafter Verbreitung auftritt und durch Eiterungen in Unterhaut, Muskulatur, regionären Lymphknoten, Gelenken (Abb. 1) und inneren Organen gekennzeichnet ist (Olt-Ströse; Bürgi). Nach den Untersuchungen von Wolff scheint das Blut der Leporiden kein oder nur geringes bactericides Vermögen gegenüber Staphylokokken zu besitzen. Künstlich kann das Kaninchen leicht mit Staphylokokken infiziert werden. Diese können bei diesem Tier als die häufigsten Eitererreger bezeichnet werden.

Von OLT wurde neuerdings die interessante Feststellung gemacht, daß die Staphylomykose und das bösartige Ekzem des Hasen (Lep. europ.) ätiologisch einheitliche Krankheiten sind. Die Übertragung geschieht durch Hasenflöhe, die in die hohen Wollstoppel der Sohlenhaut einwandern und die Tiere an den Phalangen anstecken. Es entstehen dann eitrige Folliculitis mit Parakeratose (bösartiges Ekzem) oder tiefgehende Nekrose und Eiterungen mit Metastasenbildung (Pyämie).

Von SUSTMANN wird beim Kaninchen dem *„eitrigen Kieferkatarrh"* besondere Bedeutung zugemessen. Dieser Eiterungsprozeß, der von

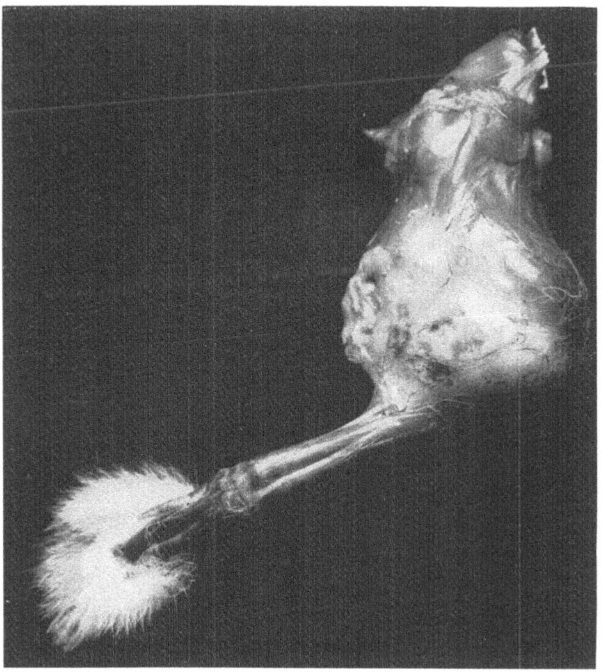

Abb. 1. *Pyämie.* Großer Staphylokokkenabsceß im Bereiche eines Gelenkes. (Nach SEIFRIED. In JAFFÉ: Anatomie und Pathologie der Spontanerkrankungen der kleinen Laboratoriumstiere. Berlin: Julius Springer 1931.)

Verletzungen durch Einspießen von Fremdkörpern zwischen Zahnfleisch und Zähnen seinen Ausgang nehmen soll, ist durch eine eitrige Alveolarperiostitis gekennzeichnet, die mit einer an Aktinomykose erinnernden Auftreibung (Osteomyelitis) im Bereiche des Kiefers einhergeht. Durch Fortleitung des Prozesses können Eiteransammlungen im Tränenkanal, in der Augenhöhle sowie Absceßbildungen im Bereiche des Unterkiefers, am Kehlgange und in der Ohrspeicheldrüsengegend zur Entstehung kommen (Abb. 2 u. 3). Der Eiter ist zäh, von gelblich-weißer Farbe und enthält die Eitererreger in Reinkultur. Nähere Angaben über die Erreger selbst fehlen. Bei einigen vom

Verfasser beobachteten und längere Zeit verfolgten Fällen von „eitrigem Kieferkatarrh" konnten Staphylokokken nachgewiesen werden.

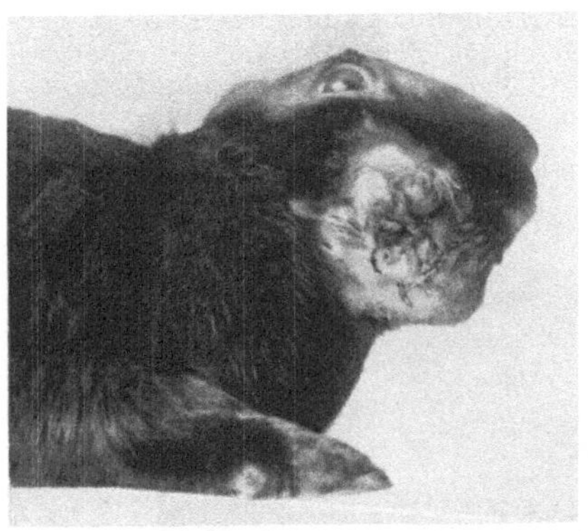

Abb. 2. *Folgezustand nach eitriger Alveolarperiostitis.* Großer Staphylokokkenabsceß am Unterkiefer mit teilweiser Zerstörung der Unterkieferäste.

In vier Fällen von spontan aufgetretenen Abscessen beim Kaninchen ist von TANAKA der Bacillus lepisepticus ermittelt worden. Bei zwei Fällen handelte es sich um gleichzeitig mit Schnupfen behaftete, bei den anderen beiden um völlig gesunde Tiere. Das Serum der an den Abscessen erkrankten Tiere enthielt geringe Mengen von Agglutininen. Es gelang auch im Versuch Abscesse hervorzurufen. Zu den Eiterungen im weiteren Sinne ist schließlich noch die *Aktinomykose* (S. 96) zu zählen, die beim Kaninchen allerdings nur verhältnismäßig selten vorkommt.

Aus spontan aufgetretenen Hautabscessen bei Kaninchen ist endlich von GIBBONS ein kurzes, gramnegatives Bacterium ermittelt worden,

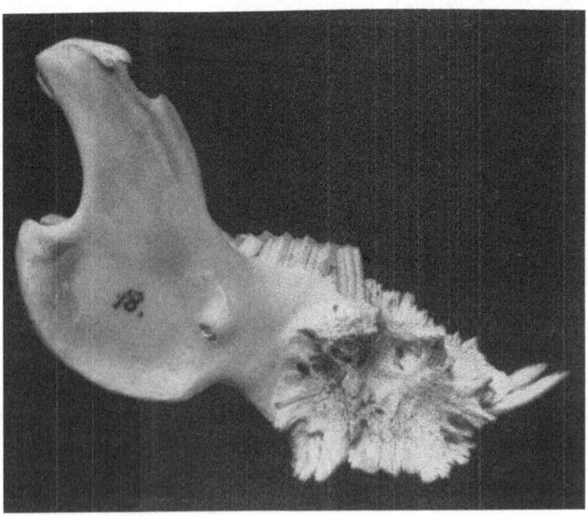

Abb. 3. *Zustand nach eitriger Alveolarperiostitis und Osteomyelitis des Unterkiefers.* (Nach NACHTSHEIM, Berlin.)

das bei Kaninchen und Meerschweinchen Abscesse, bei Mäusen tödliche Septicämie hervorruft. Dieser Mikroorganismus wird als neue Art des Genus Haemophilus bezeichnet: Haemophilus Sp.

Prophylaxe. Einwandfreie und saubere Stallhaltung, Vernichtung von Hautparasiten und Isolierung von rauflustigen Stallinsassen (Hautverletzungen) vermögen bis zu einem gewissen Grade die Entstehung von Eiterungen zu verhindern.

Behandlung. In Einzelfällen kann chirurgische Behandlung (Absceßspaltung) unter Einhaltung hygienischer Maßnahmen zum Erfolg führen.

Schrifttum.

Bürgi: Zbl. Bakter. I Orig. **39**, 559 (1905). — Cominotti: Clin. vet. **1921**, 45. — Davis: J. inf. Dis. **12**, 42. — Fuchs: Zit. nach Klage. Kolle-Wassermanns Handbuch der pathogenen Mikroorganismen, Bd. 6. 1913. — Gibbons: J. inf. Dis. **15**, 288 (1929). — Jakob: Berl. tierärztl. Wschr. **1915** I, 484. — Koppányi: Z. Tiermed. **10**, 429 (1906). — Lamière: J. Sci. méd. Lille 8, 481, 511, 529, 557 (1890). — Laven: Zbl. Bakter. I Orig. **54**, 97 (1910). — Manninger: Dtsch. tierärztl. Wschr. **1918**, 289. — Olt: Arch. Tierheilk. **63**, 120 (1931). — Olt-Ströse: Die Wildkrankheiten und ihre Bekämpfung. Neudamm 1914. — Schimmelbusch u. Mühsam: Arch. klin. Chir. **52**, 576. — Semmer: Zbl. med. Wiss. **41**, 737 (1881). — Shin Maie: Z. Hyg. **97**, 99 (1923). — Sustmann: Dtsch. tierärztl. Wschr. **1921**, 247. — Tanaka: J. inf. Dis. **38**, 389 (1926). Wolff: Z. Immun.forsch. **45**, 515 (1926).

2. Septicämische Erkrankungen.

a) Hämorrhagische Septicämie.

Bei den im Schrifttum mehrfach und unter den verschiedensten Namen beschriebenen septicämischen Erkrankungen des Kaninchens handelt es sich bei einem großen Teil der Fälle um solche, die klinisch und pathologisch-anatomisch weitgehende Ähnlichkeit mit der septicämischen Form des ansteckenden Schnupfens (Brustseuche) besitzen. Sofern bipolare Bakterien ursächlich in Betracht kommen, müssen die beiden Krankheiten als gleich angesehen werden. Eine Berechtigung, sie voneinander abzutrennen und als selbständige Krankheiten zu betrachten, liegt in diesem Falle nicht vor. Ein Teil der von Smith, Thoinot und Masselin, Lucet, Lignières, Selter, Raebiger, Grosso, Behrens, Sustmann, de Kruif, Ferry und Mitarbeitern, Webster, McCartney, Tanaka u. a. beobachteten, durch Bakterien aus der Gruppe der hämorrhagischen Septicämie hervorgerufenen Septicämien unterscheidet sich sowohl klinisch als auch pathologisch-anatomisch in keiner Weise von dem ansteckenden bakteriellen Schnupfen, so daß sie zum Teil von den Autoren selbst diesem Krankheitskomplex zugezählt werden. Eine Berechtigung dafür liegt insofern vor, als bei jenen Septicämien die Miterkrankung der oberen Luftwege (Nasenausfluß, Niesen) sowie der Lungen und der Pleura (Pleuro-Pneumonie) bisweilen im Vordergrunde des Krankheitsbildes stehen kann (Lignières und zahlreiche andere). Lignières ist sogar der Meinung, daß Beck in dem von ihm als Erreger der Rhinitis contagiosa beschriebenen Bacillus cuniculi pneumonicus einen Septicämieerreger und in der Krankheit die Lungenform einer Pasteurellose vor sich gehabt hat. Wahrscheinlich muß auch die von Sachetto und Savini beschriebene Kaninchenseuche der hämorrhagischen Septicämie zugerechnet werden.

Sie ist in den Kaninchenbeständen sehr stark verbreitet. Klee fand $^2/_3$—$^3/_4$ aller von ihm sezierten Kaninchen, Sustmann 10% seines Untersuchungsmaterials mit der hämorrhagischen Septicämie behaftet.

Geschichtliches. Die Kaninchensepticämie ist schon seit langer Zeit bekannt. Ihr Studium wurde durch Versuche von Cozo und Feltz (1886) eingeleitet. Sie konnten mit fauligem organischem Material bei Kaninchen eine perakute Erkrankung erzeugen, die sich mit dem Blute der erkrankten Tiere auf weitere übertragen ließ. In Anlehnung an diese Versuche ist es dann auch Davaine und später Koch und Gaffky gelungen, die Krankheit durch subcutane Einspritzungen von faulenden Flüssigkeiten, faulender Pökellage, unreinem Flußwasser bei Kaninchen zu erzeugen. Nach solcher Einverleibung verenden die Tiere in 16—20 Stunden unter raschem Abfall der Körpertemperatur, Durchfall und Konvulsionen. Der Obduktionsbefund entspricht völlig demjenigen bei der spontanen Krankheit.

Nachdem in der Folgezeit bei anderen Tieren die Beobachtungen über ähnliche Krankheiten (Geflügelcholera, Wild- und Rinderseuche, sog. Schweineseuche), bei denen im Blute oder in den Krankheitsprodukten den Erregern der Kaninchensepticämie ähnliche ovoide, bipolare Bakterien gefunden wurden, sich mehrten, ist wiederholt die Frage aufgeworfen worden, ob es sich hierbei möglicherweise um dieselben Krankheiten handele. Obwohl in der pathogenen Wirkung der einzelnen Krankheitserreger sich Verschiedenheiten ergaben, so ist bereits damals von verschiedenen Untersuchern eine solche Gleichheit vermutet und von Hueppe (1886) überzeugt ausgesprochen worden. Nach den Arbeiten von Smith, Thoinot und Masselin, Lucet, Lignières und nach den zahlreichen neueren Beobachtungen über das spontane Vorkommen der durch bipolare Bakterien verursachten Kaninchensepticämie, scheint es einem Zweifel nicht zu unterliegen, daß wir es hier mit einer Krankheit zu tun haben, die den genannten Krankheiten bei den anderen Tierarten an die Seite zu stellen ist. Alle diese Krankheiten sind unter dem Sammelnamen der „Septicaemia haemorrhagica" zusammengefaßt worden. Mit Rücksicht darauf, daß es beim Kaninchen auch Septicämien mit hämorrhagischem Charakter gibt, die auf anderer ätiologischer Grundlage entstehen, scheint es — worauf Hutyra hinweist — fraglich, ob die Bezeichnung glücklich gewählt ist. Jedenfalls müssen diese auf anderer Ätiologie beruhenden Septicämien streng von der in Rede stehenden Gruppe abgetrennt worden. Die hämorrhagische Septicämie wird außer beim Kaninchen auch beim Hasen beobachtet (Olt-Stroese).

Ätiologie. Der Erreger der Kaninchensepticämie, der unter den verschiedensten Bezeichnungen (Bacillus cuniculisepticus, s. cuniculicida, Bac. leporisepticus, Bac. lepisept. usw.) beschrieben ist, stellt ein kleines unbewegliches, ovoides Stäbchen dar, das in der Mitte etwas eingeschnürt ist und daher achterförmige Gestalt aufweist.

Mit den Anilinfarbstoffen färbt es sich bipolar; der Gramfärbung gegenüber verhält es sich negativ. *Wachstum* erfolgt auf Gelatine ohne Verflüssigung, Agar und Blutserum, auf denen es feine, dichte, mattweise oder durchsichtige Rasen bildet. Auch in Bouillon wird lebhaftes Wachstum unter gleichmäßiger Trübung beobachtet. Milch wird nicht zur Gerinnung gebracht; Indolbildung findet nicht statt. Von de Kruif und Webster sind in Kulturen des Septicämiebacteriums zwei Typen nachgewiesen worden. Der eine wächst diffus auf Serum und in gewöhnlicher Bouillon, bildet auf Serumagar ziemlich undurchsichtige, fluorescierende Kolonien und ist hochvirulent für Kaninchen (Typ D). Der andere wächst in flüssigen Nährböden flockig, bildet durchscheinende, wenig fluorescierende Kolonien und besitzt für Kaninchen sehr geringe Pathogenität (Typ G). Morphologisch und im chemischen Verhalten sind Unterschiede nicht nachweisbar. Bei der Weiterimpfung auf künstlichen Nährböden behalten die Typen dauernd ihre Eigentümlichkeiten bei. Agglutinatorisch verhalten sie sich identisch mit dem geringen Unterschied, daß der diffus wachsende Typus schwerer agglutinierbar ist. Mit dem avirulenten Typus lassen sich Kaninchen leicht gegen den virulenten immunisieren. DE KRUIF konnte weiterhin feststellen, daß bei fortgesetzter Überimpfung von Typus D die Mutante G auftritt. Gleichzeitig wird eine Abnahme der Virulenz beobachtet. Eine Steigerung der Virulenz wird durch Tierpassage erreicht (was ja bereits den früheren Untersuchern bekannt war), ohne daß jedoch dieser Typus sein bröckeliges Wachstum einbüßt. Um die weitere Erforschung der Biologie des Bacterium lepisepticum hat sich in neuerer Zeit besonders WEBSTER verdient gemacht. Auf Einzelheiten kann hier nicht näher eingegangen werden. Die Erreger der hämorrhagischen Septicämie bilden sowohl in der Kultur als auch im Wirtsorganismus ein außerordentlich heftig wirkendes Toxin.

Von BULL und BAILLEY wurde aus eitrigem Nasensekret sowie aus Lidbindehaut und Phlegmonen von Kaninchen ein Bacterium gezüchtet, das große Ähnlichkeit mit Bacterium lepisepticum besitzt, aber auf Kaninchenblutagar Hämolyse erzeugt. Mittels Agglutination und Komplementbindung läßt sich aber dieser Erreger vom Bacterium lepisepticum und auch vom Bacterium bronchisepticum unterscheiden.

Resistenz. Nach den Untersuchungen von BEHRENS wird der Infektionserreger durch eine $\frac{1}{2}$%ige Lysollösung nach 15 Minuten dauernder Einwirkung nicht, durch eine 1%ige 10 Minuten lang einwirkende Lysollösung nicht völlig abgetötet. Dagegen kann er durch eine 3%ige Lösung bei 5 Minuten dauernder Einwirkung völlig unschädlich gemacht werden. Durch 1%ige Sublimatlösung wird er innerhalb von 3 Minuten zerstört.

Die natürliche Ansteckung kommt nach der übereinstimmenden Ansicht der Untersucher sowohl auf dem Atmungswege als auch auf dem Wege des Verdauungskanals zustande. Die letztere Annahme, die durch eine Reihe von praktischen Erfahrungen gestützt wird, steht zwar in scharfem Widerspruch mit den fast regelmäßig erfolglos verlaufenden Versuchen, die Krankheit künstlich auf dem Fütterungswege zu erzeugen. In der Regel scheint die Infektion vom Boden oder von infizierter Streu aus sowie durch infiziertes Futter zu erfolgen und so auf den genannten Wegen von Tier zu Tier übertragen zu werden. Diese Art der Infektion ist um so wahrscheinlicher, als bereits frühere und auch neuere Untersuchungen über die Kaninchensepticämie darauf hinweisen, daß die ovoiden Septicämiebakterien in der freien Natur weit verbreitet sind, sich in organischen Substanzen ansiedeln und auch außerhalb des Tierkörpers virulent erhalten können.

Nachdem jedoch von FIOCCA, WEBSTER, McCARTNEY u. a. der Nachweis erbracht worden ist, daß ovoide Gürtelbakterien in den Atmungs- und Verdauungswegen von ganz gesunden Kaninchen und anderen Tieren saprophytisch vorkommen und weiterhin bekannt ist, daß solch saprophytische Arten durch geeignete Tierpassagen in ihrer

Virulenz eine erhebliche Steigerung erleiden können, läßt sich wohl die Möglichkeit nicht von der Hand weisen, daß die Entstehung der Seuche nicht selten auf ovoide Bakterien zurückzuführen ist, die vorher im Körper gesunder Tiere ein saprophytisches Dasein gefristet haben. Entsprechend den bei den Bakterien aus der Gruppe der hämorrhagischen Septicämie sowohl in Kulturen als auch bei künstlichen Passageimpfungen häufig beobachteten Virulenzschwankungen, ist es durchaus denkbar, daß solche Virulenzunterschiede auch bei zeitweise saprophytisch lebenden Septicämiebakterien vorkommen. Unter dieser Annahme, die in dem wiederholt gelungenen Nachweis stark virulenter Stämme im Körper von ganz gesunden Tieren eine wesentliche Stütze erhält, muß damit gerechnet werden, daß solch saprophytische Bakterien unter bestimmten Umständen plötzlich pathogene Eigenschaften erlangen und auch den gesunden Organismus angreifen können. Viel häufiger werden aber die saprophytischen Bakterien dadurch zu Krankheitserregern, daß der Organismus der Wirtstiere durch äußere oder innere Einflüsse in seiner natürlichen Widerstandskraft geschwächt wird, oder daß durch bestimmte Schädigungen der Haut und der Schleimhäute die Vorbedingungen für das Zustandekommen einer Infektion geschaffen werden. In dieser Richtung scheinen nach den Angaben verschiedener Verfasser physikalische Einflüsse, wie Erkältung durch plötzlichen Temperaturwechsel, Erhitzung und Durchnässung, Eisenbahntransporte in engen Käfigen, Hungern, schlechter Ernährungszustand, ferner Erkältungsschnupfen, Katarrhe der Luftwege und des Darmes und andere Ursachen mehr veranlagende Einflüsse abzugeben. Nach den Beobachtungen von OLT bei der Septicämie der Hasen werden durch das Befallensein mit Trichocephalen besonders häufig Eintrittspforten für die Erreger der hämorrhagischen Septicämie vom Darme aus geschaffen. Diese Verhältnisse können ohne weiteres auch auf das Kaninchen übertragen werden. Für die Verbreitung der Krankheit spielen auch Zwischenträger (Personen und Gegenstände) sowie Dauerausscheider eine Rolle. Da die Erreger der hämorrhagischen Septicämie bei den verschiedenen Haustieren lediglich Standortsspielarten einer und derselben Bakterienart darstellen, so können unter Umständen Seuchenausbrüche bei anderen Tiergattungen eine Infektionsquelle auch für Kaninchen darstellen. So berichtet beispielsweise LIGNIÈRES von Spontanübertragungen der Schafsepticämie auf Kaninchen, die mit kranken Schafen im Stalle zusammengehalten wurden. Nach Maßgabe von praktischen Erfahrungen und besonders von künstlichen Übertragungsversuchen, können Kaninchen unter Umständen auch durch die Erreger der Geflügelcholera, der Wild- und Rinderseuche sowie der Schweineseuche angesteckt werden. Andererseits liegen Beobachtungen vor, nach denen beim Ausbruch einer verheerenden Septicämie in einem Meerschweinchenbestande im gleichen Raume untergebrachte Kaninchen und Mäuse von der Krankheit nicht befallen wurden. Das plötzliche Verschwinden der Seuche läßt sich damit erklären, daß die Bakterien der hämorrhagischen Septicämie aus unbekannten Ursachen ihrer Virulenz verlustig gehen und daß sie durch die Einwirkung von Sonnenlicht, Hitze und Austrocknung rasch abgetötet werden.

Die **künstliche Infektion** bei Kaninchen gelingt am sichersten und schnellsten durch *intravenöse Einverleibung* des Ansteckungsstoffes.

Aber auch die *cutane* und *subcutane* Infektion führt zum Ziele. Bei diesen Arten der künstlichen Ansteckung treten die ersten Krankheitserscheinungen oft schon nach wenigen Stunden in Erscheinung. Sie bestehen in fieberhafter Erhöhung der Körpertemperatur, Mattigkeit und Abgeschlagenheit, herabgesetzter Freßlust, anfangs verringerter, später beschleunigter Atemfrequenz, unwillkürlichem Harnabgang und krampfhaften Zuckungen. *Pathologisch-anatomisch* werden bei diesen Einverleibungsarten die reinsten Formen der hämorrhagischen Septicämie beobachtet. [Akute Schwellung der Lymphknoten und der Milz, Hyperämie und Ödem der Lungen, hämorrhagische Tracheitis, häufig Darmkatarrh, Petechien auf den serösen Häuten, auf der Schleimhaut der Luftwege und des Verdauungskanals. Nicht selten werden ferner fibrinöse, serofibrinöse, ja selbst eitrige Entzündung der serösen Häute (Pleura, Brustfell, Perikard) sowie Pneumonien festgestellt.]

Nach *subcutaner und cutaner Impfung* entsteht häufig an der Impfstelle und in deren unmittelbarer Umgebung eine schmerzhafte, warm sich anfühlende ödematöse Schwellung, in deren Bereich bei der Sektion Blutungen festzustellen sind.

Auch nach *intrapleuraler* und *intraperitonealer Infektion* bei Verwendung sehr virulenten Materials kann der Tod schon nach wenigen Stunden erfolgen. Neben allgemeinen hämorrhagisch-septischen Erscheinungen treten hierbei blutig-seröse, fibrinöse und fibrinös-eitrige Exsudate in den betreffenden Körperhöhlen, zum Teil mit fadenziehender Beschaffenheit in den Vordergrund. Versuche von RACCUGLIA, die Krankheit auf dem Inhalationswege zu erzeugen, führten zu einer perakuten Allgemeininfektion. Dieser Infektionsmodus ist jedoch ebenso wie die *intratracheale* Infektion nicht regelmäßig erfolgreich. WEBSTER ist auch die *intranasale* Infektion (mit B. lepisepticum) gelungen (Schnupfen, Pneumonie, Allgemeininfektion). *Fütterungsversuche* verlaufen häufig negativ. Diese eigentümliche Tatsache steht im Gegensatz zu den praktischen Erfahrungen, die dafür sprechen, daß die Spontaninfektion häufig auf intestinalem Wege zustande kommt.

Nicht nur die Erreger der Kaninchensepticämie, sondern auch die hämorrhagischen Septicämieerreger der übrigen Haustiere besitzen für das Kaninchen (aber auch für Meerschweinchen und Mäuse) eine stark pathogene Wirkung. Dagegen sind andere Tiere für den Erreger der Kaninchensepticämie wenig empfänglich. Immerhin ist es unter anderen bereits GAFFKY, KITT sowie BEHRENS gelungen, Tauben und Hühner mit dem Infektionserreger der Kaninchensepticämie tödlich zu infizieren. Bei angemessener Versuchsanordnung, im besonderen bei intravenöser Einverleibung von Kulturen, gelingt dies unter Umständen auch bei Säugetieren.

Bei der künstlichen Einverleibung von Bakterien aus der Gruppe der hämorrhagischen Septicämie hat sich ganz allgemein gezeigt, daß ihre pathogene Wirkung nicht regelmäßig, sondern daß ihre Virulenz bei allen Varietäten, ja sogar bei einzelnen Stämmen recht bedeutenden

Schwankungen unterworfen ist. Besonders hervorgehoben zu werden verdient die wiederholt nachgewiesene Tatsache, daß sich die Virulenz durch Passageimpfungen (bei Kaninchen und noch mehr bei Meerschweinchen) ganz erheblich steigern läßt. Darauf haben bereits Cozo und FELTZ sowie DAVAINE aufmerksam gemacht. Sie stellten fest, daß das Blut septisch infizierter Tiere bei der Weiterimpfung durch eine Reihe von Tieren an Infektiosität zunimmt. Auch LIGNIÈRES, der sich eingehend mit der künstlichen Virulenzsteigerung befaßt hat, gelangte zu ähnlichen Ergebnissen. Er konnte durch Meerschweinchenpassagen die Virulenz sämtlicher Vertreter aus der Gruppe der hämorrhagischen Septicämie derart steigern, daß sie auch sonst unempfängliche Tiere krank zu machen vermögen. Immerhin behalten sie ihre ursprünglichen Rasseeigentümlichkeiten insofern bei, als sie ihre größte pathogene Wirkung immer bei denjenigen Tieren entfalten, die sie auch unter natürlichen Verhältnissen krank zu machen pflegen.

Klinische Symptome. Sie gestalten sich verschiedenartig, je nachdem die Seuche einen akuten oder chronischen Verlauf nimmt. Die *akute Form* ist besonders durch ihr plötzliches, unvermitteltes Auftreten und ihren überaus raschen Verlauf gekennzeichnet. Neben den Erscheinungen allgemeiner Schwäche und Mattigkeit machen sich solche sowohl im Bereiche der Atmungs- als auch der Verdauungswege bemerkbar. Sie bestehen nicht selten in mehr oder weniger ausgesprochenem Katarrh der oberen Luftwege (Schnupfen, Niesen, feuchte Nase), erschwertem Atmen, vermindertem Appetit und Durchfall. Die Temperatur ist meistens fieberhaft erhöht und beträgt 39,2° C und darüber. Der Tod erfolgt häufig schon nach 24 Stunden oder wenigen Tagen unter Krämpfen.

Bei der *chronischen Form* sind die Krankheitserscheinungen oft weniger ausgesprochen. Sie äußern sich in einem matten, unlustigen Wesen, einem glanzlosen, struppigen Fell und mehr und mehr zunehmender Abmagerung und Anämie. Gleichzeitig können auch hier die oben beschriebenen Erscheinungen im Bereiche der Luftwege, des Atmungsapparates und des Verdauungsschlauches beobachtet werden. Die Temperatur ist in solchen Fällen selten erhöht. Je nach dem Grade der auftretenden Veränderungen zeigen sich eitrig-seröser Nasenausfluß, Conjunctivitis, Atembeschwerden infolge schwerer Lungenveränderungen und intermittierender Durchfall. Gelenksanschwellungen und damit verbundene Bewegungsstörungen kommen beim Kaninchen seltener zur Beobachtung. Die Tiere gehen oft erst nach mehreren Monaten an den Folgen der Anämie und allgemeiner Abmagerung zugrunde.

Pathologische Anatomie. Bei Tieren, die der akuten Form der Seuche erliegen, läßt sich bei der Obduktion das Bild der Septicämie am reinsten nachweisen. Wie bei den verschiedenen Arten der künstlichen Ansteckung, so bekunden die Bakterien der hämorrhagischen Septicämie auch unter natürlichen Verhältnissen eine besondere Affinität einerseits für die Serosen und Schleimhäute, andererseits für das Lungengewebe. Dementsprechend kann fast ausnahmslos eine mehr oder weniger heftige, meist hämorrhagische Entzündung der Schleimhäute der oberen Luftwege, besonders des Larynx und der Trachea beobachtet werden. Hin und wieder sind die genannten Schleimhäute außerdem mit zahlreichen flohstichartigen Blutungen, seltener mit größeren Blutflecken, besetzt. Solche punktförmige Blutungen werden auch in der Lungenserosa sowie den übrigen serösen Häuten der Brust- und Bauchhöhle (Epikard, Darm, Peritoneum) angetroffen.

Die *Lungen* befinden sich im Zustande hochgradiger Hyperämie mit mehr oder weniger ausgeprägtem Ödem. In nicht allzu stürmisch ver-laufenden Fällen findet sich ziemlich häufig eine fibri-nöse, sero-fibrinöse, seltener eitrige Pleuritis mit gleich-zeitigem Ergriffensein des Perikards und des Brustfells (Abb. 4). Die Pleuritis kann entweder für sich allein be-stehen oder mit dem Auf-treten von kleineren oder größeren, dunkelbraunroten Verdichtungsherden in den Lungen, ja selbst croupösen oder hämorrhagisch-crou-pösen Pneumonien verge-sellschaftet sein. Bei ausge-sprochen chronischem Ver-lauf kommt es in den Lungen infolge der toxischen Wir-kung des Erregers nicht sel-ten zur Bildung von kleinen nekrotischen Herden, die zu größeren, trockenen, käsigen Massen konfluieren und se-questriert werden können (Abb. 5).

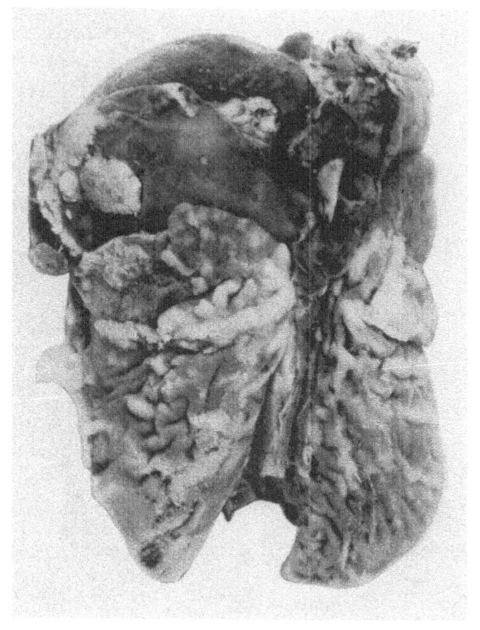

Abb. 4. *Hämorrhagische Septicämie.* Fibrinöse Pleuritis und Perikarditis. (Nach SEIFRIED: In JAFFÉ: Anatomie und Pathologie der Spontanerkrankungen der kleinen Laboratoriumstiere. Berlin: Julius Springer 1931.)

Bei einem großen Teil der Fälle wird ferner *katarrhalische oder hämorrhagische Gastroenteritis* beobachtet. Bisweilen können im Darme unter der Serosa und auf der Schleimhaut punktförmige Blutungen nachgewiesen werden. Die Gastroenteritis führt nicht selten zu einer Peritonitis, die unter Umständen leicht der Beobachtung entgehen kann. Sie äußert sich in leichter Verklebung der Darmschlingen unter-einander und mit dem Peritoneum und in einem feinen, tauähnlichen oder hauchartigen Fibrinbelag an den genannten Stellen. Von den übrigen Organen lassen *Milz* und *Lymphknoten* häufig entzündliche Schwellung und Hyperämie erkennen. *Leber* und *Nieren* zeigen in der Regel normales Aussehen. Mitunter sollen an ihnen degenerative Ver-änderungen in Erscheinung treten. Außerdem kann es in der Leber bei

ausgesprochen chronischem Verlaufe, ähnlich wie bei der Geflügelcholera, auch zur Entstehung kleiner miliarer Nekroseherde (Bakterien-
anhäufungen in den Lebercapillaren mit anschließender Nekrose der
benachbarten Leberzellen) oder zu miliaren Zellneubildungsherden
kommen (Abb. 6). Ödeme an den *verschiedensten Körpergegenden*
kommen bei der spontanen Krankheit seltener vor als bei der künstlich
erzeugten. Unter Umständen können aber serös-sulzige Ödeme im Unter-
hautzellgewebe als einzige Veränderungen der Krankheit vorkommen,

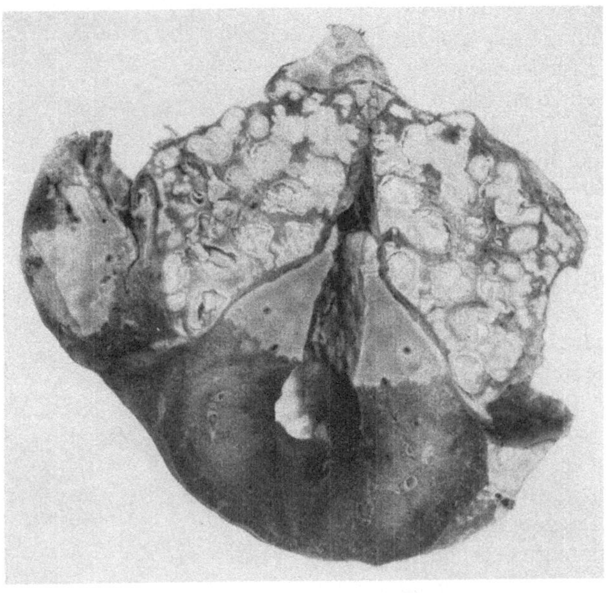

Abb. 5. *Hämorrhagische Septicämie*. Nekrotisierende Pneumonie mit Sequestration. (Nach SEIFRIED.
In JAFFÉ: Anatomie und Pathologie der Spontanerkrankungen der kleinen Laboratoriumstiere.
Berlin: Julius Springer 1931.)

wie Verfasser wiederholt bei spontanen Erkrankungen feststellen konnte.
Dagegen sieht man bei wenig empfänglichen Tieren mitunter an den
verschiedensten Körperstellen, ja sogar in den inneren Organen eitrige
Abscesse zur Entstehung kommen. Es verdient noch besondere Be-
achtung, daß bei der hämorrhagischen Septicämie des Kaninchens
entzündliche Prozesse (Abscesse, entzündliche Granulome) auch im
Mittelohr und Zentralnervensystem sich lokalisieren können (GROSSO,
BULL, WEBSTER, TIEFENBACH). Bisweilen kann die Krankheit nach den
Erfahrungen des Verfassers mit Kieferhöhleneiterung sowie mit Meningitis und Encephalitis vergesellschaftet sein.

Histologisch können nach den Untersuchungen von BEUTENMÜLLER
bei der hämorrhagischen Septicämie des Kaninchens perivasculäre

Ödeme sowie degenerative und proliferative Prozesse an den Gefäßwandzellen nachgewiesen werden.

Diagnose. Da es auch Septicämien anderen Ursprungs sowie polybakterielle Erkrankungen der oberen Luftwege und der Atmungsorgane gibt, die klinisch und pathologisch-anatomisch weitgehende Ähnlichkeit mit der hämorrhagischen Septicämie besitzen, so muß die Diagnose dieser Seuche durch den Nachweis der bipolaren Bakterien gestützt werden. Die ovoiden Septicämiebakterien lassen sich in den perakuten und akuten Krankheitsfällen in der Regel in großen Mengen sowohl im Blute als auch in den kranken Organen sowie in den Exsudaten der serösen Höhlen nachweisen. Immerhin gibt es auch Fälle, besonders solche mit chronischem Verlauf, bei denen ihr Nachweis in den kranken Geweben (Nekroseherden) und Exsudaten nicht oder nur schwer gelingt. Andererseits muß für die Diagnose der Umstand in Betracht gezogen werden, daß bipolare Septicämiebakterien auch im gesunden Kaninchenkörper vorkommen, und daß sie sich im Verlaufe von anderen Krankheiten oder

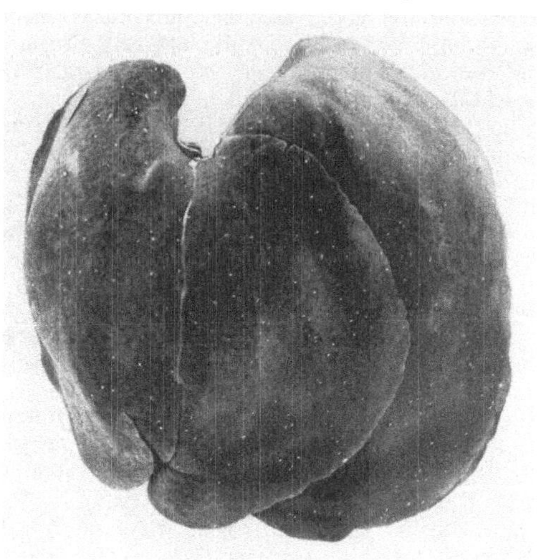

Abb. 6. *Hämorrhagische Septicämie.* Multiple miliare Nekrosen in der Leber.

nachträglich im Organismus ansiedeln können. Durch diese Tatsache erfährt die diagnostische Bedeutung des Nachweises bipolarer, ovoider Bakterien eine ganz wesentliche Einschränkung. Wenn sie in Verbindung mit den geschilderten pathologisch-anatomischen Veränderungen, im Blute, in den inneren Organen und in den entzündlichen Krankheitsprodukten zahlreich angetroffen werden, so können Zweifel über ihre ursächliche Bedeutung nicht bestehen. Bei wenig charakteristischen Veränderungen, spärlichem Nachweis von bipolaren Bakterien und gleichzeitiger Anwesenheit von anderen Bakterien dagegen (Streptokokken, Colibakterien u. a.) ist Vorsicht am Platze und darf die Möglichkeit nicht außer acht gelassen werden, daß primär andere Ursachen vorliegen und die bipolaren Bakterien nur eine sekundäre untergeordnete Rolle spielen.

In ganz zweifelhaften Fällen führt unter Umständen die Impfung eines Kaninchens oder eines Meerschweinchens mit Blut oder Organemulsion rasch zum Ziele.

Immunität und Immunisierung. Die Versuche von BEHRENS, mit thermisch abgetöteten oder abgeschwächten Bakterienkulturen des Erregers aktive Immunität zu erzeugen, haben zu einem Erfolge nicht geführt. Dagegen will es KIRSTEIN gelungen sein, einen auf nicht näher bezeichnete Weise hergestellten Bakterienimpfstoff zu gewinnen („Kunikulin"), der nach einmaliger subcutaner Einverleibung (2—3 ccm) eine 3—6 Monate dauernde Immunität erzeugen soll. Weitere Erfahrungen oder Bestätigungen dieser Angaben liegen bis jetzt nicht vor. Auch JÁRMAI berichtet über eine Schutzimpfung gegen Kaninchensepticämie. Mit 30 Minuten lang bei 58° C abgetöteten Autovaccinen sollen nach LESBOUYRIES und BERTHELON gute Ergebnisse erzielt werden. Verabreichung in zwei Dosen zu je 1 ccm mit 8tägigen Abstand subcutan. Immunitätsdauer 1 Jahr. Durch Vorbehandlung von Kaninchen mit künstlichen Aggressinen sowie durch intravenöse Impfung von Ziegen mit mäßigen Kulturmengen des Erregers haben BEHRENS und RAEBIGER Seren mit gewissen schützenden Eigenschaften hergestellt. SELTER berichtet über zufriedenstellende Erfolge bei Anwendung von Schweineseucheserum. Die Werturteile über solche Schutzimpfungen gehen noch sehr auseinander. Nach den Erfahrungen von GROSSO u. a. hat sich das von RAEBIGER hergestellte Serum in der Praxis nicht bewährt.

Aus diesem Grunde kommt *vorbeugenden Maßnahmen* für die Bekämpfung der Kaninchensepticämie nach wie vor eine Hauptrolle zu.

Schrifttum.

BAILEY: Proc. Soc. exper. Biol. a. Med. **24**, 183 (1926); Amer. J. Hyg. **7**, 334, 370 (1927). — BECK: Z. Hyg. **15**, 363 (1893). — BEHRENS: Vet.-med. Inaug.-Diss. Hannover 1913. — BEUTENMÜLLER: Vet.-med. Inaug.-Diss. München 1935. — BULL and BAILEY: Amer. J. Hyg. **7**, 185 (1927); Proc. Soc. exper. Biol. a. Med. **24**, 183 (1926). — BULL and McKEE: Amer. J. Hyg. **7**, 100, 114 (1927). — BYLOFF: Zbl. Bakter. **41**, 707, 789 (1906); **42**, 5 (1906). — CARPANO: Moderno Zooiatro **1915**, No 7; Amer. J. Hyg. **7**, 334 (1927). — McCARTNEY: J. of exper. Med. **38**, 591 (1923). — CERNAIANU: Bull. Assoc. med. vet. (rum.) **43**, 275 (1931). — COZE et FELTZ: Recherches sur la présence des infusiares dans les malad. inf. Strassbourg 1875. — DAVAINE: Bull. Acad. Méd. Paris **1872, 1873**. — DESSY: Clin. vet. **50**, 528. — EBERTH u. MANDRY: Fortschr. Med. **8** (1890). — EBERTH u. SCHIMMEL-BUSCH: Fortschr. Med. 1888; Virchows Arch. 1889. — FERRY: Zbl. Bakter. I Orig. **59**, 368 (1914); J. of Path. **18**, 445 (1914). — FIOCCA: Zbl. Bakter. I Orig. **11** (1892). — FROHBÖSE: Zbl. Bakter. I Orig. **100**, 213 (1926). — GAFFKY: Mitt. ksl. Gesdh.amt **1** (1881). — GROSSO: Z. Inf.krkh. Haustiere **8**, 438 (1910). — HEGYELI: Allat. Lapok **53**, 203 (1930). — HUEPPE: Berl. klin. Wschr. **1886**, 753. — HUTYRA: Handbuch der pathogenen Mikroorganismen von Kolle-Wassermann, 3. Aufl., Bd. 6. 1929. — JÁRMAI: Allat. Lap. (ung.) **1918**, 157. — KIRSTEIN: Mitt. dtsch. Landw.ges. **1911**, 5. — KOCH, R.: (a) Untersuchungen über die Wundinfektionskrankheiten. Leipzig 1878. — (b) Mitt. ksl. Gesdh.amt **1** (1882). — KRUIF, DE: J. of exper. Med. **33**, 773 (1921); **35**, 561, 621 (1922); J. gen. Physiol. **4**, 395 (1922). — LAVEN: Zbl. Bakter. I Orig. **54**, 97 (1910). — LESBOUYRIES et BERTHELON: Rec. Méd. vét. **110**, 257 (1934). — LEVÉBURE et GAUTIER: Rec. Méd. vét. **1881**. — LIGNIÈRES: Bull. Méd. vét. **1900**; Bull. Soc. vét. **1898, 1900**. — LUCET: Ann. Inst. Pasteur **1898**. — OLT-STROESE: Die Wildkrankheiten und ihre Bekämpfung. Neudamm 1914. — PHÉSALIX: C. r. Soc. Biol. Paris **10**, 761 (1898). — RACCUGLIA: Arb. path.-anat. Inst. Tübingen **1** (1882). — RAEBIGER: Tierärztl. Rdsch. **18**, 503 (1912). — REED and ETTINGER: J. inf. Dis. **41**, 439 (1927). — SACCHETTO e SAVINI: Boll. Ist. sieroter. milan. **2**, 217 (1922). — SELTER: Zbl. Bakter. I Orig. **41**, 432 (1906). — SEVCIK u. HARNACH: Zvèrol. Obz. **1926**, 153. — SMITH: J. comp. Med. **8** (1887); J. of exper. Med. **45**, 553 (1927). — SUSTMANN: (a) Münch. tierärztl.

Wschr. 1915 I, 41; Dtsch. tierärztl. Wschr. 1918 I, 294. (b) Kaninchenseuchen. Tierärztl. Rdsch. 21, 21. — TANAKA: J. inf. Dis. 38, 389, 409, 421 (1926); 39, 337 (1926). — THOINOT et MASSELIN: Précis de microbiol. 1. édition 1889. — TIEFEN-BACH u. LEWY: Z. Neur. 71. — WEBSTER: J. of exper. Med. 39, 837, 843, 857 (1924); 40, 109, 117 (1924); J. gen. Physiol. 7, 513 (1925); J. of exper. Med. 41, 275 (1925); 42, 571 (1926); 43, 555, 573 (1926); 44, 343, 359 (1926); 45, 529 (1927). — WEBSTER and BURN: J. of exper. Med. 45, 911 (1927). — ZEISS: Arch. f. Hyg. 82, 1 (1914).

b) Diplo-Streptokokkensepticämie.

Neben den durch bipolare Bakterien aus der Gruppe der hämorrhagischen Septicämie hervorgerufenen Septicämien kommen auch solche zur Beobachtung, die durch Diplo-Streptokokken verursacht werden. Diese spielen beim Kaninchen eine weit geringere Rolle als jene oben genannten. Immerhin berichtet HÜLPHERS über ein enzootisches Auftreten der Seuche, bei dem sämtliche Tiere in zwei Kaninchenbeständen innerhalb von 14 Tagen dahingerafft wurden. In einem dritten Bestande fiel der Seuche nur ein kleiner Teil der erkrankten Tiere zum Opfer. Auch HORNE in Christiania hat die Seuche in einem Bestande von 150 Tieren beobachtet. Hier ging sie jedoch nur mit einer verhältnismäßig geringen Zahl von Verlusten einher. Auch DESSY und Verfasser haben enzootisches Auftreten der Seuche beobachtet. Mit großer Wahrscheinlichkeit muß auch die von LAFRANCHI beschriebene Diplokokkenseuche der Nagetiere hierher gerechnet werden.

Ätiologie. Im Blut-, Brust- und Bauchhöhlenexsudat der der Krankheit erlegenen Tiere werden die Streptokokken in größerer und geringerer Zahl ermittelt, die zum Teil in Diplokokkenform, zum Teil in kurzen oder längeren Ketten sich darstellen und nach HORNE in der Größe nicht oder nur wenig von den gewöhnlichen Druse- und Mastitis-Streptokokken sich unterscheiden. Sie sind nach den übereinstimmenden Angaben der Autoren grampositiv. Vom Verfasser sind bei Kaninchen mehrfach septische Todesfälle gesehen worden, bei denen als Erreger der Diplococcus capsulatus nachgewiesen wurde.

Die **Züchtung** der Diplo-Streptokokken gelingt leicht auf den gewöhnlichen Nährböden. Nach HORNE gedeihen sie am besten in gewöhnlicher Peptonbouillon; Zusatz von Serum zur Bouillon soll einen nennenswerten Einfluß auf das Wachstum nicht ausüben. In dieser bilden sie bereits nach 24 Stunden einen feinen, flockigen oder körnigen Niederschlag am Boden und an den Seiten des Glases, während die Bouillon nur unbedeutende Trübung erfährt. Der Niederschlag läßt sich in mehrere Tage alten Kulturen leicht aufschütteln. Wachstum erfolgt weiterhin auch auf Glycerinbouillon, Pferdeserum; auch in der Stichkultur entwickeln sich üppige Kolonien. Während die von HÜLPHERS gefundenen Streptokokken auch in Gelatine gedeihen, wird bei denjenigen von HORNE auf diesem Nährboden Wachstum vermißt. Milch wird schon in wenigen Tagen zur Gerinnung gebracht. Nach HÜLPHERS werden Lactose, Raffinose, Mannit und Adonnit unter Bildung von Säure vergoren. Eine hämolytische Wirkung kommt den Streptokokken — wenigstens in der Kultur — nicht zu.

Widerstandsfähigkeit. Nach den Untersuchungen von HORNE werden die Streptokokken durch Eintrocknung im Blute und Organsaft bei Aufbewahrung bei Zimmertemperatur während der Dauer von 15—22 Tagen ihrer Virulenz Kaninchen gegenüber nicht beraubt. Dagegen erwies sich der in derselben Weise behandelte, 40 Tage lang bei Zimmertemperatur aufbewahrte Ansteckungsstoff völlig avirulent. Mit von an Streptokokkensepticämie verendeten Kaninchen stammendem Organmaterial, das 18 Tage lang der Fäulnis ausgesetzt war, ließ sich die Krankheit bei Kaninchen auf subcutanem Wege nicht mehr erzeugen. Es muß jedoch als fraglich bezeichnet werden, ob unter natürlichen Verhältnissen die Fäulnis nach dieser Zeit eine sicher abtötende Wirkung besitzt.

Über die von BURNET gefundenen Streptokokken beim Kaninchen werden nähere Angaben nicht gemacht.

Über die Art und Weise der **natürlichen Ansteckung** sind sichere Tatsachen nicht bekannt. In den von HORNE beobachteten Fällen ist die Krankheit ausgebrochen, nachdem ein neugekauftes Tier dem Bestande einverleibt worden war. Neugeborene Tiere sind für die Krankheit nicht oder wenig empfänglich.

Künstliche Ansteckung. Die Krankheit läßt sich durch subcutane und intravenöse Einverleibung von Blut und Organteilen von den der spontanen Krankheit erlegenen Tieren sowie mit Reinkulturen der daraus gezüchteten Streptokokken bei Kaninchen, Meerschweinchen, weißen Mäusen, Ratten und Tauben in typischer Weise erzeugen. Die künstliche Ansteckung bei diesen Tieren gelingt nach HORNE auch auf dem Fütterungswege. Hühner verhalten sich dem Ansteckungsstoff gegenüber refraktär.

Die klinischen Symptome bei den experimentell erkrankten Tieren sind Mattigkeit, Abgestumpftheit, Depression und herabgesetzte Freßlust; charakteristische Krankheitserscheinungen werden indessen vermißt. Der Tod erfolgt nach verschieden langer Zeit; bei Kaninchen in der Regel nach 24—48 Stunden. Die auf dem Fütterungswege infizierten Tiere bleiben nach HORNE länger am Leben als die nach subcutaner oder intravenöser Impfung erkrankten. Die von WISSOKOWITSCH u. a. angestellten experimentellen Untersuchungen über den Verlauf der Streptokokkensepsis beim Kaninchen haben ergeben, daß dieser außerordentlich stark von individuellen Schwankungen abhängig ist. Ein Teil der infizierten Tiere stirbt nach REICHSTEIN akut, wobei die Zahl der Keime im Blute mehr oder weniger regelmäßig ansteigt, ein anderer Teil der Tiere kann sich der Keime vorübergehend erwehren und unterliegt dann einer chronischen Infektion, bei der im strömenden Blute nur wenig oder gar keine Keime nachweisbar sind.

Der *Obduktionsbefund* bei den der künstlichen Infektion erlegenen Tieren deckt sich mit demjenigen bei der spontanen Krankheit.

Die klinischen Symptome bei der spontanen Streptokokkensepsis des Kaninchens bestehen in Mattigkeit, Benommenheit und Depression, herabgesetzter Freßlust, beschleunigter Atmung und Fieber. Die erkrankten Tiere zeigen im allgemeinen wenig ausgesprochene Symptome.

Pathologische Anatomie. An den abgehäuteten Kadavern werden in der Regel an der Unterseite des Halses im Verlaufe der Trachea und des Schlundes, an der Vorderbrust, an den Schultern und an anderen Körperstellen blutigseröse Ergüsse und ödematöse, gallertige Anschwellungen beobachtet. Als besonders auffallender und kennzeichnender

Befund lassen sich am eröffneten Kadaver in den serösen Höhlen, so in der Brust- und Bauchhöhle, besonders aber im Herzbeutel, größere oder geringere Mengen einer klaren, blutig-serösen Flüssigkeit nachweisen. Nicht selten ist der Austritt blutiger Flüssigkeit auch in der Nasenhöhle am toten Tiere zu erkennen. Die Lungen sind hyperämisch und ödematös, ohne daß es jedoch zur Entstehung bronchopneumonischer Herde kommt. Milz- und Lymphknoten zeigen in der Mehrzahl der Fälle ausgesprochene Schwellung. Außerdem besteht in der Regel eine hämorrhagische Enteritis.

Die parenchymatösen Organe bieten, abgesehen von degenerativen Vorgängen, Veränderungen besonderer Art nicht dar. Das Vorhandensein von Petechien auf den serösen Häuten gehört zu den Seltenheiten. Bei den von uns beobachteten, durch den Diplococcus capsulatus verursachten Septicämiefällen standen sie im Vordergrunde der anatomischen Veränderungen.

Die **Diagnose** der Streptokokkensepsis gründet sich neben den beschriebenen pathologisch-anatomischen Veränderungen auf den Nachweis der Diplo-Streptokokken, der in Ausstrichen aus Blut und Organen sowie in Schnittpräparaten und durch die Kultur leicht zu erbringen ist.

Immunität und Immunisierung. Nach den allerdings wenig umfangreichen Untersuchungen von Horne gelingt es durch wiederholte Einverleibung von auf thermischem Wege abgetöteten Streptokokkenkulturen, Kaninchen gegen eine Neuinfektion mit virulenten Streptokokken zu schützen. Versuche mit von so immunisierten Tieren gewonnenem Serum, Kaninchen eine passive Immunität zu verleihen, haben indessen zu weniger günstigen Ergebnissen geführt.

Schrifttum.

Burnet: C. r. Soc. Biol. Paris **98**, 440 (1928). — Catterina: Zbl. Bakter. I Orig. **34**, 108 (1903). — Horne: Z. Tiermed. **17**, 49 (1913). — Hülphers: Sv. vet. Tidskr. **1912**, 396. — Parsons and Hyde: Am. J. Hyg. **1928**, 356. — Pawlowksy: Z. Hyg. **33**, 261 (1900). — Reichstein: Zbl. Bakter. I Orig. **73**, 211 (1914). — Weil: Z. Hyg. **68**, 346 (1911). — Wherry: J. inf. Dis. **5**, 515 (1908). — Wyssokowitsch: Z. Hyg. **1** (1886).

c) Speticämien verschiedenen Ursprungs.

Septicämie (Eberth und Mandry) 1890. Diese durch den Bacillus cuniculicida mobilis verursachte Krankheit ist zum Teil der Rhinitis contagiosa, zum Teil der hämorrhagischen Septicämie zugezählt worden. Nach den Angaben von Catterina soll sie völlig mit den von Smith sowie von Thoinot und Masselin beschriebenen, durch Bakterien vom Charakter der Geflügelcholerabakterien hervorgerufenen hämorrhagischen Septicämien übereinstimmen. Im Gegensatz zu dieser Anschauung steht diejenige von Lignières. Er zweifelt zwar nicht daran, daß es sich hier um eine Septicämie handelt, hält es aber nicht für zulässig, sie in die Gruppe der hämorrhagischen Septicämie einzureihen. Auf Grund von bestimmten biologischen Merkmalen des Erregers, die von denjenigen der Gruppe der hämorrhagischen Septicämie abweichen, so der Beweglichkeit, der Fähigkeit auf Kartoffeln zu wachsen, Milch zu koagulieren und Indol zu bilden, glaubt LIGNIÈRES, die hier vorliegende Septicämie von der Gruppe der hämorrhagischen Septicämie abtrennen zu müssen. Im übrigen stimmt aber der Bacillus cuniculicida mobilis in einer Reihe von anderen Eigenschaften mit den Erregern der hämorrhagischen Septicämie ziemlich weitgehend überein.

Septische Krankheit der Kaninchen (LUCET) 1892. Diese auch als *Kaninchendruse* bezeichnete Krankheit äußert sich in phlegmonöser Anschwellung des Kehlgangs und der Kehlkopfgegend, Nasenausfluß (s. infektiöse Rhinitis), Atembeschwerden und Abmagerung. Bei der *Obduktion* finden sich eitrige Entzündung der Subcutis mit regionärem, entzündlichem Ödem, hochgradige akute Milzschwellung, Darmentzündung und seröses Exsudat in der Brust- und Bauchhöhle. Auch diese Krankheit will LIGNIÈRES von der Pasteurellose (hämorrhagische Septicämie) abgetrennt wissen, weil der Erreger, ein kleiner Bacillus (Bac. sept. cuniculi) beweglich ist. Auch LUCET selbst hält sie für unterschiedlich von der hämorrhagischen Septicämie, die er drei Jahre vorher (1889) beobachtet und deren Erreger er als ein Bacterium von denselben Eigenschaften wie diejenigen der Geflügelcholera beschrieben hat (s. hämorrhagische Septicämie).

Kokkensepticämie (CATTERINA) 1903. Als Erreger dieser Septicämie ist nach CATTERINA ein Micrococcus (Micrococcus agilis albus) anzusehen.

Seine *Färbbarkeit* gelingt leicht mit den gewöhnlichen Verfahren; der Gramfärbung gegenüber verhält er sich negativ. Fast regelmäßig tritt er als Einzelcoccus, seltener in Diplokokkenform auf. Er zeigt lebhafte Beweglichkeit und besitzt um seinen zentralen, stark gefärbten Teil eine membranartige, schwächer gefärbte Umhüllung, der sich peripherisch ein farbloser Hof anschließt. Der Micrococcus ist besonders dadurch ausgezeichnet, daß er zwei an entgegengesetzten Stellen ansetzende Wimpern trägt, die von CATTERINA als protoplasmaartige Fortsätze angesprochen werden. Ähnliche Mikroorganismen sind im Schrifttum von COHEN, LÖFFLER und MENGE beschrieben.

Wachstum auf künstlichen Nährböden. Sowohl im Gelatinestich als auch auf Agar gehen kleine, auf der Oberfläche runde oder unregelmäßig gestaltete, mehr oder weniger erhabene Kolonien von ausgesprochen weißlicher Farbe auf, von deren Rand aus zahlreiche kurze Fädchen peripherisch ausstrahlen. In der Gelatine tritt keine Verflüssigung ein.

Der Micrococcus gedeiht auch in Blutserum mit oder ohne Glycerinzusatz sowie in Milch, ohne daß diese verändert wird. Indol wird nicht gebildet.

Durch *subcutane Verimpfung von Reinkulturen* gelingt es, die Krankheit auf Kaninchen zu übertragen. Die so geimpften Tiere verenden innerhalb 48 Stunden und zeigen pathologisch-anatomisch dieselben Veränderungen wie die der spontanen Krankheit erlegenen Tiere. In gleicher Weise können auch Meerschweinchen und Mäuse tödlich infiziert werden. Hühner verhalten sich refraktär.

Mit 15 Tage alten Kulturfiltraten (Chamberlandfilter) will es CATTERINA gelungen sein, Kaninchen einen gewissen Schutz gegenüber dem virulenten Micrococcus agilis albus zu verleihen.

Neue Kaninchensepsis (SACEGHEM) 1922. Zu den bisher genannten Septicämien fügt SACEGHEM eine weitere neue hinzu, die er in Ruanda (Viktoria-Nianza-See) beobachtet hat.

Als *Erreger* wird ein kleiner, gramnegativer, eiförmiger Coccobacillus angesprochen, der im Blute und in den Organen der erkrankten und der Krankheit erlegenen Tiere enthalten ist. Bisweilen nimmt er auch Diplokokkenform an.

Wachstum. Auf gewöhnlichem Agar bildet er dichte Rasen. Er gedeiht auch auf Kartoffeln und in Bouillon, in der er ein sehr zartes Wachstum zeigt. Auf Endoagar bildet er gefärbte Kolonien. Gelatine wird nicht verflüssigt, Traubenzucker nicht vergoren und Milch erst nach mehreren Wochen zur Gerinnung gebracht. Die subcutane Einverleibung von 1 ccm Kultur tötet Kaninchen innerhalb 48 Stunden.

Bei der *Obduktion* sowohl der der künstlichen als auch der natürlichen Infektion erlegenen Tiere lassen sich alle Zeichen der Septicämie feststellen. *Histologisch* und in Ausstrichpräparaten können die Erreger sowohl in den Organen als auch im Blute in großen Mengen nachgewiesen werden.

Bei verschiedenen von uns beobachteten septischen Todesfällen, bei denen bei der Sektion in den inneren Organen Blutungen nachgewiesen wurden, konnte als Erreger der Diplococcus capsulatus ermittelt werden.

Aus einem an perakuter Septicämie eingegangenen Kaninchen hat JANSEN neuerdings einen Kaninchen und Mäuse stark krankmachenden Streptococcus cuniculi n. sp. gezüchtet. Eigenschaften: unbeweglich, grampositiv, aërob und anaërob. Zarte Kolonien auf Agar und Gelatine, keine Verflüssigung letzterer. In Bouillon und Serumbouillon flockiger Niederschlag, auf Blutagarplatten runde Kolonien mit hämolytischer Zone. Keine Indolbildung, keine Gasbildung in Zuckernährböden, keine Milchgerinnung, keine Verfärbung in PETRUSCHKY-Nährboden.

Schrifttum.

CATTERINA: Zbl. Bakter. I Orig. **34**, 108 (1903). — EBERTH u. MANDRY: Fortschr. Med. 8 (1890). — JANSEN: Tijdschr. Diergeneesk. **60**, 925 (1933). — LUCET: Ann. Inst. Pasteur 1892. — VAN SACEGHEM: C. r. Soc. Biol. Paris 86, 281 (1922); **115**, 223 (1934).

3. Ansteckende Nasenentzündung. Rhinitis contagiosa.

Influenzaartige Kaninchenseuche, infektiöser oder bösartiger Schnupfen, bösartiges Schnupfenfieber, bösartiges Katarrhalfieber der Kaninchen, Kaninchensepticämie, Brustseuche, Kaninchenstaupe, Rhinitis purulenta, Snuffles.

Diese unter den genannten Bezeichnungen laufende Krankheitsform ist eine weit verbreitete, gewöhnlich enzootisch auftretende, ihrem Wesen nach polybakterielle Erkrankung der Luftwege und der sonstigen Atmungsorgane, die neben der Coccidiose als eine der gefürchtetsten Kaninchenseuchen angesehen werden muß.

Geschichtliches. Die Krankheit ist schon seit langer Zeit unter dem Namen des „bösartigen Schnupfens" bekannt und zum Teil der Coccidienrhinitis zugerechnet worden. (Die Bedeutung der letzteren als selbständige Krankheit erscheint heute fraglich.) Die Untersuchungen von BECK, KRAUS, EBERTH und MANDRY, ROGER und WEIL, VOLK, KASPAREK, SELTER, DAVIS, MILLER, WEBSTER, SMITH, TANAKA, JACOBSOHN und KOREF u. a. haben aber dargetan, daß der größte Teil der mit diesen oder ähnlichen Namen bezeichneten Krankheiten bakterieller Natur ist. Klinisch und anatomisch durchaus ähnliche Leiden wurden von SÜDMERSEN, LAVEN, RAEBIGER, GROSSO, SUSTMANN u. a. beschrieben, als deren Erreger aber besondere Bakterien nachgewiesen. Trotzdem scheint es keinem Zweifel zu unterliegen, daß alle diese Krankheiten keine selbständigen Leiden darstellen, sondern daß sie dem Krankheitsbild des ansteckenden bakteriellen Schnupfens zuzuzählen sind. Die im Verlaufe der Krankheit sich einstellenden Lungenentzündungen und andere Leiden müssen nach Ansicht der Untersucher als Verwicklungen der Krankheit angesehen werden. Zum Unterschiede von dem nicht ansteckenden Erkältungsschnupfen, von der Coccidienrhinitis sowie mit Rücksicht auf das häufige Ergriffensein der Lungen schlägt RAEBIGER vor, die durch Bakterien hervorgerufene Krankheit als „Brustseuche der Kaninchen" zu bezeichnen.

Nach den **epidemiologischen Beobachtungen** von WEBSTER an dem Kaninchenvorrat des Rockefeller-Instituts für medizinische Forschung in New York ist die Häufigkeit des Kaninchenschnupfens von Monat zu Monat großen Schwankungen unterworfen. Sie beträgt im Sommer nur 20%, steigt dann im September und Oktober schnell auf 50—60%, sinkt langsam und steigt dann im März und April wieder auf 50% an, um daraufhin auf 20% abzusinken. Das ganze Jahr über werden zahlreiche Verwicklungen der Krankheit beobachtet, auf die später näher eingegangen wird. Beachtenswert ist weiterhin, daß nach den Untersuchungen von WEBSTER *Bacterium lepisepticum* und *Bacillus bronchosepticus* nicht nur im Nasensekret von mit Schnupfen behafteten Kaninchen, sondern auch in demjenigen von ganz gesunden Tieren angetroffen werden. Daneben finden sich in einem kleineren Prozentsatz in der Nasenflora des Kaninchens auch noch Micrococcus catarrhalis, Staphylokokken, Streptokokken und verschiedene andere Bakterien, die später das Krankheitsbild komplizieren können. Dem Auftreten des Schnupfens pflegt nach WEBSTERs Beobachtungen das vorwiegende Erscheinen des Bacterium lepisepticum im Nasenschleim vorauszugehen. Je nach der Empfänglichkeit kommt es nun entweder zum Ausbruch der Krankheit, oder die Tiere werden zu Bakterienträgern und Bakterienausscheidern, ohne selbst krank zu sein. Die Untersuchungen von MILLER und NOBLE zeigen, daß Temperaturwechsel sowohl aus der Kälte in die Wärme als auch umgekehrt, das Angehen einer künstlichen nasalen Infektion mit dem Erreger des Kaninchenschnupfens begünstigen. Es ist sehr wahrscheinlich — und diese Beobachtung spricht dafür — daß solche Temperatureinflüsse auch für das Zustandekommen der natürlichen Infektion eine nicht zu unterschätzende Rolle spielen (s. S. 9 bei hämorrhagischer Septicämie).

Ätiologie. Als Erreger des ansteckenden Schnupfens kommt für einen Teil der Fälle ein sehr kleines, schlankes, unbewegliches Stäbchen in Betracht. Es ist gramnegativ, bildet keine Sporen und besitzt nach den übereinstimmenden Angaben der Untersucher große Ähnlichkeit mit dem Influenzabacillus.

Auf Gelatineplatten entstehen nach 48 Stunden kleine feingekörnte Kolonien mit scharfem, nach KRAUS gezähneltem Rande. Auf Agar entwickelt sich ein üppiger, grauweißlicher Belag. Milch wird nicht zur Gerinnung gebracht, Indolbildung findet nicht oder nur schwach statt. Die von BECK, KRAUS, VOLK, KASPAREK, KURITA u. a. beschriebenen Bakterien lassen zwar alle gewisse Unterschiede erkennen; sie sind jedoch nicht so weitgehend, daß sie dazu berechtigen, den durch sie hervorgerufenen Krankheiten eine Sonderstellung einzuräumen. Es ist vielmehr mit größerer Wahrscheinlichkeit anzunehmen, daß die gefundenen Bakterien verschiedene Abarten einer und derselben Bakterienart darstellen.

Hierher gehört wahrscheinlich auch der von DAVIS bei einer Kaninchenseuche als Erreger subcutaner Abscesse (Komplikation, s. später) gefundene Bacillus, der ebenfalls große Ähnlichkeit mit dem Influenzabacillus besitzt, von diesem aber doch in wesentlichen Merkmalen sich unterscheidet. Auch MANNINGER gelang es, aus dem Eiter im subcutanen Bindegewebe von Kaninchen einen den Erregern des ansteckenden Nasenkatarrhs sowie der Lungenbrustfellentzündung des Kaninchens ähnlichen Bacillus zu züchten, der dem von SCHIMMELBUSCH und MÜHSAM beschriebenen sog. Kanincheneiterbacillus am nächsten steht.

Außer diesen, dem Influenzabacillus ähnlichen Bakterien, fand SÜDMERSEN bei der als Brustseuche der Kaninchen bezeichneten Krankheit einen der Coligruppe angehörigen Bacillus, der mit dem von KRAUS gefundenen wenigstens in den Haupteigenschaften übereinstimmt, vielleicht sogar dem Bacillus bronchosepticus gleich ist.

Der von KOPPÁNYI gefundene Pyobacillus capsulatus cuniculi sowie das von LAVEN beschriebene Bacterium unterscheiden sich in einigen Punkten von den bisher genannten. GROSSO glaubt jedoch, daß auch der LAVENsche Bacillus mit dem BECKschen Bacillus pneumonicus übereinstimmt. Dieselbe Ansicht auch hinsichtlich des Pyobacillus capsulatus vertreten JACOBSOHN und KOREF.

Den bisher genannten Befunden stehen diejenigen von RAEBIGER, GROSSO, BEHRENS, SELTER, BULL, SUSTMANN, DE KRUIF, WEBSTER, FERRY, TANAKA, SEIFRIED u. a. gegenüber. Nach deren Untersuchungen ist als Erreger der Krankheit ein feines, ovoides Bacterium (Bac. cuniculisepticus, s. cuniculicida, Bact. lepisepticum u. a.) anzusehen, das nach seinem morphologischen und biologischen Verhalten in die Gruppe der hämorrhagischen Septicämie-Erreger einzureihen ist. Die Rhinitis und die Lungenveränderungen stellen demnach häufig nur eine bestimmte Form von bakteriellen Septicämien (besonders der sog. hämorrhagischen Septicämie) dar. Nach Ansicht LIEGNIÈREs ist auch die durch den Bacillus pneumonicus BECK hervorgerufene Krankheit als die Lungenform einer Pasteurellose anzusehen.

McCARTNEY fand im Nasensekret von mit Schnupfen behafteten Kaninchen Staphylococcus albus, B. bronchosepticus, B. lepisepticum, Micrococcus catarrhalis. Von WEBSTER sowie von TANAKA wurde bei Kaninchen mit Schnupfen als vorwiegender Mikroorganismus,

B. lepisepticum, bisweilen vergesellschaftet mit B. bronchosepticus angetroffen. Im Gegensatz dazu fanden BULL und McKEE fast immer den Bacillus bronchosepticus und nur in wenigen Fällen gleichzeitig Bacterium lepisepticum. Wie VON DE KRUIF, so will auch WEBSTER bei vielen Stämmen des Bact. lepisepticum Mutationen beobachtet haben. Er stellt einen Typus D und einen Typus G auf. Beide Typen unterscheiden sich durch ungleiche Virulenz und eine Reihe sonstiger Eigenschaften.

ISAICU fand bei der Rhinitis contagiosa einen gramnegativen Coccobacillus aus der Gruppe Pasteurella, der auch Keratitis hervorzurufen imstande ist (s. auch S. 64).

Hierher gehört weiterhin die von FERRY, HOSKINS und DETROIT und von McGOWAN in Kaninchenzuchten beobachtete *Schnüffelkrankheit*, die durch Nasenausfluß, Niesen, Reiben der Schnauze gekennzeichnet und bald durch den Bac. bronchisepticus, bald durch das Bact. leporisepticum verursacht wird. Auch die von LUCET beschriebene septische Krankheit (Kaninchendruse) muß dem Krankheitsbild des ansteckenden bakteriellen Schnupfens zugerechnet werden. Aus den fibrinösen Belägen auf der Pleura und dem Perikard hat endlich BAUDET einen Bakterienstamm ermittelt, der bei intrathorakaler Verimpfung das Krankheitsbild des ansteckenden Schnupfens (Lungen-Brustfellentzündung) hervorrief.

Die **natürliche Ansteckung** kommt wohl in der Mehrzahl der Fälle durch Einatmung von Nasensekretteilchen zustande, die von kranken Tieren beim Ausprusten verstäubt und von gesunden Kaninchen entweder unmittelbar oder mit dem Staub eingeatmet werden. Da bei der chronischen Form oft eine lang dauernde Rhinitis mit beständigem Niesen zurückbleibt, so bilden solche Tiere einen ständigen Ansteckungsherd (BAUDET) für ihre Umgebung (Dauerausscheider). Weiterhin spielen eine wichtige Rolle für die Verbreitung der Seuche das mit Nasensekret von kranken Tieren beschmutzte Futter sowie die damit verunreinigte Streu. Auch durch die Hände des Wärters und durch Gegenstände wie Futternäpfe, Tränkgeschirre u. dgl. kann eine Infektion vermittelt werden. Außerdem wird man nach den Feststellungen von WEBSTER sowie von MILLER und NOBLE für die Entstehung der Krankheit auch Erkältungsursachen beschuldigen müssen, durch die für die schon normalerweise in der Nasenschleimhaut vorhandenen Bakterien (B. lepisepticum, B. bronchosepticus) ein locus minoris resistentiae geschaffen wird. Auch eine Infektion vom Darme aus muß in Betracht gezogen werden. Veranlagend für eine solche wirkt nach den von OLT bei der hämorrhagischen Septicämie der Hasen gemachten Erfahrungen zufälliges Befallensein mit Trichocephalen.

Die künstliche Übertragung der Krankheit gelingt nach den übereinstimmenden Mitteilungen der Untersucher leicht mit Material, das von erkrankten oder ver endeten Tieren gewonnen wird. Die Krankheit durch Einverleibung von Reinkulturen der verschiedenen Krankheitserreger in typischer Weise zu erzeügen, gelingt indessen schwer oder überhaupt nicht (RAEBIGER, GROSSO, McCARTNEY u. a.). Demgegenüber wollen KURITA, KRAUS u. a. mit Reinkulturen des von ihnen festgestellten Bacteriums bei intraperitonealer, intravenöser, intratrachealer und selbst bei nasaler Einverleibung ein Krankheitsbild erzeugt haben, das dem bei der natürlichen Krankheit beobachteten völlig gleicht. Auch WEBSTER hat nach intranasaler, intravenöser, intratestikulärer und subcutaner Infektion von Kulturen des B. lepisepticum Schnupfen mit Pneumonie und allgemeiner Infektion hervorrufen können. (LAVEN konnte sogar bei einem Kaninchen eine Fütterungsinfektion mit Reinkulturen des von ihm ermittelten Bacillus erzielen.)

Klinische Symptome. Nach einer Inkubation, die sich nach BAUDET auf 3 bis 5 Tage, nach anderen Forschern auf 8—14 Tage, ja sogar auf 4—6 Wochen belaufen kann, beobachtet man an den Tieren neben Mattigkeit und Freßunlust starkes Nässen um die Nasenlöcher und häufiges Niesen. Anfangs ist der Nasenausfluß spärlich, wäßrig oder dickschleimig, später wird er reichlicher und nimmt eitrige Beschaffenheit an. Die Tiere reiben die Nase wiederholt heftig mit den Vorderläufen und niesen häufig, wobei eitrige Massen aus den Nasenhöhlen ausgeschleudert werden. Auch Lidbindehautkatarrh ist vorhanden. In der Folgezeit werden Atemnot und Husten und im weiteren Verlauf Kräfteverfall und Abmagerung, bisweilen auch Absceßbildung in der Subcutis beobachtet. In seltenen Fällen können sich auch noch Erscheinungen von seiten des Zentralnervensystems hinzugesellen. Der *Verlauf der Krankheit* kann akut, subakut oder chronisch sein. Fast alle akuten Fälle führen zum Tode; aber auch bei der subakuten und chronischen Form werden vollständige Heilungen selten beobachtet. Häufig werden Krankheitserscheinungen völlig vermißt.

Pathogenese. Die Krankheitserreger erzeugen zunächst eine heftige Entzündung der Schleimhaut der Nase und ihrer Nebenhöhlen sowie der tieferen Luftwege und der Lungen. Da die anatomischen Verhältnisse beim Kaninchen einem Eindringen von Krankheitserregern von der Nasenhöhle aus in das Mittelohr besonders günstig scheinen, so kommt es außerdem zur Entstehung von Mittelohreiterungen und Gehirnabscessen (SMITH und WEBSTER, GROSSO u. a.). (Nach SMITH und WEBSTER gelingt es auch künstlich durch Einführen des Bacterium lepisepticum in die Nasenhöhle bei Kaninchen eitrige Otitis media zu erzeugen.) Der Erreger gelangt aber auch in den Blutstrom (WEBSTER u. a.) und führt so zur Septicämie, zur Entzündung der serösen Auskleidung der Körperhöhlen und zur Entstehung von Abscessen in den verschiedensten Körpergegenden.

Pathologische Anatomie. In allen Fällen findet man bei den der Krankheit erlegenen Tieren eine mehr oder weniger hochgradige Entzündung der Nasen- und Rachenschleimhaut. Diese ist stark gerötet, geschwollen und in der Mehrzahl der Fälle mit Eitermassen bedeckt. Bei der subakuten und chronischen Form werden stets die Schleimhäute der Nebenhöhlen und der Augen (Abb. 7 u. 8) in den entzündlichen Prozeß mit einbezogen (BECK, KRAUS, RAEBIGER, McCARTNEY und OLITZKY, BAUDET, SMITH u. a.). Sie zeigen dieselben Veränderungen wie diejenigen in der Rachen- und Nasenschleimhaut. Nicht selten enthalten auch die Bronchien eitriges Exsudat. Je nach dem Verlauf der Krankheit treten auch in der Brusthöhle entzündliche Veränderungen in Erscheinung. Sie bestehen in

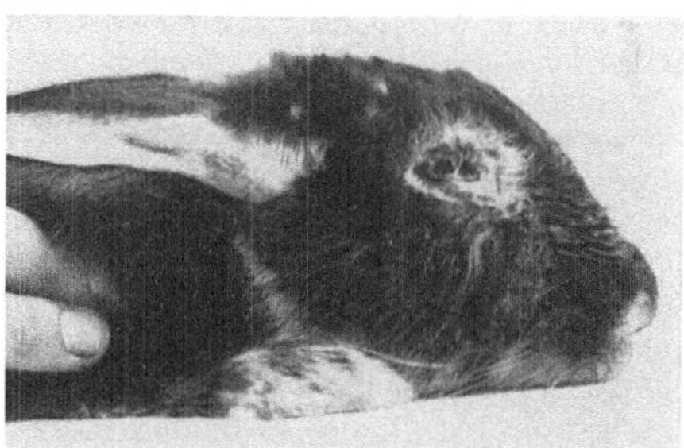

Abb. 7. *Rhinitis contagiosa.* Eitrige Keratoconjunctivitis. (Nach SEIFRIED. In JAFFÉ: Anatomie und Pathologie der Spontanerkrankungen der kleinen Laboratoriumstiere. Berlin: Julius Springer 1931.)

einer fibrinösen Pleuritis und Perikarditis, mit reichlicher Ansammlung von seröser Flüssigkeit in den Pleurahöhlen. Mitunter wird auch eitriges Exsudat in der Brusthöhle, seltener sogar Pyothorax (GROSSO u. a.) angetroffen. Die Lungen befinden sich im Zustande hochgradiger Hyperämie. Neben bronchopneumonischen Herden und Abscessen verschiedenen Umfangs lassen sich nicht selten als Folgen der Flüssigkeits- und Eiteransammlung, in vereinzelten Fällen auch infolge umfangreicher Brustwandabscesse (KURITA, eigene Beobachtungen), Kompressionsatelektasen erkennen. Auch in der Bauchhöhle sind in seltenen Fällen Veränderungen in Form von serösen, serofibrinösen und eitrigen Peritonitiden nachweisbar. Leber und Nieren zeigen oft parenchymatöse Trübung. Die Milz ist selten vergrößert; nur in ganz stürmischen, septicämisch verlaufenden Fällen ist sie vergrößert und geschwollen, und auf den serösen Häuten finden sich Petechien. Nicht selten sind auch Darmentzündung sowie Petechien auf der Darmserosa nachweisbar.

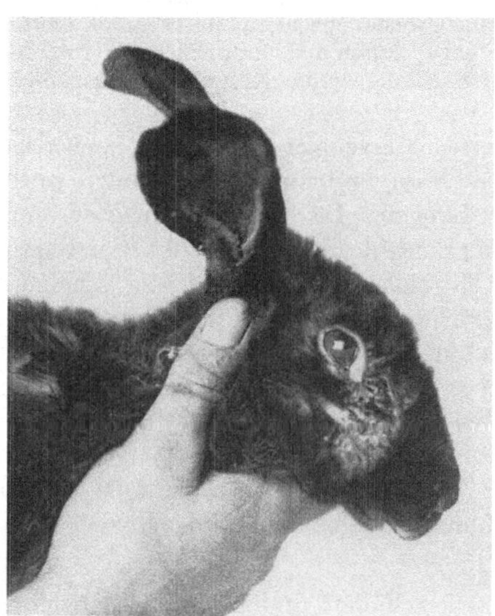

Abb. 8. *Rhinitis contagiosa.* Phlegmone unterhalb des rechten Auges im Anschluß an eitrige Lidbindehautentzündung.

Zu diesen zum reinen Bilde des ansteckenden bakteriellen Schnupfens gehörigen Veränderungen gesellen sich im Verlaufe der Krankheit **Komplikationen** hinzu, von denen vor allem *eitrige Mittelohrentzündungen* (GROSSO, SMITH und WEBSTER u. a.) und im Anschluß daran, durch unmittelbare Fortleitung des Prozesses auf die Felsenbeine, die Hirnhaut und das Gehirn, *Hirnhautentzündungen* (WEBSTER), *Subdural-* und *Hirnabscesse* (BARRAT, GROSSO, SMITH u. a.) zu nennen (s. auch Ohrräude) sind.

Weiterhin finden sich nach den Angaben der meisten Untersucher hauptsächlich in chronischen Fällen *subcutane, abgekapselte Abscesse* in

verschiedener Größe und an den verschiedensten Körperabschnitten (KURITA, GROSSO, RAEBIGER, BAUDET, WEBSTER, TANAKA u. a., eigene Beobachtungen). Diese Abscesse besitzen oft erhebliche Größe. Häufig haben sie ihren Sitz im Bereiche des Kopfes (an der Nase, den Augenlidern, am Halse) und an anderen Körperstellen (s. Abb. 9 u. 10). Auch Brustwandabscesse, die sich sowohl in die Pleurahöhlen als auch in die Subcutis hinein erstrecken können, werden angetroffen (KURITA u. a., eigene Beobachtung). In chronischen Fällen endlich, bei denen nur die Erscheinungen des Schnupfens bestehen, kann es infolge des ständigen entzündlichen Reizes am Eingang der Nasenöffnungen, an den Unterlippen und im Bereiche der Augen zu Schleimhautdefekten, borkenartigen Auflagerungen, Phlegmonen und bei längerem Bestehen zu polypösen, brombeerartigen Wucherungsprozessen kommen (eigene Beobachtung, s. Abb. 11).

In den genannten pathologisch-anatomischen Veränderungen sowie im Blute der verendeten Tiere lassen sich die Erreger in großer Zahl nachweisen.

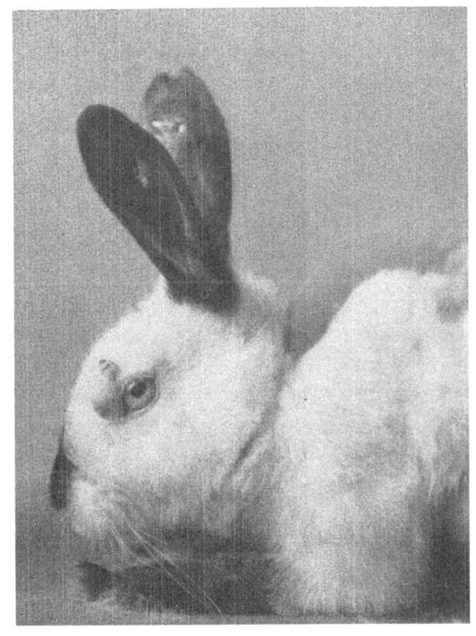

Abb. 9. *Rhinitis contagiosa.* Lidabsceß.

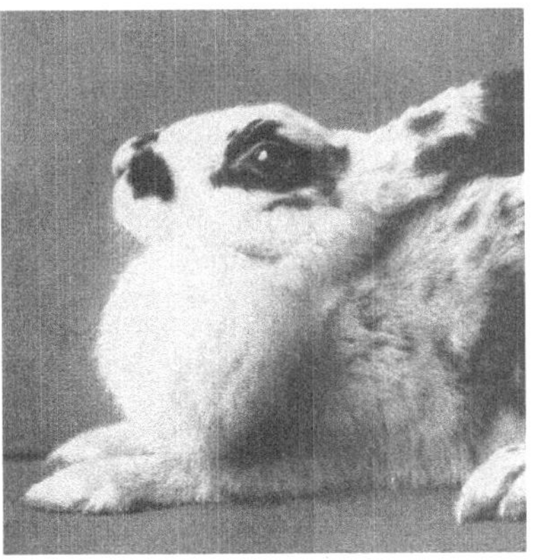

Abb. 10. *Rhinitis contagiosa.* Im Verlaufe der Krankheit entstandener, faustgroßer subcutaner Absceß am Halse und an der Vorderbrust.

Diagnose. Der in mannigfachen Krankheitsbildern auftretende ansteckende Schnupfen ist durch die erwähnten pathologisch-anatomischen Veränderungen in der Regel hinreichend gekennzeichnet. Fälle, die lediglich in einer Rhinitis bestehen, können zu Verwechslungen mit der *Coccidienrhinitis* (s. S. 137) sowie mit dem *Speichelfluß* (s. S. 225) Veranlassung geben. Die Coccidienrhinitis läßt sich aber durch den Nachweis von Coccidien im Nasenausfluß ohne weiteres von der ansteckenden Nasenentzündung abtrennen. Der Speichelfluß, eine vesiculäre Mundentzündung (S. 225), unterscheidet sich von der Rhinitis contagiosa durch das Fehlen des Nasenausflusses, von pathologisch-anatomischen Veränderungen in der Brusthöhle und durch das Auftreten von Knötchen und Bläschen an den Lippen.

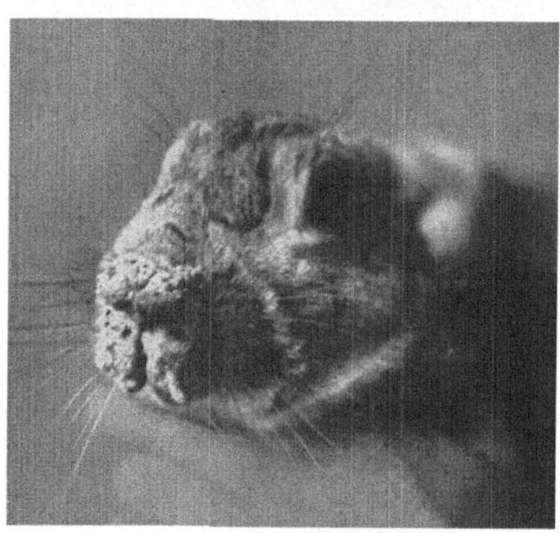

Abb. 11. *Rhinitis contagiosa.* Borkenartige Auflagerungen und brombeerartige Wucherungsprozesse am Eingang und in der Umgebung der Nasenöffnungen.

Prophylaxe. In den Monaten, in denen die ansteckende Nasenentzündung am stärksten auftritt, sind die Tiere vor Erkältung zu schützen. Frisch zugekaufte Tiere sind mehrere Wochen zu isolieren und zu beobachten, kranke Tiere abzusondern und von einer mit dem übrigen Bestande nicht in Berührung kommenden Person zu versorgen.

Beim Auftreten der Krankheit ist das Hauptaugenmerk auf die **Verhinderung der Ausbreitung** der Seuche in dem Bestande zu legen. Dies wird erreicht zum Teil durch die üblichen hygienischen Maßnahmen (Stallreinigung, Desinfektion), zum Teil durch Behandlung der kranken Insassen (Darmdesinfektionsmittel, Ausspritzung der Nasenhöhlen mit desinfizierenden Lösungen (Aphlogol-Phenol-Campherverbindung, Kreolin 1%ig, Borsäure 3%ig, Chinosol 1 : 1000). Nach neueren Untersuchungen von Tscheredkow soll sich Behandlung mit Chlorgas gut bewährt haben.

Schutzimpfung. Nach den Untersuchungen von Raebiger und Grosso ist es gelungen, durch intravenöse Impfung von Ziegen mit mäßigen Kulturmengen des Bacillus pneumonicus, ein Serum mit schützenden Eigenschaften zu gewinnen. Über seine Brauchbarkeit in der Praxis gehen die Meinungen auseinander. Nach den Mitteilungen von Grosso u. a. hat es die daran geknüpften Hoffnungen nicht erfüllt. Von Tanaka angestellte Versuche, ein aktives Immunisierungsverfahren auszuarbeiten, sind negativ ausgefallen. Dagegen scheint das Überstehen der Krankheit, eine wenn auch geringe Immunität zu hinterlassen. Bakterienträger und -ausscheider sind mit Hilfe der Agglutination zu erfassen.

Schrifttum.

Bailey: Amer. J. Hyg. **7**, 370 (1927). — Baudet: Tijdschr. Diergeneesk. **50**, 769 (1924). — Beck: Z. Hyg. **15**, 363 (1893). — Behrens: Vet.-med. Inaug.-Diss. Hannover 1913. — Bull and Bailey: Amer. J. Hyg. **7**, 185 (1927); Proc. Soc. exper. Biol. a. Med. **24**, 183 (1926). — Bull and McKee: Amer. J. Hyg. **5**, 530 (1925); **7**, 110, 114 (1927). — Cameron and Williams: J. of Path. **29**,

185 (1926). — McCartney: J. of exper. Med. 38, 591 (1923). — Davis: J. inf. Dis. 12, 42 (1913). — Eberth u. Mandry: Fortschr. Med. 8, 14. — Ferry: Zbl. Bakter. I Ref. 59, 368 (1914); J. of Path. 18, 445 (1914). — Ferry, Hoskins, Detroit u. Gowan: Zit. nach Hutyra-Marek, 6. Aufl., Bd. 1. 1922. — Grosso: Z. Inf.krkh. Haustiere 8, 438 (1910). — Hardenbergh: J. amer. vet. med. Assoc. 64, 193 (1923). — Jacobsohn u. Koref: Zbl. Bakter. I Orig. 100, 353 (1926). — Kasparek: Österr. Mschr. Tierheilk. 1902, 333. — Kirstein: Mitt. dtsch. landw. Ges. 1911, 5. — Koppányi: Z. Tiermed. 11, 429 (1907). — Kraus: Z. Hyg. 24, 396 (1897). — de Kruif: J. of exper. Med. 33, 773 (1921); 35, 561, 621 (1922). — Kurita: Zbl. Bakter. I. Orig. 49, 508 (1909). — Laven: Zbl. Bakter. I Orig. 54, 97 (1910). — Lignières: Bull. Méd. vét. 1900; Bull. Soc. vét. 1898, 1900. — Lissot: Vie à la Campagne 25, 367 (1928). — Lucet: Ann. Inst. Pasteur 1892. — Manninger: Dtsch. tierärztl. Wschr. 1924 I, 289. — Miller and Noble: J. of exper. Med. 24, 223 (1916). — Olt-Ströse: Wildkrankheiten und ihre Bekämpfung. Neudamm 1914. — Raebiger: (a) Tierärztl. Rdsch. 1912, 513. (b) Bericht des bakteriologischen Institutes Halle, 1907—1910. (c) Kaninchenzüchter 1908, 946. — Reue, van de Carr, Kathleen and Kilgarieff: J. inf. Dis. 43, 442 (1928). — Schimmelbusch u. Mühsam: Arch. klin. Chir. 52, 576. — Schwer: Zbl. Bakter. I Orig. 33, 41 (1903). — Selter: Zbl. Bakter. I Orig. 41, 432 (1906). — Smith: J. of exper. Med. 45, 553 (1927). — Smith and Webster: J. of exper. Med. 41, 275 (1925). — Südmersen: Zbl. Bakter. I Orig. 38, 343 (1905). — Sustmann: (a) Münch. tierärztl. Wschr. 1905 I, 41. — (b) Kaninchenseuchen. Leipzig: Michaelis 1919. (c) Tierärztl. Rdsch. 1912, 432. — Tanaka: J. inf. Dis. 38, 421, 389, 409 (1926); 39, 337. — Tartakowsky: Zbl. Bakter. I Orig. 25, 81 (1899). — Tscheredkow: Tierärztl. Rdsch. 1931, 105. — Volk: Zbl. Bakter. I Orig. 31, 177 (1902). — Webster: Proc. Soc. exper. Biol. a. Med. 22, 139 (1924); J. of exper. Med. 39, 837, 843, 857 (1924); 40, 109, 117 (1925); 41, 245; 42, 571; 43, 555, 575 (1926); 44, 343, 359 (1926); 45, 529 (1927); J. gen. Physiol. 7, 513 (1925). — Webster and Burn: J. of exper. Med. 45, 911 (1927).

4. Ansteckende Lungenbrustfellentzündung. Infektiöse Pleuropneumonie.

Über eine mit dem ansteckenden Schnupfen ätiologisch und pathologisch-anatomisch viele Ähnlichkeiten aufweisende Pleuropneumonie berichtet Glaue. Sie wurde von ihm als eine verheerende Laboratoriumsseuche beobachtet, der zuweilen bis zu 75% der erkrankten Tiere zum Opfer fielen.

Ätiologie. In den pathologisch-anatomischen Veränderungen der Brust- und Bauchhöhle findet sich nach Glaue regelmäßig ein charakteristisches Stäbchen von 0,2—0,6 μ Länge und 0,15—0,25 μ Breite. Die kleinsten Formen lassen sich von Kokken nicht unterscheiden. Häufig hängen zwei Stäbchen zusammen; längere Fadenverbände werden nicht gebildet. Das Bacterium ist im Gegensatz zu dem von Gowan bei der Staupe („Distemper") beschriebenen unbegeißelt und bildet keine Sporen.

Mit den gewöhnlichen basischen Anilinfarbstoffen ist es leicht färbbar. Die Farbstoffaufnahme ist indessen bisweilen ungleichmäßig; es bleiben häufig verschiedene Stellen des Stäbchens ungefärbt. Nicht selten wird Polfärbung beobachtet, so daß außerordentliche Ähnlichkeit mit den Bakterien der hämorrhagischen Septicämie zustande kommt. Der Gramfärbung gegenüber verhält sich das Bacterium negativ.

Seine **künstliche Züchtung** gelingt besonders leicht auf gewöhnlichem, schwach alkalischem Fleischagar, aber auch auf anderen Nährmedien. Schon nach 6stündiger

Bebrütung bei 37⁰ C erscheinen auf ersterem nadelspitzgroße Kolonien von bläulicher opalescierender Farbe, die eine Größe bis zu 2 mm Durchmesser erreichen können. Die Kulturen besitzen die Eigentümlichkeit, schon nach 24 Stunden ein eigentümliches Austrocknen zu zeigen, das von GLAUE geradezu als differentialdiagnostisches Merkmal bezeichnet wird. Diese Eigentümlichkeit wurde von JACOBSOHN und KOREF bestätigt.

Über Pneumokokken als Erreger von Lungenentzündungen liegen ebenfalls Mitteilungen vor.

Pathogenität. Selbst bei einer Verdünnung bis zu einer Million ist das Bacterium bei intravenöser, subcutaner oder intraperitonealer Einverleibung bei Kaninchen, Meerschweinchen und Mäusen pathogen. Der Sektionsbefund bei den so verendeten Tieren deckt sich im allgemeinen völlig mit demjenigen, wie er bei den der spontanen Krankheit erlegenen Tieren erhoben wird. Auch Ratten, Tauben und Hühnern gegenüber besitzt das Bacterium eine pathogene Wirkung, die auf stark toxische Eigenschaften zurückzuführen ist.

Pathologische Anatomie. Bei den der Seuche erlegenen Tieren findet sich auf der Lunge und dem Perikard ein dicker, grauer bis gelblichweißer, schaumiger Belag, der sich in großen Fetzen abziehen läßt. In den Lungen lassen sich häufig pneumonische Veränderungen nachweisen. An den übrigen Organen sind auffallende Veränderungen nicht feststellbar, abgesehen von größeren oder geringeren Mengen von Exsudat in Brust- und Bauchhöhle. Ausfluß aus der Nase ist im Gegensatz zu der Rhinitis contagiosa nicht nachweisbar.

Nach den **Immunisierungsversuchen** von GLAUE enthält das Serum immunisierter Tiere Schutzstoffe gegen eine nachfolgende Infektion mit dem als Erreger angesprochenen Stäbchen. Auf Grund dieser Beobachtung hält GLAUE eine Bekämpfung der Pleuropneumonie durch eine prophylaktische Impfung für aussichtsreich.

Das von GLAUE als Erreger der genannten Pleuropneumonie beschuldigte Bacterium zeigt eine Reihe von Berührungspunkten mit dem von LAVEN beschriebenen Bacillus (s. unter Pyämien, S. 3). Einige Abweichungen von diesem, so das üppige Wachstum auf Agar, die starke Bildung von Indol und von Säure aus Zucker, ferner die hohe Widerstandsfähigkeit gegen höhere Wärmegrade, endlich die verschiedene pathogene Wirkung (Hühner, Tauben), die Bildung von Toxinen, einige Verschiedenheiten im morphologischen Verhalten (ungleichmäßige Färbung) rechtfertigen nach GLAUE die Annahme, daß hier eine besondere Mikroorganismenart vorliegt. Ob diese Anschauung zutrifft und ob die Berechtigung besteht, die von GLAUE beschriebene Pleuropneumonie streng von der Rhinitis contagiosa abzutrennen, müssen weitere Erfahrungen lehren.

Schrifttum.

GLAUE: Zbl. Bakter. I Orig. **60**, 176 (1911). — JACOBSOHN u. KOREF: Zbl. Bakter. I Orig. **100**, 353 (1926).

5. Staupe. Distemper.

Unter der Bezeichnung Staupe („Distemper“) beschreibt GOWAN (Edinburgh) eine seuchenhaft auftretende Erkrankung der oberen Luftwege und der Lungen, die eine gewisse Ähnlichkeit mit dem ansteckenden Schnupfen besitzt. Es wurden indessen von ihr außer Kaninchen auch Affen, Frettchen, Ziegen, Meerschweinchen und besonders Katzen und Hunde heimgesucht.

Ätiologisch wird für diese Krankheit ein im Nasenschleim nachweisbarer Mikroorganismus beschuldigt. Dieser stellt ein kurzes, gramnegatives, nicht sporenbildendes Stäbchen dar, das in Bouillon zu Ketten auswächst, während es im Gewebe mehr den Charakter von Kokken annimmt. Im hängenden Tropfen zeigt es geringe Eigenbeweglichkeit; bei Anwendung geeigneter Färbemethoden gelingt es, Geißeln zur Darstellung zu bringen.

Durch Verimpfung von Reinkulturen des Erregers auf die Nasenschleimhaut von Kaninchen und anderen Tieren läßt sich die Krankheit unter Entstehung der typischen, entzündlichen Veränderungen im Bereiche der oberen Luftwege und der Lungen in charakteristischer Weise erzeugen.

Schrifttum.

McGOWAN: J. of Path. 15, 372 (1911).

6. Nagertuberkulose. Pseudotuberkulose.

Pseudotuberculosis rodentium.

Unter der Pseudotuberkulose der Nagetiere wird eine weitverbreitete, bei Kaninchen (zahmen und wilden), Hasen und anderen Nagetieren vorkommende Infektionskrankheit verstanden, die durch den Bacillus pseudotuberculosis rodentium PFEIFFER (Streptobacillus pseudotuberculosis rodentium DOR) hervorgerufen wird. Dieser unterscheidet sich durch zahlreiche Eigentümlichkeiten von dem Tuberkelbacterium. Auch die durch ihn bedingten pathologisch-anatomischen Veränderungen besitzen nur makroskopisch Ähnlichkeit mit der Tuberkulose. Histologisch sind sie jedoch von dieser verschieden. Die im Schrifttum unter der Bezeichnung „Pseudotuberkulose“ beschriebenen Fälle sind nicht einheitlicher Natur, denn es sind diesem Begriff fälschlicherweise auch andere, mit Knötchenbildung einhergehende Krankheiten bakterieller, ja selbst zooparasitärer Natur zugezählt worden (VINCENZI, GALLI-VALERIO u. a.). Da dadurch zu Verwechslungen Anlaß gegeben ist, ist es zweckmäßig, diese Bezeichnung entweder ganz fallen zu lassen oder sie lediglich für die durch den oben genannten Bacillus hervorgerufene Krankheit zu gebrauchen.

Geschichtliches. Die ersten Aufzeichnungen über die Pseudotuberkulose stammen von MALASSEZ und VIGNAL (1883), die unter der Bezeichnung „Tuberculose zoogléique" einen durch Mikrokokken erzeugten Krankheitsprozeß beschrieben, der durch Verimpfung eines käsigen Knotens aus der Subcutis eines an tuberkulöser Meningitis gestorbenen Kindes bei Meerschweinchen „tuberkuloseähnliche Knötchen" (Tuberculose zoogléique) erzeugte. 1885 fand EBERTH bei der Untersuchung eines abgemagerten Kaninchens in Knötchen der inneren Organe ein Stäbchen, das er als Bacillus der Pseudotuberkulose des Kaninchens bezeichnete. EBERTH erbrachte weiterhin den Nachweis, daß der Erreger der „Tuberculose zoogléique" mit dem der bacillären Pseudotuberkulose des Kaninchens und Meerschweinchens übereinstimmt. Er nahm an, daß MALASSEZ und VIGNAL einer Täuschung unterlégen sind, indem sie die ungleich gefärbten Bacillenmassen für Kokkenhaufen betrachtet haben. DOR (1888) sowie CHARRIN und ROGER (1888) beobachteten ebenfalls Pseudotuberkulose bei Kaninchen und Meerschweinchen. PFEIFFER (1889) züchtete den Bacillus pseudotuberculosis rodentium aus Meerschweinchen, die mit Material von einem rotzverdächtigen Pferde geimpft worden waren. Die Verimpfung von Reinkulturen dieses Bacteriums an Nagetiere vermochte wiederum Pseudotuberkulose hervorzurufen. Die Arbeit von PFEIFFER enthält eine erschöpfende Darstellung der morphologischen und biologischen Eigenschaften des Pseudotuberkulosebacteriums und muß als grundlegend angesehen werden. NOCARD (1889) gewann den Erreger der „Tuberculose zoogléique" aus dem Auswurf einer tuberkuloseverdächtigen Kuh und stellte bereits durch vergleichende Untersuchungen fest, daß die von CHARRIN und ROGER sowie von DOR erhobenen Befunde den seinigen und denjenigen von MALASSEZ und VIGNAL gleichen. Weitere Beobachtungen über das spontane und epidemische Auftreten der Pseudotuberkulose bei Kaninchen und Meerschweinchen sowie Untersuchungen über die Morphologie und Biologie des Erregers und die durch ihn hervorgerufenen Veränderungen stammen von ZAGARI (1889), NOCARD (1889), GRANCHER und LEDOUX-LEBARD (1889/90), PARIETTI (1890), PREISZ (1894), TARTAKOWSKY (1896), DELBANCO (1896), APOSTOLOPOULOS (1896), BONOME (1897), LEDOUX-LEBARD (1897), LUCET (1898), CIPOLLINA (1900), OPPERMANN (1905), STRÖSE (1905) (wilde Kaninchen), DE BLASI (1908), NOON (1909), ALBRECHT (1911). Beiträge zur Kenntnis der Pseudotuberkulose und ihrer Beziehungen zu verwandten Krankheiten (Tuberkulose, Rotz, Pest, Paratyphus) lieferten fernerhin, zum Teil unter Heranziehung der serologischen Methoden, SAISAWA (1913), TWORT und CRAIG (1913), MESSERSCHMIDT und KELLER (1914), WELTMANN und FISCHER (1914), ZLATOGOROFF (1914), GALLI-VALERIO (1915), ROEMISCH (1919), HEMPEL (1919), KLEIN (1921), BACHMANN (1922), GALLI-VALERIO (1925), WEITZENBERG (1935) u. a.

Wie bereits von POPPE erwähnt wird, sind im Schrifttum einige weitere Fälle angeführt, bei denen der Nachweis des Pseudotuberkulosebacteriums durch Impfung erbracht wurde und bei denen nicht zu entscheiden ist, ob die Pseudotuberkulosebakterien im Ausgangsmaterial enthalten, oder ob die betreffenden Versuchstiere an spontaner Pseudotuberkulose erkrankt waren [COURMONT (1897), BETTENCOURT (1898), COURMENT und NICOLAS (1898), GALLAVIEILLE (1898)]. Bei diesen Fällen handelte es sich um vom Menschen, vom Rind und von der Katze stammendes Ausgangsmaterial, das an Meerschweinchen verimpft wurde.

Außer beim Kaninchen und Meerschweinchen wurde die Pseudotuberculosis rodentium in zahlreichen Fällen bei Hasen (MÉGNIN und MOSNY, OLT-STRÖSE, BASSET, OPPERMANN, GALLI-VALERIO u. v. a.) und Sumpfbibern (HEIDEGGER) beobachtet. Auch über das spontane Auftreten der Pseudotuberkulose bei anderen Tieren liegen Mitteilungen vor, so von NOCARD und MASSELIN, die im Sputum einer tuberkuloseverdächtigen Kuh nicht säurefeste, bei Meerschweinchen Pseudo-

tuberkulose hervorrufende Stäbchen feststellen konnten. Ein weiterer Fall vom
Rinde ist von MAZZINI beschrieben. Bei der Ziege wurde der Pseudotuberkulose-
bacillus von CZAPLEWSKI, bei der Katze von CAGNETTO sowie von CHIERICI, beim
Wasserschwein von OPPERMANN, beim Geflügel von NOCARD, WORONOFF und
SINEFF sowie von MUIR nachgewiesen.

Auch beim *Menschen* sind einige Erkrankungsfälle mitgeteilt worden, ohne
daß jedoch in allen Fällen ihre Zugehörigkeit zur Pseudotuberculosis rodentium
einwandfrei als erwiesen gelten könnte.

Ätiologie. Das Bacterium pseudotuberculosis rodentium ist in so ver-
schiedenartigem Material nachgewiesen worden, daß mit seiner starken
Verbreitung zu rechnen ist. Mit großer Wahrscheinlichkeit ist es ein
weit verbreiteter Saprophyt, der nur unter bestimmten, nicht näher bekannten Bedingungen pathogene Eigenschaften annimmt. Für das saprophytische Vorkommen spricht nicht nur sein Nachweis in der Erde (GRAN-
CHER und LEDOUX-LEBARD), in Wasser und Staub (CHANTEMESSE), in
Futtermitteln (LIGNIÈRES), in der Kanaljauche (KLEIN), sowie in der Milch
(PARIETTI, KLEIN), sondern auch die wiederholt ermittelte Tatsache,
daß man Versuchstiere (Kaninchen und Meerschweinchen) an Pseudotuberkulose nach Einverleibung von Material erkranken sah, das gar
nicht aus veränderten Geweben bei dieser Krankheit stammte. Auch die
Erfahrungstatsache, daß der Pseudotuberkulosebacillus außerhalb des
Tierkörpers sehr lange lebensfähig bleiben kann, ist mit der Annahme
seines saprophytischen Vorkommens durchaus vereinbar.

Was die **Morphologie** des Bacterium pseudotuberculosis rodentium im einzelnen
betrifft, so stellt es ein kurzes, plumpes, an den Ecken abgerundetes und daher
kokkenähnliches Stäbchen von 1—2 μ Länge dar, über dessen Eigenbewegung sich
widersprechende Ansichten bestehen. Während das Bacterium von der Mehrzahl
der Autoren für unbeweglich gehalten wird, wollen NOCARD und PARIETTI Beweglichkeit festgestellt haben. Dementsprechend müßte es mit Geißeln ausgestattet
sein. Solche sind auch von KLEIN nachgewiesen worden, der sie bei Anwendung
von VAN ERMENGEMS Silbermethode in Form von zwei endständigen Spiralen
gesehen haben will. Von BYLOFF wurde nur eine polständige Geißel festgestellt
und PLASAJ und PRIBRAM fanden Geißeln ebenfalls nur in der Einzahl, die aber
nicht polare, sondern extrapolare Lage hatten. Nach diesen Angaben scheint es
demnach außer Zweifel zu stehen, daß es unter den Repräsentanten des Bacillus
pseudotuberculosis rodentium Stämme gibt, denen Begeißelung und Eigenbewegung
zukommt. Dies geht auch aus neueren Untersuchungen von WEITZENBERG hervor,
der bei 24 von 25 untersuchten Stämmen des B. pseudotuberculosis rodentium
Begeißelung und Beweglichkeit feststellen konnte. Außer gut beweglichen Stämmen
wurden auch solche beobachtet, die zuvor wochenlang unbeweglich waren und dann
auch nur wenige bewegliche Keime zeigten. Kein Stamm war aber gänzlich und
dauernd unbeweglich. Die vorübergehende längere Unbeweglichkeit ist insoferne
von Bedeutung, als solche Stämme von den sehr ähnlichen Pesterregern durch die
Beweglichkeitsprüfung schwer oder gar nicht unterschieden werden können.
Sporenbildung wird nicht beobachtet. Dagegen besitzt das Bacterium, besonders
in Bouillonkulturen, die ausgesprochene Neigung, in Ketten und Gruppen sich
anzuordnen. Diese Eigenschaft veranlaßte DOR, die Bezeichnung „Streptobacillus
pseudotuberculosis" vorzuschlagen.

Färbung. Das Bacterium färbt sich leicht mit den gewöhnlichen wässerigen
Anilinfarbstoffen, besonders mit alkalischem Methylenblau und mit Gentianaviolett;

der Gramfärbung gegenüber verhält es sich negativ. Eine besondere Eigentümlichkeit in seinem färberischen Verhalten (Anilinfarbstoffen gegenüber) besteht darin,
daß die Bakterienleiber häufig eine ungleichmäßige Färbung annehmen und
dadurch unter Umständen zu Verwechslungen mit bipolar gefärbten ovoiden
Stäbchen Anlaß geben können. Diese Eigentümlichkeit sowie die Fähigkeit, Farbstoffe leicht wieder abzugeben, tritt besonders deutlich in Gewebsschnitten hervor.
Es gelingt deshalb sehr schwer und nur in ganz jungen Herden, es im Schnittpräparat zu veranschaulichen. Darauf haben bereits Nocard, Preisz sowie
Bonome hingewiesen, welch letzterer auffallende Veränderung des Pseudotuberkulosebacteriums nicht nur in seiner Form, sondern auch in seinem Verhalten zu
Farbstoffen festgestellt hat, sobald die Bakterien mit tierischen Geweben in
Berührung treten.

Die Züchtung des Pseudotuberkulosebacteriums rodentium gelingt leicht auf
fast allen gebräuchlichen Nährböden unter aëroben und anaëroben Verhältnissen,
sowohl bei Zimmertemperatur (von $+5^0$ C an) als auch bei Brutwärme. Auf
Agar bildet der Keim bereits nach 24 Stunden üppige, an Bacterium coli erinnernde
Kolonien von grauweißer, etwas irisierender Farbe, die bei Weiterzüchtung auf
Agar einen dicken, saftigen Rasen mit teils schleimiger Konsistenz und einem grauweißen, ins gelbliche spielenden Farbenton darstellen. Die Kultur ist durch ihren
unangenehmen Geruch besonders gekennzeichnet (Parietti, Preisz). Auf Zucker
und glycerinhaltigen Nährböden findet ein besonders üppiges Wachstum statt.
Zusatz von Kochsalz zum Agar führt zur Bildung von verzweigten und geschlängelten
Involutionsformen (Rosenfeld, Skschivan).

In *Bouillon* geht das Wachstum langsamer vor sich, so daß gleichmäßige Trübung
meistens nicht eintritt. Bei Brutschrankwärme bilden sich nach zwei Tagen an
der Wand und am Boden des Röhrchens haftende Schlieren, die sich bei längerem
Stehen unter zunehmender Klärung der Flüssigkeit zu Boden setzen. Das Wachstum auf Gelatine und in Bouillon geht mit Krystallbildung einher, die beim Aufschütteln leicht zu erkennen ist. Den Angaben über die Krystallbildung stehen
sich widersprechende Ansichten entgegen. In älteren Bouillonkulturen wird eine
dünne, faltige und bröckelige Oberflächenhaut beobachtet, die aber bald zu
Boden sinkt.

Im *Gelatinestich* ist deutliches Wachstum in Form eines grauweißen Schleiers
zu erkennen, der sich allmählich verdickt, am Rande aber regelmäßige Einzelkolonien hervortreten läßt. Oberflächenwachstum wird erst sehr spät in Gestalt
einer dicken Scheibe beobachtet. Auf *Gelatineplatten* entstehen wasserhelle, scharf
abgegrenzte Tiefenkolonien, die später grauweiße bis dunkle Farbe annehmen
und um das dunkle Zentrum herum mit einem konzentrischen Ring versehen sind.
Die auf Gelatineplatten entstehenden Oberflächenkolonien zeigen rascheres Wachstum, nach kurzer Zeit eine unregelmäßige Form und im Zentrum eine eigentümlich
marmorierte „Wachstumsscheibe", die von feinen Krystallausscheidungen aus der
Gelatine umgeben ist.

Auf *erstarrtem Serum* wächst das Pseudotuberkulosebacterium in Form isolierter,
fast wasserheller Kolonien von leicht opalescierender Farbe. Erstarrtes Rinderblutserum sowie menschliches Serum aus Ascitesflüssigkeit bilden weniger günstige
Nährmedien als Hammelserum. Rübenbrei, Kleister, neutraler Brotbrei sind nach
Pfeiffer zur Züchtung ungeeignet. Dagegen findet nach Nocard, Pfeiffer,
Zagari auf Kartoffeln nach einigen Tagen, nach Preisz schon nach 24 Stunden,
Wachstum in Form eines gelblich-gelbbraunen Belages statt, der eine gewisse
Ähnlichkeit mit Rotzbacillenkulturen erkennen läßt. Auch in Milch gedeiht das
Bacterium, ohne sie in ihrer Farbe, ihrer Reaktion oder ihren sonstigen Eigenschaften zu verändern.

Indol wird nicht gebildet, Vergärung zuckerhaltiger Nährböden nicht beobachtet.

Bemerkenswert ist, daß ROEMISCH bei der Pseudotuberkulose des Kaninchens sowohl aus dem Ausgangsmaterial als auch aus solchem von künstlich infizierten Tieren zwei Arten von Pseudotuberkelbakterien mit morphologischen und biologischen Unterschieden ermitteln konnte, die erst auf Grund der vergleichenden serologischen Differenzierung als Variationen ein und desselben Ausgangsstammes festgestellt werden konnten. Auch innerhalb ein und derselben Species soll es nach ROEMISCH Stämme geben, die zwar biologisch völlig übereinstimmende Merkmale, serologisch jedoch Verschiedenheiten aufweisen. Auch KAKEHI hat drei verschiedene Wachstumstypen auf Agar festgestellt, die jedoch ebenfalls als Spielarten eines und desselben Stammes zu betrachten sind. Als solche müssen ferner die von DON ZELLO aus verkästen Lungenherden eines wilden Kaninchens und die von DIENA aus einem Falle von spontaner Pseudotuberkulose beim Kaninchen gezüchteten Bakterien angesehen werden.

In diesem Zusammenhange verdient noch hervorgehoben zu werden, daß das Pseudotuberkulosebacterium einerseits dem *Rotzbacillus* (Pseudo rotzbacillus PFEIFFER), andererseits morphologisch und kulturell dem *Pestbacillus* nahesteht (GALLI-VALERIO, ZLATOGOROFF, SAISAWA, MESSERSCHMIDT und KELLER). SAISAWA und ROWLAND gehen sogar so weit, für die Nagerpseudotuberkulosebacillen die Bezeichnung „*Pseudopestbacillen*" vorzuschlagen (s. später). Andererseits hat KLEIN bei enzootischer Pseudotuberkulose von Meerschweinchen ein Stäbchen ermittelt (Bact. pseudotuberc. var. coloniensis), das serologisch dem Paratyphus-B-Bacterium nahesteht, morphologisch und kulturell aber ein Zwischenglied zwischen diesem und dem Bact. pseudotuberculosis rodentium darstellt. Er glaubt daraus schließen zu können, daß das Bact. pseudotuberculosis rodentium der Paratyphusgruppe zuzuzählen ist. Dies ist von HEMPEL nicht bestätigt worden. Daß durch Paratyphusbakterien bei Meerschweinchen pseudotuberkuloseähnliche Erkrankungen hervorgerufen werden können, ist von zahlreichen Untersuchern beschrieben (KLEIN, TH. SMITH, VAN ERMENGEM, DURHAM, O'BRIEN, PETRIE, DIETERLEN, ECKERSDORFF, BÖHME, UHLENHUTH und HÜBENER, KIRCH). Nachdem GLÄSSER die Anschauung vertritt, es gäbe nur *einen* Bacillus pseudotuberculosis, der in mehreren Spielarten auftritt, müssen schließlich noch die Untersuchungsergebnisse von DUNKEL angeführt werden, dem es durch eingehende morphologische, biologische und serologische Studien gelungen ist, eine nahe Verwandtschaft des Bacillus pseudotuberculosis ovis mit dem Bacillus pyogenes bovis nachzuweisen.

Die Widerstandsfähigkeit des Bact. pseudotuberculosis rodentium gegen höhere Wärmegrade ist gering. Einstündiges Erhitzen auf 60° C beraubt es seiner Virulenz; nach zwei- und mehrstündiger Einwirkung einer solchen Temperatur ist auch seine Entwicklungsfähigkeit völlig gehemmt. Nach den Untersuchungen von MESSERSCHMIDT und KELLER wird das Bacterium pseudotuberculosis rodentium PFEIFFER sowohl durch Antiformin als auch durch Hitze von 66° C früher abgetötet als Tuberkelbakterien. Beide Verfahren sind deshalb geeignet, die letzteren aus Bakteriengemischen lebensfähig zu isolieren. Niedere Temperaturen beeinträchtigen weder die Virulenz noch die Entwicklungsfähigkeit des Pseudotuberkulosebacillus. So kann er außerhalb des Tierkörpers bei niederen Temperaturen in Knötchen und anderen Krankheitsprodukten ohne Zugabe von Nährstoffen außerordentlich lange lebensfähig bleiben. Auf künstlichen Nährböden (Gelatinekulturen), die 7 Stunden bei einer Temperatur von —9⁰ C gehalten wurden, konnte PFEIFFER weder eine Beeinflussung der Virulenz noch der Entwicklungsfähigkeit beobachten. Der Eintrocknung gegenüber besitzt das Bact. pseudotuberculosis rodentium eine weit geringere Widerstandsfähigkeit. Nach 48stündigem Aufenthalt im Exsiccator haben die an Seidenfäden angetrockneten Keime ihre Entwicklungsfähigkeit vollkommen eingebüßt. Auch gegenüber der Einwirkung des Sonnenlichtes ist das Bacterium wenig widerstandsfähig.

Die natürliche Ansteckung erfolgt mit großer Wahrscheinlichkeit auf dem Wege des Verdauungsschlauches (Hüftblinddarmöffnung nach Ansicht von OLT-STRÖSE). Diese Annahme erhält durch die Beobachtung, daß bei der spontanen Pseudotuberkulose die Veränderungen häufig auf die Bauchhöhlenorgane beschränkt bleiben, und daß die durch künstliche Fütterung infizierten Versuchstiere viel schneller und unter weit schwereren Darmveränderungen eingehen als die auf anderem Wege infizierten, eine wesentliche Stütze. Nach neueren Untersuchungen von OLT können auch die Tonsillen Eintrittspforten für die Erreger abgeben.

Nach OLTs Feststellungen liegen die Tonsillen basal in einem Abstande von etwa 14 mm im Rachengrunde in der Höhe des Vorderrandes der Epiglottis und begrenzen eine halbkreisförmige, nahezu 3 mm tiefe enge Tasche, in die sich das geschichtete Plattenepithel des Rachens auf einem Papillarkörper fortsetzt. Im Grunde der Tasche schiebt sich noch eine größere Papille gegen den Spalt so vor, daß dieser wieder halbkreisförmige Ausbreitung gewinnt. Das Epithelpflaster der Tonsillartasche ist von geringer Mächtigkeit und von engstehenden abgerundeten Papillen bis fast zur Oberfläche ausgestattet. Diese bauen sich aus Capillarranken, Bindegewebsspindeln und Lymphocyten auf. Das fibrilläre Bindegewebe des Rachenraumes fehlt hier vollständig; die Grenze dieser Einrichtung ist am Rande des halbkreisförmigen Spaltes auf der Außenseite scharf ausgeprägt. Innerhalb des Bogens setzt sich der lediglich aus Capillaren, lymphatischem Gewebe und spärlichen Bindegewebszellen bestehende Papillarkörper auf die Oberfläche einer kegelförmigen, 2 mm breiten Erhebung fort. In der Tiefe geht der Papillarkörper unmittelbar in eine Schicht capillarreichen lymphatischen Gewebes über, das keinerlei follikelartige Anordnung und keine Keimzentren aufweist. Die Dicke der mit lymphatischem Gewebe ausgestatteten Schicht beträgt durchschnittlich 1 mm; im Grunde der Tasche ist sie dünn. Die äußere Begrenzung ist durch die alveolären Tonsillardrüsenpakete gegeben; an einigen Stellen liegen Züge fibrillären Bindegewebes. Im Grunde der Tasche befinden sich meist Spuren der pflanzlichen Nahrung frei oder auch eingespießt. Von zelligen Elementen liegen hier abgestoßene Epithelien und ausgewanderte meist einkernige Leukocyten neben Lymphocyten. Bei der Infektion an *Nagertuberkulose — Pseudotuberculosis rodentium —* dringen die Keime in die oberflächlichen Capillaren der Tonsillarpapillen ein und vermehren sich hier derart, daß die erweiterten Capillarlumina durch Bakterien vollständig verlegt werden. Hieran schließt sich Gewebsmortifikation ohne nennenswerte Emigration von Leukocyten. Manchmal verkäst eine Tonsille in ganzer Ausdehnung, indes die andere sich noch im Anfangsstadium der Infektion befinden kann. Aus dem Tonsillargrübchen gelangen die Keime ständig in die Rachenhöhle, und zwar in Unsummen, sofern bereits käsige Massen losgestoßen werden. In solchen Fällen ist eine regelmäßige Aussaat der Krankheitserreger in den übrigen Digestionsapparat gegeben. Die Folgen pflegen sich unter solchen Umständen in starker Duodenitis catarrhalis mit Epithelverlusten und Schleimansammlung zu zeigen, wobei manchmal kleine Blutungen in der Darmschleimhaut ablaufen. Der Prozeß kann sich bis hinunter in das Colon ausbreiten und die Serosa in Mitleidenschaft ziehen. Anschließend stellen sich dann Hyperplasie der Lymphknoten mit Nekrosen ein. An verendeten Hasen findet man noch Verklebung des Colons mit der Serosa der Bauchdecke durch einen tauähnlich feinen Fibrinbelag. Durch die Ansiedelung der Keime in den Capillaren der Tonsillen gelangen die Pilze schon frühzeitig in die Blutbahn. So ist neben der Darmerkrankung (primär und durch Keimaussaat von den Tonsillen) die Entstehung der Metastasen in Leber, Lungen, Nieren und Herzmuskel sowie in der Schleimhaut der Luftröhre und Gebärmutter erklärlich. Bei tödlichem Ausgang sind die Keime am Schlusse hier immer zugegen. Die Aussaaten des Herzblutes bei eingegangenen Tieren sind daher für die Diagnose von Wichtigkeit.

Ströse nimmt nach den von ihm erhobenen Ermittlungen bei der Pseudotuberkulose der Hasen auch eine gelegentliche Übertragung auf dem Atmungswege an. Mit Rücksicht auf das äußerst seltene Betroffensein der Lungen bei den der spontanen Krankheit erlegenen Tieren (Delbanco u. a.) besitzt aber dieser Infektionsweg nur eine geringe Wahrscheinlichkeit. Oppermann zieht schließlich bei weiblichen Feldhasen auch eine Infektion auf dem Begattungswege in den Bereich der Möglichkeit. Als Hauptinfektionsquelle dürfte jedenfalls die Aufnahme des Erregers vom Boden aus oder mit dem Futter zu gelten haben (Ramon u. a.). Auch die Untersuchungen von Delbanco sprechen in diesem Sinne. Da die erkrankten Tiere Bacillenausscheider darstellen (mit dem Kote), so ist für die Stallinsassen durch Aufnahme von beschmutztem Futter und beschmutzter Streu leicht Gelegenheit zu Infektionen und damit zur Weiterverbreituug der Krankheit gegeben. Es ist anzunehmen, daß für die Übertragung der Krankheit in Kaninchenstallungen auch Zwischenträger eine Rolle spielen. Wie leicht eine Ansteckung empfänglicher Tiere erfolgen kann, beweist die Beobachtung Oppermanns, der, nachdem ein Wasserschwein an Pseudotuberkulose verendet war, kurz darauf in dem benachbarten Käfig ein Meerschweinchen an derselben Krankheit eingehen sah.

Über Spontanübertragungen der Pseudotuberkulose auf *andere Tierarten* als auf Nager liegen in der Literatur beweiskräftige Angaben nicht vor. Was die **Übertragbarkeit auf den Menschen** anbetrifft, so zeigen die von Albrecht, Wrede, Lorey, Saisawa, Weltmann und Fischer beschriebenen, zweifellos einwandfreien Fälle von menschlicher Pseudotuberkulose, daß eine Infektion unter Umständen durch pseudotuberkulosekranke Tiere vermittelt werden kann.

Künstliche Infektion. Die Pseudotuberkulose des Kaninchens läßt sich auf dem Wege der subcutanen, intraperitonealen, intramuskulären, intravenösen (Ramon) Impfung, sowie durch Verfütterung von Kulturen und Organmaterial auf Kaninchen, Hasen, Meerschweinchen, weiße und graue Mäuse (Feldmäuse sind weniger empfänglich), weiße Ratten und Hamster übertragen.

Subcutan geimpfte *Kaninchen* erliegen der Infektion erst nach etwa 20 bis 25 Tagen; auch nach *intraperitonealer* und *intramuskulärer* Infektion erkranken und verenden die Versuchstiere erst nach verhältnismäßig langer Zeit. Die *Fütterungs-infektion* bei Kaninchen nimmt bereits schon nach 7—10 Tagen einen tödlichen Verlauf. Am sichersten und zuverlässigsten führt die *intravenöse* Impfung zum Ziele, nach der die Tiere schon in wenigen Tagen, spätestens aber am 7. Tage nach der Impfung verenden. Beim Kaninchen gelingt die Infektion weiterhin auch durch Einverleibung infektiösen Materials in die *vordere Augenkammer*. DEYL sah im Anschluß daran akute Iritis mit Exsudat- und Pseudomembranbildung, Panophthalmie, sowie allgemeine Metastasenbildung mit den üblichen Verände-rungen der inneren Organe eintreten. Auch APOSTOLOPOULOS vermochte durch Injektion von Pseudotuberkulosebacillen in die vordere Augenkammer bei Kaninchen pseudotuberkulöse Veränderungen in den inneren Organen hervorzurufen. Bei *Meerschweinchen* tritt der Tod bei *subcutaner* Impfung nach 5—6—14 Tagen, nach Infektion durch *Fütterung* bereits nach 7—8 Tagen ein. Bei *intraperitoneal* geimpften männlichen Meerschweinchen sieht man eine Periorchitis zur Ent-stehung kommen (STRAUSSsches Phänomen). *Graue Hausmäuse* verenden nach *subcutaner* Impfung innerhalb 15—20 Tagen. Außer entzündlicher Schwellung, Eiterbildung und Phlegmone an der Impfstelle werden Verkäsung der regionären Lymphknoten sowie in den inneren Organen, besonders in Leber und Milz, meta-statische Granulationsgeschwülste beobachtet, die als grießkorngroße, gelbliche Herde mit käsigem Zerfall in Erscheinung treten. *Fütterungsinfektion* ruft bei Mäusen den Tod in kürzerer Zeit, meist schon innerhalb von 3—4 Tagen herbei. *Weiße Mäuse* zeigen eine noch größere Empfänglichkeit als graue; sie erkranken bei allen Einverleibungsarten bereits nach wesentlich kürzerer Zeit. Auch *Ratten* lassen sich auf den angegebenen Wegen infizieren. Sie verenden innerhalb der für Mäuse angegebenen Zeiten. Die bei den genannten Tieren erzeugte Impf-krankheit stimmt klinisch und pathologisch-anatomisch völlig mit der natürlichen Krankheit überein.

KLEIN gelang die künstliche Übertragung auch auf *Affen.*

Die Besonderheit des Pseudotuberkulosebacillus besteht darin, daß er im allgemeinen **nur für die Nagetiere** eine **krankmachende Wirkung** besitzt. In dieser Eigenschaft unterscheidet er sich zwar wesentlich vom Tuberkelbacillus. Er läßt aber darin eine gewisse Übereinstimmung mit dem Rotzbacillus erkennen, worauf bereits PFEIFFER hingewiesen hat.

Andere Tierarten, so *Pferd, Esel, Ziege, Hund, Igel, Fledermaus, Feldmäuse* und *Geflügel* sind in der Regel *nicht* empfänglich; sie zeigen höchstens vorübergehende, örtliche Erscheinungen, die in kurzer Zeit zu verschwinden pflegen. Es scheint indessen auch Ausnahmen hiervon zu geben, denn nach den Angaben im Schrifttum sind verschiedentlich Stämme des Bact. pseudotuberculosis rodentium ermittelt worden, die für *Tauben* (DE BLASI), für *Singvögel* (MUIR), für *Hunde* (PARIETTI), ja sogar für *Affen* (KLEIN) ausgesprochene Pathogenität besaßen.

Klinische Symptome. Beim Kaninchen treten diese nach den ziemlich über-einstimmenden Beobachtungen sowohl bei der spontanen als auch bei der künstlich hervorgerufenen Krankheit wenig hervor. DELBANCO weist sogar auf eine auf-fallende „Symptomenarmut" bei geimpften Tieren hin. Nur RAMON hat bei einer Meerschweinchenepizootie wahrnehmbare Krankheitserscheinungen beobachtet, die er in mehrere klinische Formen einteilt. Wie fast sämtliche ältere Beobachtungen, so stehen auch neuere von ROEMISCH mit denjenigen von RAMON in Widerspruch. Auffallende Krankheitserscheinungen werden jedenfalls in der Mehrzahl der Fälle vermißt. Die Tiere zeigen höchstens herabgesetzte Freßlust, magern bei längerer

Krankheitsdauer nicht selten bis zum Skelet ab und gehen an allgemeiner Kachexie zugrunde. Nach den Angaben von Ledoux-Lebard, Saisawa, Weltmann und Fischer, Messerschmidt und Keller trifft dies sowohl für Kaninchen als auch für Meerschweinchen zu.

Pathologische Anatomie. Bei den an Pseudotuberkulose verendeten Kaninchen kann ein Befund erhoben werden, der stark an Tuberkulose erinnert. Wie bei dieser, so ist auch bei der Pseudotuberkulose das Auftreten von zahlreichen Knötchen in den inneren Organen charakteristisch. Die Knötchen besitzen die Größe eines Hirsekornes bis zu derjenigen einer Erbse, trübe, hellgraue bis gelbliche Farbe und eine dünne, durchscheinende Randzone. Bisweilen kommt es auch zum Zusammenfließen nebeneinanderliegender Knötchen, so daß eigentümliche traubenförmige Herde entstehen. Es werden auch solche beobachtet, die von einer Kapsel umgeben sind. Diese enthalten im Zentrum meist eine flüssige, rahmige oder eitrige Masse, um die herum trockener Käsebrei und nekrotisches Gewebe ringförmig sich anlegt.

Entsprechend der vorwiegend *intestinalen Infektion* treten die Knötchen hauptsächlich am Darmkanal hervor. Sie finden sich unter der stark blutgefüllten Serosa, durch die sie deutlich hindurchschimmern, fast in allen Darmabschnitten in großer Zahl. In der *Darmschleimhaut* sieht man sie hauptsächlich in die Lymphknötchen eingelagert. Bei einer Nagertuberkuloseepizootie in der Umgebung von Gießen, von der sowohl Hauskaninchen als auch Hasen betroffen waren, hat Olt (s. Olt-Ströse) besonders schwere Veränderungen am *Blinddarme* feststellen können. Er fand ihn häufig in ein daumendickes, starres Rohr umgewandelt und seine verdickte Schleimhaut mit dicht aneinanderliegenden senfkorngroßen, verkästen Knötchen bedeckt, die am Übergange

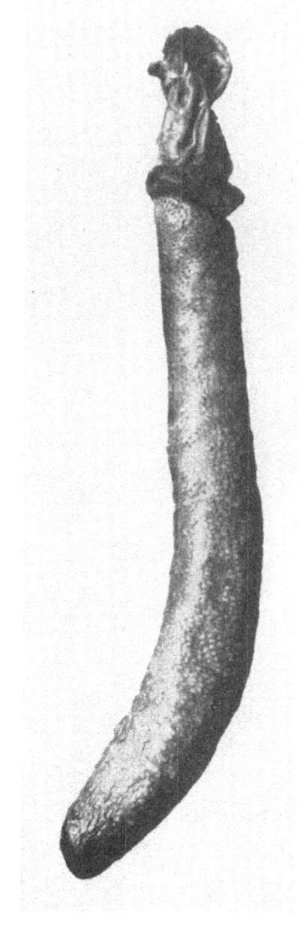

Abb. 12. *Pseudotuberkulose.* Blinddarm (umgestülpt). Die stark verdickte Schleimhaut ist mit dicht aneinanderliegenden, senfkorngroßen, verkästen Knötchen bedeckt. (Nach einem Präparat aus der Sammlung Olt, Gießen.)

in den Grimmdarm gegen die unversehrte Schleimhaut scharf abgegrenzt waren (Abb. 12). Auch umfangreiche geschwürige Veränderungen können sich in der Blinddarmschleimhaut ausbreiten (Abb. 13). Olt ist der Ansicht, daß die Infektionspforte in fast allen Fällen an der Hüftblinddarmöffnung gelegen ist, wo durch das Vorhandensein dicht nebeneinandergelegener kegelförmiger Lymphfollikel, über denen die

Drüsenschläuche sinuös ausgebreitet sind, ein günstiger Ort für die Ansiedlung der Bakterien gegeben ist. Knötchenbildung im Fundus der Magenschleimhaut, wie sie bei der Pseudotuberkulose des Hasen bisweilen beobachtet wird, ist beim Kaninchen nicht beschrieben.

Von der Darmschleimhaut aus gelangen die Erreger auf dem Wege der oft strangartig verdickten Lymphgefäße nicht nur in die *mesenterialen Lymphknoten* (besonders des Dickdarms), die stark vergrößert und mit Knötchen und verkästen Herden durchsetzt sind (Abb. 14), sondern auch in die übrigen Organe, so besonders in *Leber* und *Milz*. Hämatogene Aussaat in diese Organe kann auch von den Tonsillen aus erfolgen. Milz und Leber sind oft Sitz von Hunderten von Knötchen, die sich hauptsächlich in der mehrfach vergrößerten Milz von dem noch erhaltenen, höher geröteten Parenchym scharf abheben (Abb. 15 u. 16). Nach den übereinstimmenden Angaben sind bei der spontanen

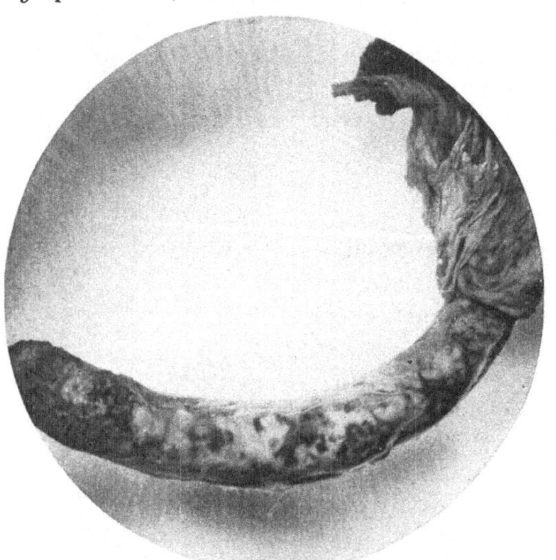

Abb. 13. *Pseudotuberkulose.* Flächenhafte Geschwüre in der Blinddarmschleimhaut. (Nach STROH, Augsburg.)

Pseudotuberkulose des Kaninchens die *Nieren* und die *Brustorgane* in der Mehrzahl der Fälle frei von Veränderungen. Wenn solche vorhanden sind, dann enthalten die Lungen meistens miliare bis stecknadelkopfgroße Knötchen in spärlicher Zahl; bisweilen bestehen auch kleine lobuläre Pneumonien und Pleuritis. Auch auf den *Pleurablättern* können sich Knötchen befinden (DELBANCO). Beim Hasen wurden von STRÖSE auch Knötchen in der *Luftröhre* und daran anschließende Ausbreitung des Prozesses in die Lungen beobachtet (Möglichkeit einer aërogenen Infektion). Nach den Beobachtungen von OPPERMANN ist bisweilen auch die Schleimhaut der *Vagina* und des *Uterus* von Knötchen besetzt. Möglicherweise handelt es sich hierbei um primäre, durch den Begattungsakt übertragene Infektionen (OPPERMANN), unter Umständen aber auch um sekundär entstandene metastatische Prozesse in diesen Organen. Endlich können mitunter auch die Lymphknoten des Rumpfes und der Extremitäten befallen sein und dieselben Veränderungen zeigen wie die Lymphknoten im Mesenterium. Auch Zerstörungen in Knochen und Gelenken kommen vor (Abb. 17). Von OLT wurden beim Hasen auch am Herzmuskel und an den Herzklappen kennzeichnende Veränderungen festgestellt.

Histologisch bestehen die Knötchen vorwiegend aus einer Anhäufung von lymphoiden, weniger aus polynucleären Zellen. Am Anfang der Knötchenbildung will DELBANCO auch epitheloide Zellen gesehen haben. Diese treten jedoch keineswegs in den Vordergrund, sondern beschränken sich in ihrem Auftreten auf die zentrale Zone. An der Peripherie der Knötchen herrscht Granulationsgewebe und Bindegewebe, diese zum Teil ringförmig umgebend, vor. Dazwischen finden sich bisweilen Rundzellen eingestreut. Das Zentrum der Knötchen ist frei von Gefäßen und neigt noch weit rascher zum Zerfall als bei der Tuberkulose. Dieser Zerfall geht in Form der Koagulationsnekrose vor sich, wobei die Zellen von der Mitte aus peripherisch fortschreitend, wohl infolge ihrer gesteigerten proteolytischen Tätigkeit sehr rasch der Zerstörung anheimfallen. Beim Kernzerfall ist besonders hervorzuheben, daß die chromatische Substanz der Zellkerne noch lange ihre Färbbarkeit beibehält und in feinen Tröpfchen und Stäubchen sowie vielgestaltigen Kerntrümmerformen hervortritt (OLT). In dieser Richtung besitzt das pseudotuberkulöse Knötchen weitestgehende Ähn-

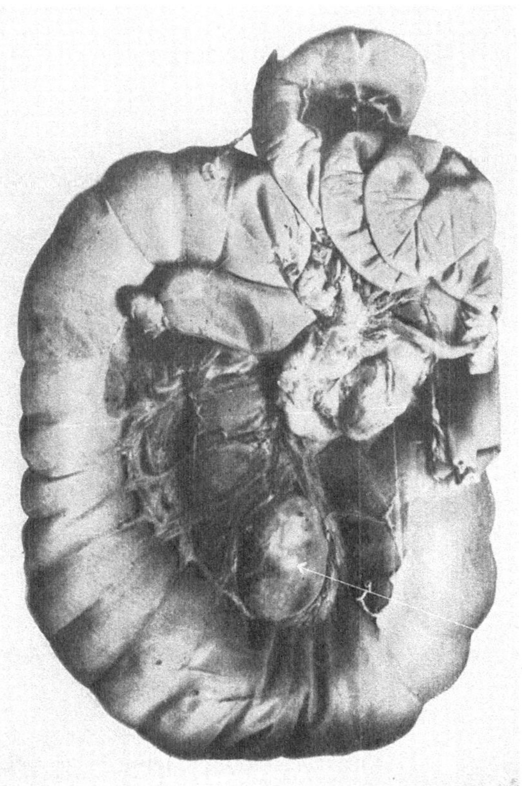

Abb. 14. *Pseudotuberkulose.* Dickdarmabschnitt mit stark vergrößertem und mit Knötchen besetztem mesenterialem Lymphknoten (a). (Nach einem Präparat aus der Sammlung OLT, Gießen.)

lichkeit mit dem Rotzknötchen. Verkalkung wird nach den übereinstimmenden Angaben des Schrifttums in den pseudotuberkulösen Knötchen — im Gegensatz zur Tuberkulose — nicht beobachtet; nur nach DELBANCO soll solche schon in 14 Tage alten Knötchen vorkommen. Die Angaben über das Auftreten von Riesenzellen widersprechen sich. Im allgemeinen sind sie im pseudotuberkulösen Knötchen nicht nachweisbar (PREISZ, PFEIFFER, DELBANCO u. a.). Immerhin ist mit Rücksicht auf die Unterscheidung von der Tuberkulose beachtenswert, daß von APOSTOLOPOULOS sowie von MALASSEZ und VIGNAL in Leber und Milz von an Pseudotuberkulose verendeten Meerschweinchen sowie von WORONOFF und SINEFF in den Leberknötchen eines spontan verendeten Huhnes und in den Organen von künstlich

damit infizierten Kaninchen, Meerschweinchen und Mäusen Riesenzellen vom
LANGHANS-Typus in großer Zahl festgestellt wurden.

In der *Umgebung der Knötchen* läßt sich je nach der Größe ein mehr oder weniger
ausgeprägter Druckschwund der Parenchymzellen, in der Milz bisweilen eine auffallende Hyperplasie der Pulpa und der Follikel nachweisen (OLT, ROEMISCH). Die
histologische Untersuchung der *Skeletmuskulatur* ergibt nach MESSERSCHMIDT und
KELLER eine ausgesprochene Myositis mit herdförmigen, aus lymphocytären und
leukocytären Elementen bestehenden Infiltrationen, Wucherung des interstitiellen
Bindegewebes, Kernzerfall und Koagulationsnekrose.

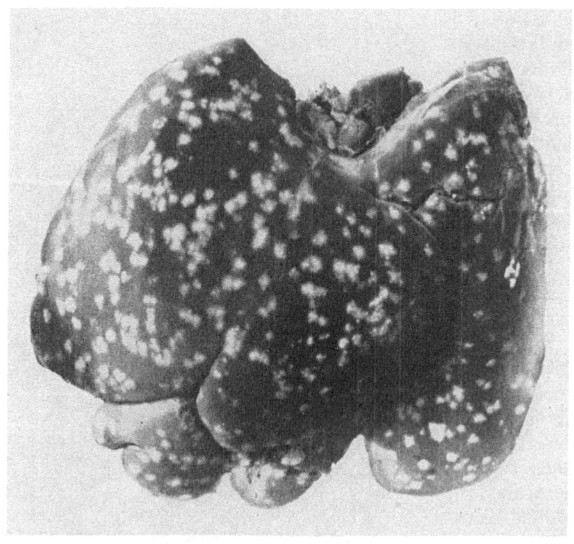

Abb. 15. *Pseudotuberkulose.* Zahlreiche pseudotuberkulöse Knötchen in der Leber. (Nach einem
Präparat aus der Sammlung OLT, Gießen.)

Der Nachweis der *Pseudotuberkelbakterien in Schnittpräparaten*
gelingt bei akut verendeten Tieren, bei denen die makroskopischen
Veränderungen oft nicht so typisch ausgeprägt sind, verhältnismäßig
leicht. Auch in dem flüssigen Inhalt der Knötchen lassen sich die
Bakterien, meist haufenförmig angeordnet, in der Regel nachweisen.
In chronischen Fällen dagegen, hauptsächlich in den käsig-nekro-
tischen Bezirken (in Leber und Milz), sind die Erreger meistens
nicht oder nur ganz vereinzelt auffindbar, obwohl das Material noch
volle Virulenz besitzt (PFEIFFER, NOCARD, PREISZ, DELBANCO, BO-
NOME, ROEMISCH). Dies ist auf die bereits erwähnte Tatsache zurückzuführen, daß das Pseudotuberkulosebacterium besonders bei langsamem Verlauf der Erkrankung seines Aufnahmevermögens für Ani-
linfarbstoffe — ähnlich wie der Rotzbacillus — völlig verlustig gehen
kann. Unter Umständen können in chronischen Fällen auch Kultur-
versuche negativ ausfallen.

Diagnose und Differentialdiagnose. Die Diagnose der Kaninchen-pseudotuberkulose begegnet im allgemeinen keinen Schwierigkeiten, weil ihr Erreger auf Grund seiner wohl gekennzeichneten morphologischen und kulturellen Eigenschaften leicht vom *Tuberkelbacillus* und dem ihm naheverwandten *Rotzbacillus* unterschieden werden kann. Nach SAISAWA ist außerdem die Prüfung des durch aktive Immunisierung zu erzielenden Impfschutzes gegenüber einer vollvirulenten, einwandfreien Pseudotuberkulosekultur heranzuziehen.

Bei *negativem Bakterienbefund* (eingebüßte Färbbarkeit) führt der *Tierversuch* (Impfung eines Kaninchens oder eines Meerschweinchens) zum Ziele. Wesentlich schwieriger gestaltet sich die Unterscheidung der *pseudotuberkulösen Knötchen* von der **Tuberkulose** (spontane Tuberkulose spielt zwar eine untergeordnete Rolle beim Kaninchen), von der sie makroskopisch nicht zu unterscheiden sind, zumal sie die Verkäsung als gemeinsames Merkmal besitzen. Als unterschiedlich von dem tuberkulösen Granulom müssen aber bei dem pseudotuberkulösen die rasche Entwicklung, die sofortige Verkäsung und die fehlende Verkalkung hervorgehoben werden. Außerdem tritt bei der Pseudotuberkulose der exsudative Charakter des Prozesses weit mehr hervor als der proliferative, was sich dadurch zu erkennen gibt, daß frühzeitig nekrobiotische Vorgänge eingeleitet werden. Weiterhin sind im Pseudotuberkel, im Gegensatz zum echten tuberkulösen Knötchen, die Epitheloidzellen entweder spärlich oder werden völlig vermißt, und endlich sind LANGHANSsche Riesenzellen im Pseudotuberkel im allgemeinen nicht nachweisbar. Wenn auch nicht immer, so wird doch in der Mehrzahl der Fälle durch die histologische Untersuchung eine Unterscheidung zwischen pseudotuberkulösen und tuberkulösen Knötchen möglich sein (MESSERSCHMIDT und KELLER u. a.).

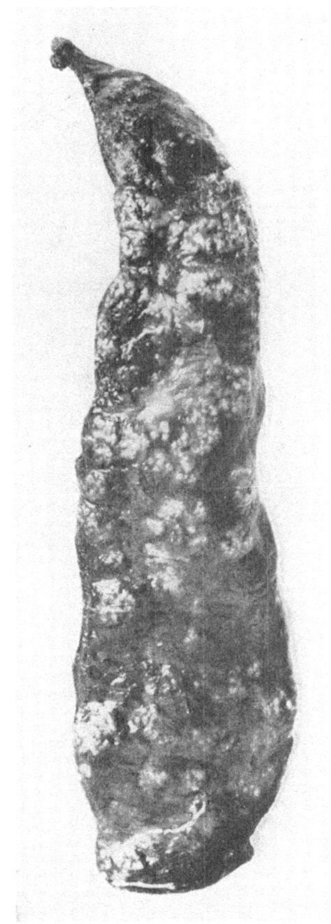

Abb. 16. *Pseudotuberkulose.* Zahlreiche, zum Teil verkäste Knötchen in der stark vergrößerten Milz. (Nach einem Präparat aus der Sammlung OLT, Gießen.)

Weit größere differentialdiagnostische Schwierigkeiten als die Tuberkulose bereitet der **Pestbacillus** und die durch ihn beim Kaninchen erzeugten Veränderungen. Für die diagnostischen Tierversuche bei der Pest werden zwar in der Regel hauptsächlich Meerschweinchen und Ratten verwendet, die eine größere Empfänglichkeit für die Pestbacillen besitzen als das Kaninchen. Immerhin stellen aber auch Kaninchen (nach KOLLE besonders junge) für die Pestinfektion empfängliche Versuchstiere dar, die sowohl nach subcutaner als auch nach cutaner Infektion einer Pestseptikämie mit der Bildung von Bubonen und daran anschließender Entstehung von Knötchen in den inneren Organen (ähnlich denjenigen bei der Pseudotuberkulose) erliegen. Auch mit Rücksicht darauf, daß **Pest** — wenn zwar auch selten — beim Kaninchen und Hasen als spontane Krankheit zur Beobachtung kommt (England und Indien), ist bei der experimentellen Pestdiagnose Vorsicht am Platze, weil immerhin Verwechslungen vorkommen können. Dies um so mehr, als nach ZLATOGOROFF sowie nach MESSERSCHMIDT und KELLER der Bacillus pseudotuberculosis rodentium und der Pestbacillus so weitgehende Ähnlichkeit besitzen, daß sie morphologisch und kulturell mit Sicherheit kaum voneinander zu unterscheiden sind. Zur Identifizierung von aus fraglichem Material herausgezüchteten Bakterienstämmen hat deshalb ZLATOGOROFF die *Agglutinationsprobe* herangezogen. Nach seinen Untersuchungen sollen jedoch auch die Nagerpseudotuberkulosebacillen von Pestserum beeinflußt werden. Auch McCoy gibt an, daß Pseudotuberkulosebacillen durch Pestserum agglutiniert werden. Diese Beobachtungen sind von SWELLENGREBEL und HOESEN sowie von MESSERSCHMIDT und KELLER nicht bestätigt worden. Die Differenzierung der beiden Bakterienarten soll dagegen nach ZLATOGOROFF mit Hilfe der *Präcipitinreaktion,* der *Immunisierung mit Pestserum* und der *kreuzweisen Immunisierung* sicher möglich sein. Nach den Untersuchungen von McCONKEY sind aber auch diese Angaben nicht durchaus zutreffend, denn nach seinen Untersuchungen gibt Pestserum sowohl mit Filtraten von Pestkulturen als auch mit solchen von Pseudotuberkulosebacillen Präcipitate, wie auch umgekehrt Pseudotuberkulose-Immunserum auf die Filtrate beider Bacillenarten eine präcipitierende Wirkung ausübt. Dagegen gelang es McCONKEY bei Meerschweinchen und Ratten durch Vor-

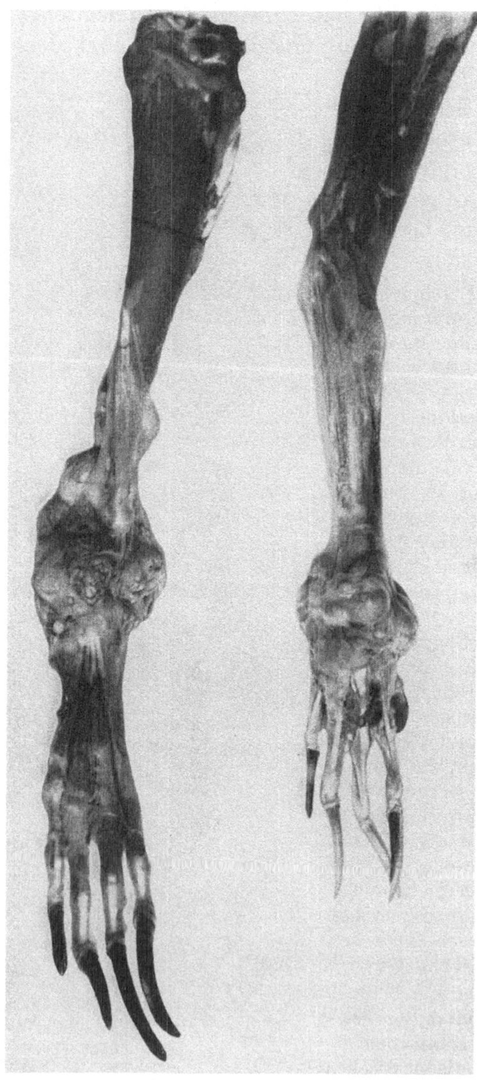

Abb. 17. *Pseudotuberkulose.* Hand- und Fußwurzel mit Zerstörung von Knochen und Gelenken. Zwei Jahre altes Kaninchen. (Nach ARNDT. In JAFFÉ: Anatomie und Pathologie der Spontanerkrankungen der kleinen Laboratoriumstiere. Berlin: Julius Springer 1931.)

behandlung mit Pseudotuberkulosebacillen und deren Filtraten eine Immunität gegen Pest zu erzeugen, die sich in einigen Fällen nach 6 Monaten noch wirksam erwies. McCONKEY hat weiterhin vergleichende Untersuchungen an 11 Peststämmen und 7 Stämmen des Bacillus pseudotuberculosis rodentium angestellt. Kulturell unterschieden sich die beiden Arten durch das mehr schleimige Wachstum der Pestbacillen auf Agar und durch die Blaufärbung der Lackmusmolke durch den Bacillus pseudotuberculosis rodentium. Nach VOURLOUD können Pseudotuberkulosebacillen und Pestbacillen durch ihr verschiedenes Wachstum auf DRIGALSKI-Platten unterschieden werden. Während der Pseudotuberkulosebacillus darauf in farblosen Kolonien wächst und den Nährboden allmählich bläulich verfärbt, bildet der Pestbacillus rote Kolonien mit einer allmählichen Rotfärbung des Nährbodens. Neuerdings sind von COLAS-BELCOUR weitere Versuche zur Differenzierung der beiden Bakterienarten angestellt worden, indem er ihr Wachstum und Säuerungsvermögen auf Glycerin-Lackmusagar vergleichend untersuchte. Er fand dabei, daß Pseudotuberkulosestämme, die auf Glycerinnährböden ein üppiges Wachstum zeigten, eine Rotfärbung des Nährbodens hervorriefen, während die Peststämme eine derartige Wirkung nicht auszuüben vermochten. Weitere Differenzierungsversuche auf Zuckernährböden sind von PETRIE und MACALISTER, von SWELLENGREBEL und HOESEN, sowie von OTTEN ausgeführt worden. Danach ergeben sich in Lackmusmolke nach PETRUSCHKY Unterschiede derart, daß der Pestbacillus Rotfärbung infolge Säurebildung, der Bac. pseudotuberculosis rodentium dagegen nach anfänglicher Rötung Umschlag in Blau und das Bact. plurisepticum keine Änderung der Reaktion bringen. Auch in BARSIEKOW-Traubenzuckerlösung zeigen die drei Bakterienarten mit Bezug auf die Säurebildung verschiedenes Verhalten. Nach OTTEN treten so regelmäßige Unterschiede in der Farbreaktion des Nährbodens und in der H-Ionenkonzentration auf, daß damit eine Differenzierung möglich erscheint [1]. Nach dieser Differenzierung würde jedenfalls der Bac. pseudotuberculosis rodentium als besondere Art zu gelten haben, die vom Bac. pestis und vom Bact. plurisepticum zu unterscheiden ist. Nach den Erfahrungen der indischen Kommission (s. DIEUDONNÉ und OTTO) läßt sich der Pseudotuberkulosebacillus am besten durch den Tierversuch an weißen Ratten differenzieren.

Um noch kurz die *histologischen Unterschiede* zwischen den durch den *Pseudotuberkulosebacillus* und den durch den *Pestbacillus* in den inneren Organen erzeugten Veränderungen zu erwähnen, so ist hervorzuheben, daß diese im wesentlichen aus einer Anhäufung polymorphkerniger Leukocyten bestehen, die zentral am dichtesten liegen und im Gegensatz zur Pseudotuberkulose nur geringgradigen Kernzerfall aufweisen (MESSERSCHMIDT und KELLER).

Eine geringere Bedeutung in differentialdiagnostischer Hinsicht kommt der von VINCENZI beschriebenen, durch einen von dem Pseudotuberkulosebacillus in einigen Punkten abweichenden Bacillus hervorgerufenen **pseudotuberkuloseähnlichen Erkrankung** beim Kaninchen zu (s. dort), weiterhin der von FRANCIS u. a. beschriebenen pestähnlichen **Tularämie** des Kaninchens (*Kaninchenfieber, Zeckenfieber*, S. 53) und dem **Paratyphus** (s. S. 49), der, nach den spärlichen Angaben im Schrifttum zu schließen, als spontane Krankheit bei den Leporiden (besonders bei zahmen Kaninchen) selten auftritt.

Endlich kommen differentialdiagnostisch noch in Betracht: *pyämische Zustände* sowie die hauptsächlich in der Leber sitzenden *Produkte*

---

[1] Näheres s. K. POPPE: Handbuch der pathogenen Mikroorgansimen, Bd. 4, S. 421. 1927.

abgestorbener Finnen (Cysticercus pisiformis) und anderer Parasiten. In beiden Fällen stößt bei näherer Untersuchung die Erkennung und Abtrennung von der Pseudotuberkulose auf keinerlei Schwierigkeiten.

Immunitätsverhältnisse. Von einer Reihe von Forschern ist die Feststellung gemacht worden, daß das Serum von an spontaner Pseudotuberkulose erkrankten oder auf künstlichem Wege immunisierten Tieren agglutinierende Eigenschaften besitzt. Gleichwohl haben diese Feststellungen für die praktische Diagnose Verwendung nicht gefunden, weil die agglutinierenden Eigenschaften nicht spezifisch sind, und weil die Krankheit infolge ihrer „Symptomenarmut" klinisch sehr schwer festzustellen ist.

Daß dem Serum pseudotuberkulöser Kaninchen agglutinierende Eigenschaften zukommen, hat zuerst LEDOUX-LEBARD nachgewiesen. Später hat DE BLASI durch vergleichende Untersuchungen den Nachweis erbracht, daß das Pseudotuberkuloseserum eine beschränkte Anzahl agglutinierender Receptoren auch mit dem Pseudopestbacillus GALLI-VALERIOS und dem Bacillus opale agliaceus VINCENZIS (s. S. 47) gemeinsam hat. NOON konnte durch Einverleibung lebender oder durch Hitze abgetöteter Pseudotuberkulosebacillen sowie mit Vaccine gegen Pseudotuberkulose eine aktive Immunität erzeugen, die er auf den Gehalt des Blutes an Opsoninen zurückführte. Auch SAISAWA vermochte aktive Immunität gegen nachfolgende Infektion mit lebender Bakterienkultur zu erzeugen. (DESSY verneint eine solche Möglichkeit.) Dagegen hatte — entgegen den Versuchen von ROEMISCH (Agglutination und CASTELLANIscher Versuch) — die Anwendung der Agglutination, Präcipitation, Komplementbindung sowie des PFEIFFERSCHEN Versuchs unsichere Ergebnisse, so daß diese Reaktionen zur Identifizierung einzelner Stämme nicht geeignet erscheinen. Die Versuche von McCONKEY mit der Präcipitation und diejenigen von WELTMANN und FISCHER mit der Agglutination und Komplementbindung sprechen in demselben Sinne. Dagegen sollen nach ZLATOGOROFF die Präcipitation sowie die Immunisierung spezifische Ergebnisse haben. Dieser Angabe steht aber diejenige von McCONKEY gegenüber, dem es gelang, mit Pseudotuberkulosebacillen bei Meerschweinchen und Ratten eine aktive Immunität auch gegen Pest zu erzeugen.

Während nach den Untersuchungen von ZLATOGOROFF und McCOY auch das Pestserum auf die Pseudotuberkulosebacillen eine agglutinierende Wirkung ausübt, fanden SWELLENGREBEL und HOESEN, MESSERSCHMIDT und KELLER sowie WELTMANN und FISCHER, daß Immunsera von Pest, Ruhr, Typhus und Paratyphus spezifische Agglutinine für den Pseudotuberkulosebacillus nicht enthielten. Zur Feststellung der Pseudotuberkulose wurde von BACHMANN auch die Intracutanmethode verwendet.

Prophylaxe. In Beständen, in denen die Tiere einwandfrei gehalten und gefüttert und in denen parasitäre Darmerkrankungen unterdrückt werden, ist die Möglichkeit des Auftretens der Pseudotuberkulose gering.

Beim Ausbruche der Seuche haben sich die **Bekämpfungsmaßnahmen** vor allem auf die Beseitigung der nachweisbar kranken Tiere, auf die Vernichtung ihrer Ausscheidungen, also auf eine entsprechende Reinigung und Desinfektion der Stallungen, sowie auf eine Isolierung der noch gesunden, aber mit den Kranken in Berührung gewesenen Tiere zu erstrecken.

7. Der Nagertuberkulose ähnliche und verwandte Krankheiten.

a) Pseudotuberkuloseähnliche Krankheit VINCENZIS.

Im Jahre 1890 hat VINCENZI eine pathologisch-anatomisch mit der Pseudotuberkulose vollkommen übereinstimmende Krankheit beschrieben, die aber auf Grund einer Reihe vom Bacillus pseudotuberculosis rodentium abweichenden Eigenschaften ihres Erregers von dieser abgetrennt werden muß.

Der von VINCENZI (1890 und 1909) als Erreger dieser Krankheit nachgewiesene *Bacillus opale agliaceus* besitzt morphologisch zahlreiche Ähnlichkeiten mit dem PFEIFFERschen Pseudotuberkulosebacillus. Er stellt ebenfalls ein Kurzstäbchen mit abgerundeten Ecken und Neigung zur Verbandbildung dar, dem eine Eigenbewegung nicht zukommt. PLASAJ und PRIBRAM gelang es jedoch in gleicher Weise wie beim Bacillus pseudotuberculosis rodentium, das Vorhandensein einer extrapolarständigen Geißel nachzuweisen. Das Stäbchen bildet keine Sporen. Seine **Züchtung** gelingt leicht auf allen gebräuchlichen Nährmedien. Vom Pseudotuberkuloscbacillus unterscheidet es sich jedoch vor allem dadurch, daß es schon bei 0° C gedeiht, während die niedrigste Wachstumstemperatur für den PFEIFFERschen Bacillus bei 5° C liegt. Im besonderen weicht der Bacillus opale agliaceus noch durch den ausgesprochen bläulichen, glänzenden Farbenton seiner Kolonien auf Gelatineplatten, sein feuchtes Wachstum, weiterhin durch den knoblauchartigen Geruch der Agar- und Gelatinekulturen und seine für Kaninchen und Meerschweinchen im Vergleiche zum Pseudotuberkulosebacillus bedeutend höhere Virulenz erheblich von diesem ab.

Die Krankheit läßt sich durch Verfütterung des Erregers in typischer Weise (pseudotuberkuloseähnliche Veränderungen) erzeugen. (Er soll außerdem die Fähigkeit besitzen, bei Fröschen nach intraperitonealer Einverleibung multipe Knötchenbildung in Leber und Milz hervorrufen.) Die *intestinale Infektion* wird von VINCENZI als der *natürliche Ansteckungsweg* angesehen.

Auf Grund der angegebenen Merkmale gelingt es leicht, den Bacillus opale agliaceus vom Bacillus pseudotuberculosis rodentium und die durch die beiden Bacillen hervorgerufenen Krankheiten voneinander abzutrennen.

Über weitere Befunde von atypischen Pseudotuberkulosebacillen siehe K. POPPE [1].

b) Pest.

Als weitere mit der Pseudotuberkulose nahe verwandte Krankheit ist die durch den menschlichen Pestbacillus hervorgerufene Pest anzuführen, die hinsichtlich der morphologischen und biologischen Eigenschaften ihres Erregers und unter Umständen auch der pathologischanatomischen Veränderungen weitestgehende Ähnlichkeit mit der

---

[1] Handbuch der pathogenen Mikroorganismen, Bd. 4, S. 419. 1927.

Pseudotuberkulose besitzt (ZLATOGOROFF, MESSERSCHMIDT und KELLER). Spontane Pestinfektionen kommen zwar hauptsächlich bei Ratten vor, immerhin liegen aber auch über ihr spontanes Auftreten bei in Gefangenschaft gehaltenen Leporiden (in Indien und England) vereinzelte Mitteilungen im Schrifttum vor. Über die Differentialdiagnose zwischen Pseudotuberkulose und Pest siehe bei Nagertuberkulose (S. 43).

Schrifttum.

ALBRECHT: Wien. klin. Wschr. 1910 II, 991; Zbl. Bakter. I. Ref. 48, 201 (1911). — APOSTOLOPOULOS: Arb. path.-anat. Inst. Tübingen 2, 198 (1896). — BASSET: Bull. Soc. centr. Méd. vét. 84, 334 (1907). — BECK: Z. Inf.krkh. Haustiere 33, 103 (1928). — BETTENCOURT: Zbl. Bakter. I Ref. 24, 84 (1898). — BONOME: Erg. Path. 5, 819 (1897). — BYLOFF: Zit. nach PLASAJ u. PRIBRAM: Zbl. Bakter. I Orig. 85, Beih. 116, 117. — CAGNETTO: Sperimentale 1905; Ann. Inst. Pasteur 19, 449 (1905). — CHANTEMESSE: Ann. Inst. Pasteur 1, 97 (1887). — CHARRIN et ROGER: C. r. Acad. Sci. Paris 106 (1888); C. r. Soc. Biol. Paris 1888. — CIPOLLINA: Ann. Igiene sper. 10, 1 (1900). — CHIERICI: Jber. Vet.-Med. Ellenberger-Schütz 27, 78. — CHRÉTIEN: Hyg. de la viande et du lait 6, 432 (1912). — COLAS-BÉLCOUR: C. r. Soc. Biol. Paris 94, 238 (1926). — COURMONT: C. r. Soc. Biol. Paris 1897, 970. — COURMONT et NICOLAS: Arch. de Parasitol. 1, 122 (1898). — CZAPLEWSKI: Zit. nach POPPE. Handbuch der pathogenen Mikroorganismen von Kolle-Wassermann, Bd. 5. 1913. — DE BLASI: Ann. Igiene sper. 18, 611 (1908). — DELBANCO: Beitr. path. Anat. 20, 477 (1896). — DEYL: Erg. Path. 3, 732 (1896). — DIENA: Zbl. Bakter. I Orig. 43, 60 (1909). — DIEUDONNÉ u. OTTO: Handbuch der pathogenen Mikroorganismen von Kolle, Kraus u. Uhlenhuth, Bd. 4, 3. Aufl. 1927. — DONZELLO: Jber. pathogen. Mikroorgan. 21, 570 (1905). — DUNKEL: Inaug.-Diss. Gießen 1908. — DOR: C. r. Acad. Sci. Paris 106, 1027 (1888). — EBERTH: (a) Virchows Arch. 100 (1885); 103 (1886). (b) Fortschr. Med. 3 (1885). — FRANCIS: (a) J. amer. med. Assoc. 48, 1243 (1925); 78, 1015 (1922). (b) Publ. Health Rep. 36, 1431 (1921). — FRANCIS and LAKE: Publ. Health Rep. 36, 1747 (1921); 37, 83, 96 (1922). — FRANCIS and MAYNE: Publ. Health Rep. 36, 1738 (1921). — GALLAVIEILLE: C. r. Soc. Biol. Paris 1898, 492, 1005. — GALLI-VALERIO: Zbl. Bakter. I Orig. 33, 1903; 75, 47; 94, 62 (1925). — GLÄSSER: Arch. f. Tierheilk. 35, 471, 582 (1909). — GRANCHER et LEDOUX-LEBARD: Arch. Méd. expér. 1889, No 2; 1890, No 5. — KLEIN: Zbl. Bakter. I Orig. 86, 564. — LEDOUX-LEBARD: Ann. Inst. Pasteur 11, 909 (1897). — LIGNIÈRES: Bull. Soc. centr. Méd. vét. 1898, 193. — LUCET: Arch. de Parasitol. 1, 100 (1898). — MALASSEZ et VIGNAL: Arch. Physiol. norm. et path. 1883, 1884. Ref. Fortschr. Med. 2 (1884). — MAZZINI: Dtsch. tierärztl. Wschr. 1898 I, 104 (Ref.). — McCONKEY: J. of Hyg. 1913; Plague-Suppl. 2, 387. — McCoy: J. amer. med. Assoc. 57, 1268 (1911). — McCoy and CHAPIN: (a) J. inf. Dis. 10, 61 (1912). (b) Public health and Marine-hosp. Service of the U.-S. Publ. Health Bull. 1912, 53. — MÉGNIN et MOSNY: Semaine méd. 1891; Zbl. Bakter. I Orig. 10, 775 (1891). — MESSERSCHMIDT u. KELLER: Z. Hyg. 77, 289 (1914). — MEYER: Commun. Dis. of Labor. Animals. JORDAN and FALK: The newer knowledge of Bact. and Imm. Chicago (Ill.) 1929. — MUIR: Jber. pathog. Mikroorgan. 14, 544 (1898). — NOCARD: Bull. Soc. centr. Méd. vét. 1885, 207; C. r. Soc. Biol. Paris 1889, 608; Bull. Soc. centr. Méd. vét. 1893, 116; Ann. Inst. Pasteur 10, 609 (1896). — NOCARD et MASSELIN: C. r. Soc. Biol. Paris 1889, 177. — NOON: J. of Hyg. 9, 181 (1909). — OLT-STRÖSE: Die Wildkrankheiten und ihre Bekämpfung. Neudamm 1914. — OLT: Festschrift für E. FRÖHNER. Stuttgart: Ferdinand Enke 1928. — OPPERMANN: Dtsch. tierärztl. Wschr. 1905, 45. — PARIETTI: Zbl. Bakter. I Ref. 8, 577 (1890). — PARKER: Publ. Health Rep. 39, 1057 (1924). —

PETRIE and MACALISTER: Reports to the Local Gouvernement Board, 1911. Zit. nach DIEUDONNÉ und OTTO. — PFEIFFER: Über die bacilläre Pseudotuberkulose bei Nagetieren. Leipzig 1889. — PLASAJ u. PRIBRAM: Zbl. Bakter. I Orig. 85, Beih. 116/117. — POPPE: Kolle-Kraus-Uhlenhuth, Handbuch der pathogenen Mikroorganismen, Bd. 4, S. 413. 1927. — PREISZ: Ann. Inst. Pasteur 1894, No 4. — RAMON: Ann. Inst. Pasteur 28 (1914). — ROEMISCH: Inaug.-Diss. Berlin 1919. — ROSENFELD: Zit. nach POPPE. Kolle-Wassermanns Handbuch der pathogenen Mikroorganismen, Bd. 5. 1913. — SAISAWA: Z. Hyg. 73, 401 (1913). — SKSCHIVAN: Zit. nach POPPE. Kolle-Wassermanns Handbuch der pathogenen Mikroorganismen, Bd. 5. 1913. — STRÖSE: Dtsch. Jägerztg. Neudamm 1905, Nr 26/27. — SWELLENGREBEL u. HOESEN: Zbl. Bakter. I Orig. 75, 456 (1915). — TARTAKOWSKY: Erg. Path. 5, 685 (1898). — TWORT u. CRAIG: Zbl. Bakter. I Orig. 68. — WEITZENBERG: Zbl. Bakter. I Orig. 133, 343 (1935). — WELTMANN u. FISCHER: Z. f. Hyg. 78, 447 (1914). — WORONOFF u. SINEFF: Zbl. Path. 8, 622 (1897). — VINCENZI: Zbl. Bakter. I Orig. 44, 391 (1907); 50, 2 (1909); Giorn. Acad. Med. Torino 1890, No 6. — VOURLOUD: Zit. nach DIEUDONNÉ u. OTTO: Handbuch der pathogenen Mikroorganismen von Kolle-Wassermann, Bd. 4. 1913. — ZAGARI: Zbl. Bakter. I Ref. 8, 208 (1890). — ZLATOGOROFF: Zbl. Bakter. I Orig. 37, 345 (1904).

8. Paratyphus. Breslauinfektion.

Paratyphusinfektionen sind nach den Angaben des Schrifttums bei Leporiden, insbesondere bei zahmen Kaninchen, verhältnismäßig selten. Beobachtungen liegen bisher vor von KARSTEN und EHRLICH, HAYTHOM, TEN BROECK (mündliche Mitteilung), LESBOUYRIES und WITTE. Nach dem Ausfall von Versuchen an tragenden Tieren stellt die Breslauinfektion des Kaninchens eine wichtige Aufzuchtkrankheit dar.

Ätiologie. In allen beschriebenen Fällen ist das Bacterium enteritidis breslaviense als Erreger nachgewiesen worden. Diese Feststellungen beziehen sich auf den morphologischen, kulturellen und serologischen Nachweis (Beweglichkeit, keine Wallbildung, Säurebildung in der Rhamnosemolke, schnelle Reaktion in STERNscher Glycerin-Fuchsinbouillon, trockenes Wachstum auf Schräggelatine, typische Kolonien auf der nach HEIM angelegten Gelatineplatte, Fütterungspathogenität für weiße Mäuse, Agglutination durch hochwertiges Breslauserum bis zum Endtiter bei geringer Mitagglutination durch die vergleichsweise geprüften, monovalenten hochwertigen Seren).

Die **natürliche Ansteckung** erfolgt wohl auf dem Wege des Darmkanals. Das natürliche Krankheitsbild läßt sich jedenfalls nach den übereinstimmenden Angaben der Autoren durch *Verfütterung von Kulturen* leicht erzeugen. Nach LESBOUYRIES führt sie bei tragenden Tieren entweder zum Abort oder zu Frühgeburten, bei denen die Jungen infiziert sind. Wenn die Muttertiere nicht selbst infolge der spezifischen Infektion verenden, werden sie bisweilen steril. Die Infektion gelingt auch durch Verbringen eines Tieres in einen verseuchten Käfig. Eine Ansteckung durch den Deckakt ist jedoch nicht einwandfrei erwiesen. Die bei der künstlich hervorgerufenen Krankheit entstehenden Krankheitszeichen und pathologisch-anatomischen Veränderungen decken sich in allen Teilen mit denjenigen bei der Spontankrankheit (namentlich käsige, geschwürige Darmentzündung). Beachtenswert ist auch im Tierversuch die besondere Affinität der ätiologisch beteiligten Breslaubakterien zur trächtigen Gebärmutter, wo es zu käsiger Metritis mit Bildung von unter der Serosa gelegenen Wandabscessen kommt. Diese Veränderungen sind dafür zu beschuldigen, daß die Feten im Tragsack der Mumifikation anheimfallen, oder bereits infiziert zur Welt kommen und daß die Muttertiere lange Zeit oder dauernd steril bleiben. Hervorgehoben zu werden verdient noch besonders die bisweilen vorkommende Beschränkung der Veränderungen auf die Gebärmutter, ohne daß der Allgemeinzustand des betreffenden Tieres wesentlich beeinträchtigt zu sein braucht. Die Breslaubakterien können in der Regel aus Herzblut, Leber, Niere, Milz, Knochenmark, Gehirn, Uterus- und Darminhalt sowie aus den Darmgeschwüren isoliert werden.

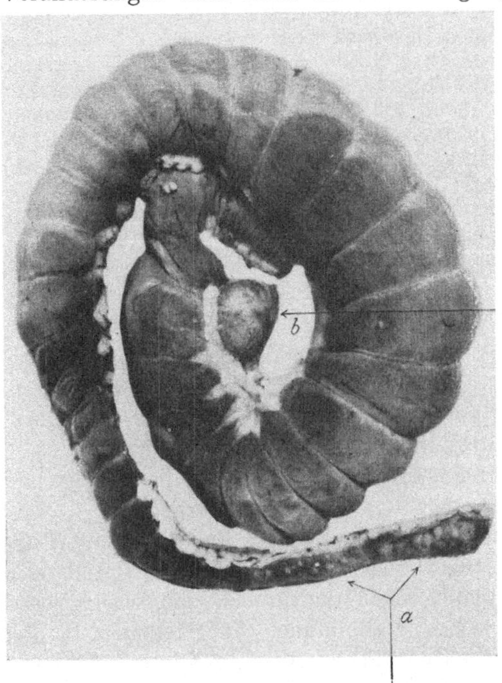

Abb. 18. *Breslauinfektion*. Künstlich durch Fütterung infiziertes Kaninchen. Zahlreiche miliare gelbliche Herde unter der Serosa des Wurmfortsatzes (a), Zahlreiche Knötchen unter der Serosa an der Einmündung des Ileums (Sacculus rotundus) (b). [Nach WITTE: Arch. Tierheilk. **65**, 344 (1932).]

Die **klinischen Symptome** sind im allgemeinen wenig ausgeprägt. Sie beschränken sich in der Regel auf Durchfall, eitrig-schleimigen Ausfluß aus der Gebärmutter und der Vulva sowie Beschmutzung der letzteren mit denselben Ausflußmassen. Die Vulva ist häufig mehr oder weniger geschwollen und gerötet. Bei tragenden Tieren wird Verwerfen beobachtet.

Pathologische Anatomie. Die hauptsächlichsten Veränderungen beziehen sich auf den *Darm und auf die Gebärmutter*. Im ersteren, namentlich in der Dickdarm und Blinddarmschleimhaut bestehen sie im Auftreten von mehr oder weniger zahlreichen miliaren, gelblichen, in die Tiefe reichenden und durch die Serosa durchschimmernden Knötchen und linsen- bis erbsengroßen, mit wallartigem Rand versehenen, zum Teil zusammenfließenden Geschwüren (Abb. 18 u. 19). Die Darmwand ist an diesen Stellen verdickt und bei dichter Lagerung der

Veränderungen von starrer Beschaffenheit. Die Schleimhaut des Dickdarmes kann auch — namentlich auf der Höhe der Falten — mit diphtheroiden, kleieartigen, mit der Unterlage fest verbundenen Massen bedeckt sein, nach deren Entfernung Substanzverluste zurückbleiben.

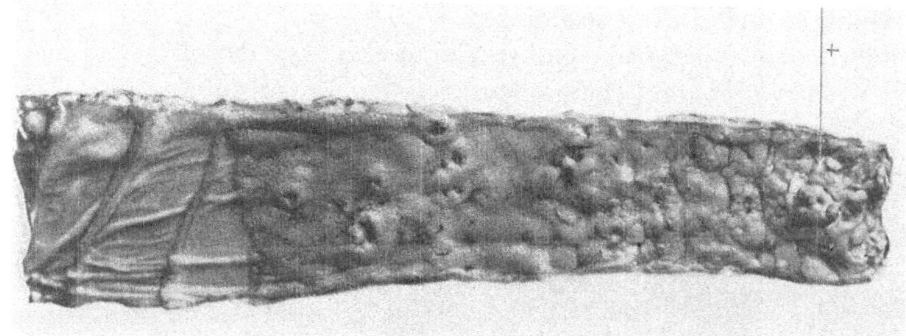

Abb. 19. *Breslauinfektion.* Künstlich durch Fütterung infiziertes Kaninchen. Schleimhaut des Wurmfortsatzes mit Geschwüren, die an der Spitze (+) zusammenfließen. [Nach WITTE: Arch. Tierheilk. **65**, 344 (1932).]

Die Lymphfollikel treten erheblich vergrößert hervor. Am Kopfe des Blinddarmes sind die Veränderungen oft besonders stark ausgeprägt, im Dickdarm treten sie dagegen in der Regel zurück. Die Mesenterial-

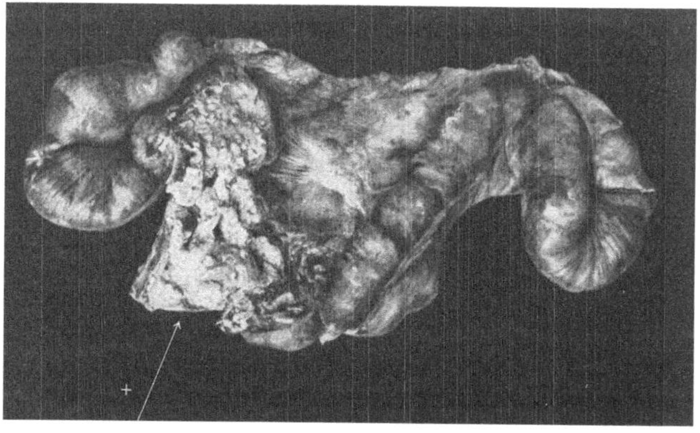

Abb. 20. *Breslauinfektion.* Gebärmutter eines infizierten graviden Ka.inchens. Käsige Metritis, Mumifikation der Feten. (Rechtes Horn [+] teilweise aufgeschnitten.) [Nach WITTE: Arch. Tierheilk. **65**, 344 (1932).]

lymphknoten sind vergrößert und enthalten ebenfalls herdförmige oder diffuse Nekrosen.

Bei Mitergriffensein der *Gebärmutter* sind die Uterushörner stark verdickt und ist die verdickte Uterusschleimhaut mit schleimig-eiterigen, käsigen, gelblichen, trockenen Massen bedeckt, die sich zum Teil mit, zum Teil ohne Substanzverluste entfernen lassen (Abb. 20). Die Schleimhaut enthält bisweilen unmittelbar unter der Serosa zahlreiche miliare

4*

Abscesse. Eihäute sind nekrotisch, Feten bisweilen mumifiziert. Alle übrigen Organe sind ohne Abweichungen, mit Ausnahme der Leber, die oftmals mit kleineren Nekroseherden durchsetzt ist, und der Milz, die septische Schwellung aufweist (Abb. 21).

Diagnose und Differentialdiagnose. Die pathologisch-anatomischen Veränderungen im Darm und in der Leber bei der Breslauinfektion gleichen so weitgehend denjenigen bei der Pseudotuberkulose (Nagertuberkulose) des Kaninchens, daß die letztere nur auf Grund eingehender bakteriologischer Untersuchung festgestellt werden kann (WITTE). Als ausschlaggebend ist dabei das Verhalten der Pseudotuberkulosebakterien in Bouillon anzusehen, in der Trübung nicht entsteht. Im Gegensatz zu den lebhaft beweglichen Breslaubakterien sind die Pseudotuberkulosebakterien unbeweglich. Breslaubakterien trüben Bouillon gleichmäßig, während Pseudotuberkulosebakterien darin ausflocken. Bei der Breslauinfektion sind die Erreger aus dem Kot und aus dem Uterusausfluß nachweisbar. Da nach Überstehen der Krankheit mit Bakterienausscheidung aus diesen beiden Organen zu rechnen ist, können Bakterienträger auf solche Weise ermittelt werden.

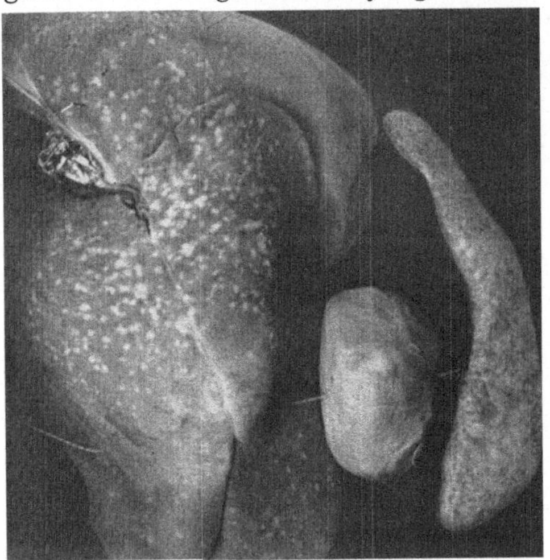

Abb. 21. *Breslauinfektion* (Hase). Nekroseherde in Leber, Niere und Milz. (Nach KARSTEN: Dtsch. tierärztl. Wschr. **1927 I**, 781.)

Die **Bekämpfung der Breslauinfektion,** mit deren Auftreten und Verbreitung in Kaninchenzuchten zu rechnen ist, muß unter Zuhilfenahme eventuell wiederholter Blutuntersuchung mit hygienischen Maßnahmen, Absonderung der offensichtlich kranken und latent infizierten Tiere (Desinfektion der Stallungen) durchgeführt werden. Über den Wert der Schutzimpfung mit spezifischer Vaccine, die von LESBOUYRIES empfohlen wird, kann ein endgültiges Urteil bis jetzt nicht gefällt werden.

Schrifttum.

KARSTEN: Dtsch. tierärztl. Wschr. **1927 I**, 781. — LESBOUYRIES: Rec. Méd. vét. exot. **107**, 257 (1931). — LÜTJE: Dtsch. tierärztl. Wschr. **1924**, 142, 157. — SEIFRIED: Anatomie und Pathologie der Spontanerkrankungen der kleinen Laboratoriumstiere von Jaffé, S. 599. Berlin 1931. — TEN BROECK: J. of exper. Med. **32**, 19 (1920). — WITTE: Arch. Tierheilk. **65**, 344 (1932).

9. Tularämie.

Unter Tularämie wird eine durch das Bacterium tularense hervor-gerufene Infektionskrankheit verstanden, die unter natürlichen Bedingungen hauptsächlich bei wild lebenden Nagetieren, besonders bei Kaninchen und Hasen vorkommt. Sie ist auch unter den Namen Kaninchenfieber, Zeckenfieber bekannt und verdient besonders deshalb Beachtung, weil sie auch auf den Menschen übertragbar ist. Im Jahre 1911 ist ihr Auftreten von McCoy bei Erdhörnchen in Kalifornien zum erstenmal beobachtet und als eine neue „pestartige Krankheit der Nager" beschrieben worden. Weitere Mitteilungen liegen von FRANCIS vor, der sie bei wilden, auf den Märkten in Washington feilgehaltenen Kaninchen feststellte. Seither ist sie in den Vereinigten Staaten von Amerika eine wohlbekannte und gut studierte Krankheit, die wegen ihrer Übertragbarkeit auf den Menschen und die bei ihm hervorgerufenen Veränderungen der Augen und anderer Organe die besondere Aufmerksamkeit der Ärzte und Augenärzte auf sich gezogen hat. Im amerikanischen Schrifttum wird über zahlreiche Erkrankungsfalle beim Menschen ausführlich berichtet.

Was die **geographische Verbreitung** der Krankheit anbetrifft, so liegen Mitteilungen über natürlich erfolgte Infektionen bei Kaninchen und Menschen aus 27 Staaten der Union vor. In den Jahren 1925 und 1926 wurden noch weitere Erkrankungsfälle aus insgesamt 18 weiteren Staaten mitgeteilt. Außer in Nordamerika kommt die Krankheit auch in Japan vor, wo sie von OHARA in Fukushima in mehreren Fällen beim Menschen und epizootisch unter wilden Kaninchen beobachtet werden konnte. Auch in Rußland, Schweden und Norwegen ist sie verbreitet. In Deutschland ist sie bis jetzt nicht aufgetreten.

Für die Spontankrankheit empfänglich sind außer dem kalifornischen Erdhörnchen auch das wilde Kaninchen und der Hase. Bei Stallkaninchen, die in Gehegen aufgezogen werden und zu Laboratoriumszwecken Verwendung finden, wurden Spontaninfektionen bis jetzt nicht beobachtet. Dagegen liegen, was bemerkenswert ist, neuerdings einwandfreie Beobachtungen über das Auftreten der Krankheit bei wilden Ratten (Wasserratten, Bisamratten, Opossumratten, Hamster, Murmeltiere) vor. Auch bei Schafen, Füchsen, Silberfüchsen, Hunden, Katzen, Schweinen und sogar bei Vögeln (Wachteln, Waldhühnern, Rebhühnern, Fasanen) wurde sie festgestellt. Empfänglich sind ferner Meerschweinchen, Mäuse und wahrscheinlich Rinder.

Ätiologie. Das Bacterium tularense (im Jahre 1912 von McCoy und CHAPIN nach dem Ort der ersten Feststellung, der Landschaft Tulare, so genannt) ist ein kleiner, pleomorpher, gramnegativer, unbeweglicher und nicht sporenbildender Mikroorganismus, der nach seinem serologischen Verhalten der Abortus-Melitensisgruppe nahesteht. Was seine Färbbarkeit anbetrifft, so gelingt sie leicht in Ausstrichen aus Kulturen und Geweben unter Verwendung der üblichen Farbstoffe, am besten mit Anilin-Gentianaviolett. Besonders schön lassen sich die

Bakterien mit der Giemsamethode und mit MALLORYS Eosin-Methylenblau in Schnittpräparaten darstellen. In jungen Kulturen finden sich stets stäbchen- und kokkenartige Formen nebeneinander vor, während in älteren Kulturen die kokkenartigen Gebilde mehr und mehr zunehmen und zuletzt fast ausschließlich vorhanden sind. Ähnliche Verhältnisse trifft man auch in Ausstrichen aus frischem tierischem Gewebe an. Die Färbung der Stäbchen ist meist gleichmäßig; sie sind gerade oder gekrümmt, mit spitzen- oder keulenförmigen Enden. Seltener sind große, kugelartige oder keilförmige Gebilde. In Ausstrichen aus flüssigen Nährböden tritt selten bipolare oder streifige Färbung hervor.

Züchtung. Das Bacterium tularense ist ein obligater Aërobier und gedeiht am besten bei 37⁰ C bei einer optimalen Wasserstoffionenkonzentration zwischen 6,8 und 7,3. Glucose, Lävulose, Mannose und Glycerin werden unter Säurebildung, aber ohne Entstehung von Gas vergoren. Auf den gewöhnlichen Nährböden gedeiht das Bacterium nicht, dagegen wächst es gut auf koaguliertem Hühnereidotter oder auf einem von FRANCIS angegebenen Serum-Glucose-Cystinagar. Von weiteren Nährböden, die für die Züchtung des Bacterium tularense geeignet sind, sind noch zu nennen: Serum-Glucoseagar, Glucose-Blutagar, Blut-Glucose-Cystinagar und gewöhnlicher Blutagar. Das Wachstum auf allen diesen Nährböden kann durch Zusatz frischer Kaninchenmilz noch wesentlich gefördert werden. Derartige, mit Milzzusatz hergestellte Nährböden und darauf erbrütete Kulturen sind aber zur Verwendung zu Agglutinationsversuchen nicht geeignet. Bei Anlegung von Kulturen aus dem Tierkörper erfolgt Wachstum innerhalb von 2—7 Tagen, bisweilen aber erst nach 14 Tagen und noch später. Bei Weiterimpfung auf künstlichen Nährböden tritt Wachstum jedoch bereits nach 24—48 Stunden ein. Es geschieht in Form von Einzelkolonien oder dichten Rasen, die feucht, farblos und leicht klebrig sind. Toxinbildung wird nicht beobachtet.

Resistenz. Temperaturen von 56—58⁰ C vermögen den Erreger der Tularämie sowohl in Kulturen als auch in Geweben verhältnismäßig rasch abzutöten. Kochhitze beraubt infektiöses Gewebe völlig seiner Ansteckungsfähigkeit. In Formalin (0,1%ige Lösung) erfolgt Abtötung nach 24 Stunden; Trikresol in 1%iger Lösung vermag den Tularämieerreger in Milzgewebe schon nach 2 Minuten unschädlich zu machen. Der Einwirkung von Kälte (—14⁰ C) vermag er bis zu 3 Wochen zu widerstehen, während er dagegen bei Temperaturen über dem Gefrierpunkt seine Infektiosität in weniger als 3 Wochen verliert. Der Austrocknung scheint der Erreger längere Zeit (20—25 Tage) standzuhalten. In Glycerin bleiben sowohl Kulturen als auch Organmaterial 8—12 Monate virulent, wenn die Aufbewahrung bei einer Temperatur von —14⁰C geschieht. Bei der Aufbewahrung bei —10⁰C soll das Virus nur 6 Monate, bei Zimmertemperatur sogar nur 1 Monat voll virulent bleiben.

Natürliche Infektion. Spontaninfektionen kommen hauptsächlich bei wild lebenden Nagetieren, besonders bei dem in Kalifornien lebenden Erdhörnchen, sowie einigen wilden Kaninchenarten vor. Nach Maßgabe von Laboratoriumsversuchen geschieht die natürliche Infektion durch Vermittlung der Holzzecke (Dermacentor andersoni und Dermacentor variabilis), der Pferdefliege (Chrisops discalis), der Stallfliege (Stomoxys calcitrans), der Kaninchenlaus (Haemadipsus ventricosus) und dem Erdhörnchenfloh (Ceratophyllus acutus). Von Kaninchen zu Kaninchen geschieht die Übertragung durch Haemaphysalis leporis palustris.

Für die Übertragung der Krankheit auf andere Laboratoriumstiere (Meerschweinchen, Mäuse) kommen auch noch andere Gliedertiere (Moskitos, Läuse, Wanzen und andere Insekten) in Betracht. Die meisten Erkrankungsziffern entfallen auf die Monate März bis September, weil zu dieser Zeit Dermacentor andersoni und Chrisops discalis ihre Haupttätigkeit ausüben. Durch Auffressen von an Tularämie verendeten Tieren sowie durch Verzehren infizierter Fliegen, Zecken und Flöhe

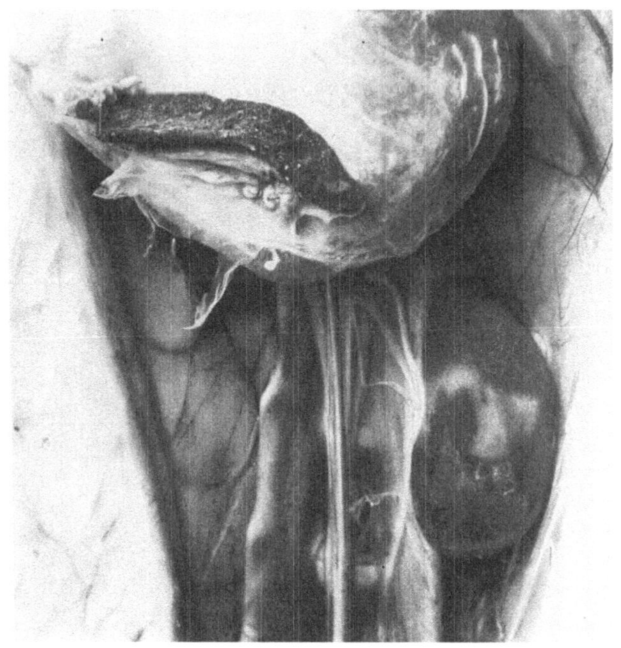

Abb. 22. *Tularämie*. Miliare Nekroseherde in der Milz, größere Knoten in der Niere. (Nach Zwick, Gießen.)

kommen bei empfänglichen Tieren ebenfalls Infektionen zustande. Dies hängt damit zusammen, daß nach den Untersuchungen von Parker besonders bei im Freien gesammelten Zecken Bakterien nachweisbar und in diesen in der freien Natur mindestens bis zu 8 Monaten lebens- und infektionsfähig bleiben. In Laboratoriumsversuchen konnte die Lebensfähigkeit der Bakterien in Zecken sogar bis zu 200 Tagen nachgewiesen werden. Besondere Gefährlichkeit erlangen die Zecken als Überträger der Krankheit dadurch, daß sie die Infektion auch auf ihre nächstfolgende Generation übertragen. Auch die Exkrete sowie die Bauchhöhlenflüssigkeit infizierter Zecken enthalten die Erreger der Tularämie in reichlichen Mengen.

Künstliche Übertragung. Die künstliche Übertragung auf Kaninchen, Meerschweinchen, Ratten und Mäuse gelingt sowohl mit Organmaterial (Milz, Leber) und Herzblut von an Tularämie verendeten Tieren als auch durch Einverleibung von Reinkulturen des Bacterium tularense auf subcutanem, intraperitonealem und intravenösem Wege. Auch durch cutane, conjunctivale Impfung und auf dem Fütterungswege kann die Krankheit bei Kaninchen, Meerschweinchen und weißen Mäusen erzeugt werden. Weniger empfänglich sind Ratten. Laboratoriumstiere, die an akuter Tularämie verenden, enthalten in der Regel so große Mengen des Erregers, daß 0,00000001 ccm ihres Herzblutes genügen, um andere empfängliche Tiere mit Erfolg anzustecken. Auch durch subcutane Injektion von Harn und Nasenschleim infizierter Kaninchen läßt sich die Krankheit auf andere Individuen übertragen.

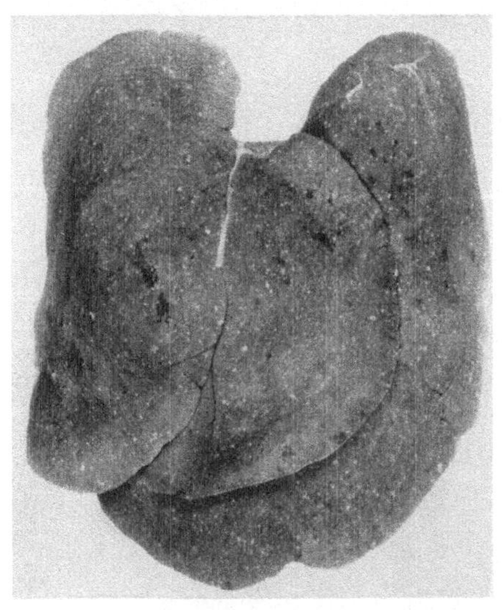 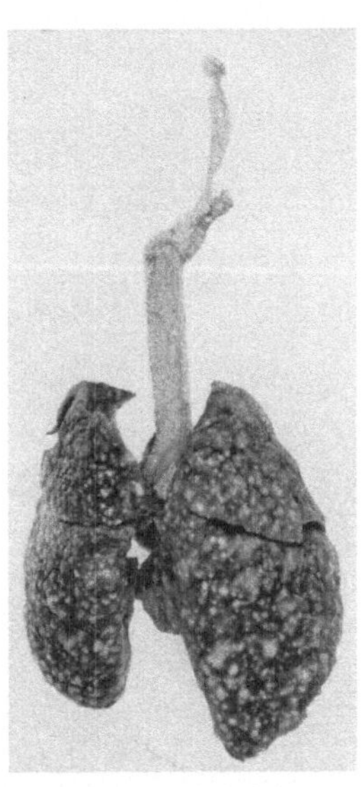

Abb. 23.   Abb. 24.

Abb. 23. *Tularämie.* Multiple miliare Nekrosen in der Leber eines verendeten Kaninchens. (Nach FRANCIS: Handbuch der pathogenen Mikroorganismen, 3. Aufl., Bd. VI. Jena: Gustav Fischer 1927.)

Abb. 24. *Tularämie.* Multiple Lungennekrosen eines infizierten Kaninchens. (Nach FRANCIS: Handbuch der pathogenen Mikroorganismen, 3. Aufl., Bd. VI. Jena: Gustav Fischer 1927.)

Pathologische Anatomie. Die hauptsächlichsten Veränderungen bei an Tularämie verendeten Kaninchen, Meerschweinchen, Ratten und Mäusen bestehen in einer ausgesprochenen Schwellung der Lymphknoten. In der Leistengegend, Achselhöhle, Halsgegend und im Bereiche des Beckens treten Bubonen hervor, die eine erhebliche Größe erreichen können. Eiterherde in den Lymphknoten werden nicht beobachtet, aber nicht selten Blutungen in ihrer Umgebung. Neben den Lymphknotenveränderungen finden sich in einem großen Teil der Fälle Milzschwellung, multiple nekrotische Herde im Milzgewebe, bisweilen auch in der Leber, seltener in der Lunge (Abb. 22, 23, 24). Das Bauchfell kann mit miliaren Knötchen beinahe übersät sein. Bei der Ratte ist unter Umständen die Milzschwellung der einzige makroskopisch sichtbare Befund. Nekroseherde in Milz und Leber können aber auch bei diesem

Tiere vorkommen. Auch im Knochenmark finden sich oft herdförmige Nekrosen. Die pathologisch-anatomischen Veränderungen bei der Tularämie besitzen so große Ähnlichkeit mit der Pest der Nagetiere und unter Umständen auch mit der Tuberkulose, daß die Unterscheidung selbst dem geübten Untersucher nicht ohne weiteres möglich ist.

Immunitätsverhältnisse. Im Serum von tularämiekranken Tieren und Menschen treten nach FRANCIS spezifische Agglutinine auf. Ein Teil solcher Seren bewirkt aber auch eine Agglutination des Bacterium abortus BANG und des Bacterium melitense, wenn auch der Agglutinationstiter im ersteren Falle in der Regel wesentlich höher liegt als bei den zuletzt genannten Erregern. Umgekehrt sind auch Maltafieberseren imstande, das Bacterium tularense zu agglutinieren. Neben der Agglutination soll auch die Komplementbindung für die Erkennung der Krankheit günstige Ergebnisse liefern. Die Agglutination ist jedoch zuverlässiger und der Komplementbindung vorzuziehen.

Kreuzweise ausgeführte Immunisierungsversuche zwischen den Erregern der Pest und der Tularämie wurden an Tieren angestellt, führten aber zu negativen Ergebnissen, ebenso wie diejenigen, die mit dem Bacterium abortus BANG, dem Bacterium melitense einerseits und dem Bacterium tularense andererseits ausgeführt wurden. Von Pferden und Schafen können wirksame Seren gewonnen werden.

Tularämie beim Menschen. Unter den beim Menschen wiederholt beschriebenen Infektionen mit dem Erreger der Tularämie spielen Laboratoriumsinfektionen eine nicht geringe Rolle. Sie kommen entweder durch Wunden an den Fingern beim Hantieren mit kranken und verendeten Tieren, durch Vermittlung von Stechfliegen (Chrisops discalis) und durch den Biß der Holzzecke (Dermacentor andersoni STILES) zustande. Auch die bloße Berührung der Hände oder der Augenschleimhaut mit Teilen innerer Organe oder Körperflüssigkeit infizierter Versuchstiere, mit Zecken oder mit Zeckenexkrementen kann eine Infektion zur Folge haben. Auch durch den Genuß von ungenügend gekochtem Fleisch von kranken Tieren kann die Infektion geschehen. Mitteilungen über die Übertragung der Krankheit von Mensch zu Mensch liegen nicht vor.

Die Krankheit beim Menschen entsteht nach einer *Inkubationszeit* von 24 Stunden bis zu 9 Tagen. Sie setzt mit Fieber, Kopfschmerzen, Frösteln, Schüttelfrost, Erbrechen, Schmerzen im ganzen Körper, Schweißausbruch und allgemeiner Mattigkeit ein. Je nach der Art des Infektionsmodus kommen folgende *Krankheitsformen* zur Ausbildung:

1. Die ulceroglanduläre Form (Hautinfektion): Schmerzhaftigkeit, Schwellung und zuweilen Vereiterung der regionären Lymphknoten; Pustel-, später Geschwürsbildung an der Infektionsstelle.

2. Die oculoglanduläre Form (Lidsackinfektion): Reizerscheinungen am betroffenen Auge (Tränensekretion, Schwellung der Lider und des umgebenden Gewebes, Ödem der Conjunctiva bulbi). Papel- und Geschwürsbildung in der Conjunctiva beider Lider, Schwellung und Schmerzhaftigkeit der korrespondierenden Lymphknoten und der Parotis.

3. Die glanduläre Form: Schwellung und Schmerzhaftigkeit der regionären Lymphknoten ohne Primäraffekt.

4. Die typhöse Form: Fieber als einzig hervorstechendes Symptom. Selten Komplikationen durch entzündliche Erkrankungen der Brust- und Bauchorgane oder des Gehirns und der Gehirnhäute.

Der *Verlauf der Krankheit* beim Menschen ist subakut bis chronisch. Die Letalität beträgt etwa 4%.

Das einmalige Überstehen der Krankheit hinterläßt einen dauernden Schutz gegenüber Neuansteckungen, nicht aber gegenüber einer Infektion mit dem Erreger der Pest.

Der *pathologisch-anatomische Befund* beim Menschen entspricht demjenigen bei Tieren.

Die Sicherung der *klinischen Diagnose* erfolgt mit Hilfe der Agglutination (Agglutinine im Blut der Patienten von der 2. Woche ab) und durch Ermittlung des Erregers aus dem Primäraffekt oder aus den veränderten Lymphknoten oder aus dem Blut der Patienten nach Verimpfung auf das Meerschweinchen, aus dem sich der Erreger in Reinkultur züchten läßt.

Differentialdiagnostisch kommen in Betracht: Grippe, BANGsche Krankheit, Tuberkulose, Pest.

Behandlung. Nach den vorliegenden Mitteilungen rein symptomatisch. Bettruhe notwendig. Mit intravenösen Injektionen von Salvarsan, sowie mit Antiserum von Schafen und Ziegen sollen Heilerfolge erzielt worden sein.

Prophylaxe. Wegen der großen Gefahr der Ansteckung sollten Arbeiten mit infiziertem und verdächtigem Material nur unter besonderen Schutzmaßnahmen (Gummihandschuhe, Schutzbrille) ausgeführt werden. Ausreichendes Kochen des Fleisches kranker Tiere.

Schrifttum.

ADAMS and CARTER: Dalles med. J. 11, 179 (1925). — ALBERT: Bull. Nevada State Board Health 1926. — AOKO, KONDO u. TAZAWA: Tokyo Iji Shinshi 1925, Nr 2411. — BANG: T. R. 1931, 57. — COUNCILMAN and STRONG: Trans. Assoc. amer. Physicians 36, 135 (1921). — DIETER and RHODES: J. inf. Dis. 38, 541 (1926). — FRANCIS: Publ. Health Rep. 34, 2061 (1919); 37, 102 (1922); 38, 1391, 1396 (1923); Amer. J. Nursing 34, 1 (1934). — FRANCIS and EVANS: Publ. Health Rep. 41, 1273 (1926). — FRANCIS and LAKE: Publ. Health Rep. 36, 1747 (1921); 37, 83, 96 (1922). — FRANCIS and MAYNE: Publ. Health Rep. 36, 1738 (1921). — FRANCIS and MOORE: J. amer. vet. med. Assoc. 86, 1329 (1926). — GREEN: Amer. J. Hyg. 14, 600 (1931). — IWAMOTO, MUTO and AOMURA: Tokyo Shinshi 1925, Nr 2431. — LILLIE and FRANCIS: Publ. Health Rep. 48, 1127 (1933); Pathology of Tularaemia, Bull. Nr 167, Nat. Inst. of Health, Washington D.C. 1937 (besonders eingehende und zusammenfassende Arbeit). — McCOY: Publ. Health Bull. 1911, Nr 43. U. S. Publ. Health Serv. — McCOY and CHAPIN: Publ. Health Bull. 1912, Nr 53. U. S. Publ. Health Serv.; J. inf. Dis. 10, 61 (1912). — OHARA: Kinsei Igakau (jap.) 12, Nr 5 (1925). Zit. nach FRANCIS; Jikken Iho (jap.) 1925. Zit. nach FRANCIS; Jap. med. World 7, 10 (1927). — PARKER and SPENCER: Publ. Health Rep. 41, 1341 (1926); 41, 1403, 1407 (1926). — PARKER, SPENCER and Francis: Publ. Health Rep. 39, 1057 (1924). — PHILIPP and JELLISON: J. amer. vet. med. Assoc. 87, 726 (1935). — SEIFRIED: Anatomie und Pathologie der Spontanerkrankungen der kleinen Laboratoriumstiere von Jaffé. Berlin: Julius Springer 1931. — VOLKMAR: Berl. tierärztl. Wschr. 1931 I, 131. — WAYZON: Publ. Health Rep. 29, 3390 (1914). — WHERRY: Publ. Health Rep. 29, 3387 (1914). — WHERRY and LAMB: J. inf. Dis. 15, 331 (1914); J. amer. med. Assoc. 63, 2041 (1914). — WOOLLEY: J. inf. Dis. 17, 510 (1915). — ZWICK: Verh. dtsch. path. Ges. 28. Tagung 1935, 190.

10. Tuberkulose.

Gegenüber der Pseudotuberkulose tritt die echte Tuberkulose beim Kaninchen an Bedeutung zurück, weil sie ein verhältnismäßig seltenes Vorkommnis darstellt. Immerhin sind im Schrifttum mehrere Fälle von spontaner Kaninchentuberkulose bekannt geworden, deren wesentliche

Kenntnis für denjenigen, der sich dieses Versuchstieres für diagnostische Tuberkuloseimpfungen oder für experimentelle Tuberkuloseuntersuchungen bedient, von Wichtigkeit ist, weil er sonst unter Umständen folgenschweren Irrtümern in der Bewertung von Versuchsergebnissen zum Opfer fallen kann. Da das Kaninchen für experimentelle Infektionen mit Tuberkelbakterien, im besonderen mit dem Typus bovinus und gallinaceus ein sehr empfängliches Versuchstier darstellt, so steht zu erwarten, daß auch unter natürlichen Verhältnissen eine Ansteckung leicht erfolgen kann, wenn nur immer Gelegenheit dazu gegeben ist.

Schon ROBERT KOCH berichtet in seiner ersten Tuberkulosearbeit, daß er bei 8 Kaninchen spontane Lungentuberkulose mit Kavernenbildung gesehen habe.

Auch KÖNIG teilt bereits im Jahre 1895 die Übertragung der Tuberkulose von einer Kuh auf ein in demselben Stall untergebrachtes Kaninchen mit.

Besondere Beachtung verdient die Mitteilung von ROTHE, der unter dem zu Versuchszwecken gehaltenen Kaninchenbestande einer Lungenheilstätte zahlreiche Erkrankungs- und Todesfälle auftreten sah, die — wie eingehende Untersuchungen im Institut für Infektionskrankheiten in Berlin ergeben haben — auf eine Infektion mit Tuberkelbakterien boviner Herkunft zurückzuführen waren. Die Quelle der Infektion könnte nicht ermittelt werden (Rindermilch?).

Ein weiterer Fall von durch den Typus bovinus hervorgerufener Tuberkulose beim Kaninchen ist von RAYMOND mitgeteilt worden.

Daß Infektionen unter natürlichen Verhältnissen auch durch *Geflügeltuberkelbakterien* zustande kommen können, beweisen die von COBBETT beschriebenen Erkrankungsfälle bei 2 Kaninchen, die in einem mit tuberkulösen Hühnern besetzten Stall untergebracht waren und gemeinsam mit diesen fraßen. Die Zugehörigkeit der in den tuberkulösen Veränderungen der inneren Organe und der Gelenke nachgewiesenen Tuberkelbakterien zum *Typus gallinaceus* konnte auch hier einwandfrei durch die Kultur und den Tierversuch erbracht werden.

Weitere Mitteilungen über spontane Kaninchentuberkulose liegen vor von QUÉRIN und RAYMOND sowie von CHRÉTIEN in Frankreich, von BANG in Dänemark sowie vom *pathologischen Institut der Tierärztlichen Hochschule zu Dresden*. In diesem wurden in den Jahren 1896—1913 von 129 sezierten Kaninchen 4 = 3,1 % mit Tuberkulose behaftet gefunden (SEIFERT).

Auch SUSTMANN berichtet über nicht allzu seltenes Auftreten spontaner Tuberkulose bei Kaninchen, ohne jedoch — ebenso wie die vorher genannten — nähere Angaben über die Infektionsquelle und die dabei beteiligte Standortsspielart des Tuberkelbacteriums zu machen. Es erscheint fraglich, ob in allen Fällen echte Tuberkulose vorgelegen hat.

Weiterhin sind noch die Beobachtungen von COULAUD und in deren Bestätigung diejenigen von VALTIS zu nennen, die darauf hinweisen, daß von mit Tuberkulose infizierten Elterntieren eine Übertragung auf ihre mit ihnen zusammenlebenden Jungen stattfinden kann (s. später).

STANLEY GRIFFITH berichtet über 8 Fälle spontaner Kaninchentuberkulose, bei denen ätiologisch in gleicher Zahl der Typus bovinus und Typus avium beteiligt war.

HARKINS und SALEEBY haben 2 Fälle spontaner Kaninchentuberkulose beobachtet, bei denen es sich um Infektionen mit dem Typus bovinus handelte.

Auch LYDIA RABINOWITSCH-KEMPNER sah mehrfach Spontantuberkulose bei Kaninchen (u. a. Kuhmilchinfektionen). Auch in dem von MEYN aus dem EBERschen Institut mitgeteilten Fall war das spontan an Tuberkulose erkrankte Kaninchen mit (infizierter) Kuhmilch ernährt worden. Verfasser selbst hatte Gelegenheit, im Institut einen Fall von spontaner Tuberkulose beim Kaninchen zu beobachten, bei dem die Quelle der Infektion allerdings unbekannt blieb.

Ätiologie. Die spontane Tuberkulose des Kaninchens wird nach den angeführten Mitteilungen wohl hauptsächlich durch den *Typus bovinus* hervorgerufen. Infektionen mit dem Typus gallinaceus scheinen eine geringere Rolle zu spielen. Wenn schließlich Infektionen mit dem Typus humanus nicht oder nur ganz selten sich ereignen, so ist dies einerseits in der geringeren Empfänglichkeit des Kaninchens für menschliche Tuberkelbakterien überhaupt, andererseits wahrscheinlich in seltener oder mangelnder Gelegenheit zur Ansteckung durch den Menschen begründet.

Über die Art und Weise der **natürlichen Ansteckung** gehen die Ansichten auseinander. ROTHE nimmt an, daß sie in der Mehrzahl der Fälle auf dem Inhalationsweg erfolgt. Dafür spricht die Tatsache, daß es ihm fast ausnahmslos gelang, durch Zusammensetzen von gesunden mit kranken Tieren in engen Käfigen eine Ansteckung zu erzielen, während dagegen das bloße Verbringen von gesunden Tieren in vorher mit kranken besetzte Käfige in der Regel erfolglos blieb. Für die mehrmals beobachtete Übertragung der Tuberkulose von infizierten Elterntieren auf ihre Jungen vermuten COULAUD sowie VALTIS eine Ansteckung auf intestinalem Wege. Während jener annimmt, daß eine solche durch die Muttermilch zustande kommt, stützt sich dieser auf den gelungenen Nachweis von Tuberkelbakterien in den mesenterialen Lymphknoten von jungen Kaninchen, die mehrere Wochen mit ihrer (mit bovinen Tuberkelbakterien) infizierten Mutter zusammen gewesen waren. RABINOWITSCH-KEMPNER vertritt die Meinung, daß die Spontaninfektion des Kaninchens in erster Linie vom Darme aus erfolgt. Außer der aërogenen und oralen Ansteckung kann nach den Arbeiten von CALMETTE, VALTIS, COULAUD, ARLOING u. a. auch eine germinative und placentare Übertragung von infizierten Elterntieren auf ihre Nachkommenschaft stattfinden, und zwar durch die filtrierbaren Formen des Tuberkelbacteriums.

Künstlich läßt sich die spontane Kaninchentuberkulose auf den verschiedenen Infektionswegen auf Kaninchen und Meerschweinchen, beim Vorliegen des Typus gallinaceus auch auf Geflügel, unter Entstehung der typischen Veränderungen übertragen. Die Impftiere erliegen der Infektion, je nach Impfmodus und Impfmaterial in der Regel nach 14—30 Tagen, selten später.

Die bei spontan oder künstlich mit Tuberkulose angesteckten Kaninchen auftretenden **klinischen Symptome** sind wenig charakteristisch. Je nach dem Vorherrschen von Lungen- oder Darmerkrankungen tritt entweder eine mehr und mehr zunehmende, mit Husten verbundene Dyspnoë oder ein mehr oder minder heftiger Durchfall in den Vordergrund des Krankheitsbildes. Die Tuberkelbakterien sind im Lungenauswurf, in den Faeces und im Urin nachweisbar. Bei Gelenkerkrankungen (COBBETT) wird auch Lahmgehen beobachtet. Im übrigen sind die Tiere apathisch, zeigen geringe Freßlust, magern bei langsamem Verlaufe mehr und mehr ab und gehen zugrunde.

Pathologische Anatomie. In der Mehrzahl der im Schrifttum beschriebenen Fälle sind die schweren Veränderungen in der Brusthöhle und besonders in den Lungen hervorgehoben. Ihrem Grade nach zeigen sie sich in wechselnden Bildern, bald in Form von miliaren Herden und größeren Nekrosen, bald in Form von käsigen Pneumonien, von denen weite Teile des Lungengewebes in Mitleidenschaft gezogen werden (Abb. 25). Die mediastinalen und bronchialen Lymphknoten sind in der Regel vergrößert und meistens verkäst. Auch auf den serösen Häuten, besonders

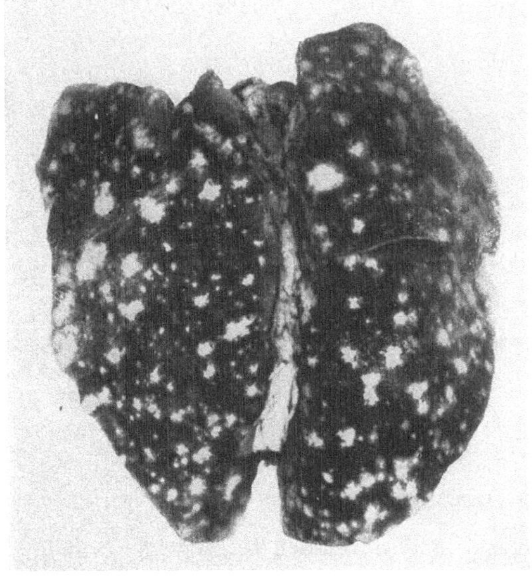

Abb. 25. *Tuberkulose.* Multiple Knötchen und Knoten in den Lungen. (Infektion mit bovinen Tuberkelbacillen.)

auf der Pleura und dem Perikard befinden sich zum Teil verkäste Knötchen in verschiedener Größe. In der Wand des Darmes (Fütterungsinfektion), sowohl des Dünn- als auch des Dickdarmes, sind in den meisten Fällen ebenfalls Knötchen festzustellen, besonders häufig in der Ileocöcalgegend und im Blinddarm. Sie besitzen Linsen-, Erbsen- und selbst Walnußgröße. Auf der Schleimhautseite des Darmes entsprechen ihnen häufig Ulcerationen. Im Bereiche der großen lymphatischen Platten, so an der Einmündung des Dünndarms in den Dickdarm und in der Wand des Wurmfortsatzes sind die Veränderungen besonders ausgeprägt. Entsprechend diesen Darmveränderungen sind auch die mesenterialen Lymphknoten vergrößert und mit Käseherden versehen. In der Mehrzahl der Fälle enthalten auch Leber, Milz und Nieren Knötchen von verschiedener Größe, teils auf der Oberfläche, teils im Parenchym. Tuberkulose des Peritoneums wird seltener beobachtet (Abb. 26). In einem Falle von durch Geflügeltuberkelbacillen verursachter Tuberkulose beim Kaninchen hat Cobbett eine ausgesprochene Gelenkstuberkulose mit Schwellung der zugehörigen Lymphknoten, aber ohne Ergriffensein der inneren Organe beobachtet.

Diagnose. Sie bietet im allgemeinen wenig Schwierigkeiten. Wie in Ausstrichen und Schnitten aus den pathologisch-anatomischen Veränderungen der inneren Organe und der Gelenke, so lassen sich auch in den Ausscheidungen (Nasensekret, Urin, Kot) Tuberkelbakterien nachweisen. Welche Standortsspielart des Tuberkelbacteriums im

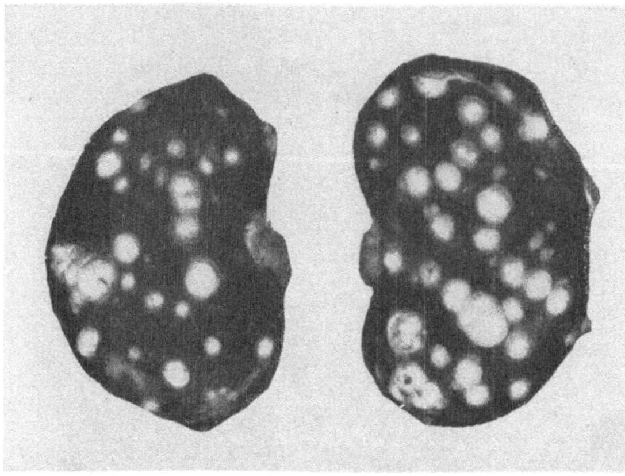

Abb. 26. *Tuberkulose.* Multiple Knoten in den Nieren. (Infektion mit bovinen Tuberkelbacillen.)

Einzelfalle vorliegt, muß durch den Kulturversuch und den Tierversuch entschieden werden.

Außerdem kann zur Krankheitsfeststellung die intracutane Tuberkulinprobe angewendet werden, die aber namentlich beim Kaninchen nicht durchaus zuverlässig ist (H. Müller, Zlatogoroff, Palante und Kochkine).

Das gelegentliche spontane Vorkommen der Tuberkulose beim Kaninchen mahnt jedenfalls bei der Beurteilung von Versuchsergebnissen zu großer Vorsicht, um so mehr, als die pathologisch-anatomischen Veränderungen bei spontaner und experimenteller Tuberkulose weitestgehende Ähnlichkeit besitzen, im besonderen, wenn Infektionen auf dem Fütterungs- oder Atmungswege vorliegen. Bei den übrigen Einverleibungsarten lassen die Veränderungen an der Impfstelle (knotige Verdickung, Geschwürs- und Absceßbildung mit Absonderung käsiger und eitriger Massen, Anschwellung, Verkäsung und Vereiterung der benachbarten Lymphknoten) noch am ehesten eine Unterscheidung zwischen experimentell und spontan entstandener Tuberkulose zu.

Auf die Schwierigkeiten der Unterscheidung zwischen Tuberkulose und Pseudotuberkulose sei auch hier besonders hingewiesen (s. S. 43).

Die **Bekämpfung** bezieht sich auf die bei Seuchen üblichen Maßnahmen.

Schrifttum.

ALEXANDER: Z. Hyg. **60**, 467 (1908). — ARLOING: Riforma med. **43**, 49 (1927). — BANG: Dtsch. Z. Tiermed. **1890**, 353. — CHRÉTIEN: L'hyg. de la viande et du lait **6**, 432 (1912). — COBBETT: J. comp. Path. **26**, 33 (1913). — COULAUD: Ann. Inst. Pasteur **38**, 581 (1924). — GRIFFITH, STANLEY: J. comp. Path. a. Ther. **51**, 53, 109 (1928). — HARKINS and SALUBY: J. inf. Dis. **43**, 554 (1929). — KLIMMER: Handbuch der Tuberkulose. Leipzig: A. Barth 1923. — KÖNIG: Sächs. Jber. **1895**, 109. — LEFÈVRE et SCHOENAERS: Ann. Méd. vét. **81**, 71 (1936). — MEYN: Z. Pelztierkde **4**, 7 (1928). — QUÉRIN: L'hyg. de la viande et du lait **2**, 7 (1908). — RABINOWITSCH-KEMPNER: Zbl. Bakter. I **33**, 507 (1903); Ann. Méd. **25**, 287 (1929); Anatomie und Pathologie der Spontanerkrankungen der kleinen Laboratoriumstiere von Jaffé. Berlin: Julius Springer 1931. — RAYMOND: L'hyg. de la viande et du lait **6**, 432 (1912). — ROTHE: (a) Dtsch. med. Wschr. **1912** I, 642; Berl. tierärztl. Wschr. **1913** I, 308. (b) Veröff. Koch-Stiftg **1**, 1 (1913). — SEIFERT: Vet.-med. Inaug.-Diss. Dresden-Leipzig 1919. — VALTIS: C. r. Soc. Biol. Paris **91**, 853 (1924). — ZLATOGOROFF, PALANTE et KOCHKINE: Ann. Inst. Pasteur **43**, 12, 1645 (1929).

11. Ansteckende Lidbinde- und Hornhautentzündung. Infektiöse Keratoconjunctivitis.

Mit Rücksicht darauf, daß das Auge des Kaninchens einen außerordentlich geeigneten Impfort (okuläre, corneale Infektion) für die Erreger einer Reihe von übertragbaren Krankheiten darstellt und für deren experimentelle Erforschung, zum Teil auch für deren Diagnose (Lyssa, Variola, Spirochätose, Herpes und Encephalitis lethargica, Bornasche Krankheit, Encéphalite enzootique du cheval u. a.) eine wichtige Rolle spielt, gewinnt das Vorkommen von spontanen, experimentell übertragbaren Keratoconjunctivitiden beim Kaninchen erhöhte Bedeutung.

Außer denjenigen Conjunctivitiden wie sie im Verlaufe der Rhinitis contagiosa (Brustseuche, infektiöser Schnupfen), der Coccidienrhinitis, der Kaninchensepticämie u. a. (s. dort) nicht selten beobachtet werden, berichten verschiedene Autoren über andere spontane Keratoconjunctivitiden bakterieller Natur, die ihnen als Spontankrankheiten oder bei Gelegenheit künstlicher Übertragungen von Krankheitserregern auf das Auge begegnet sind.

Ätiologisch sind solche Keratoconjunctivitiden nicht einheitlicher Natur. So hat ROSE aus drei Fällen gramnegative Stäbchen ermittelt, die sich ihrem morphologischen, kulturellen sowie tierpathogenen Verhalten nach bereits in drei verschiedene Gruppen einteilen lassen. Einer dieser Bakterienstämme ist durch ausgesprochen coliähnliche Eigenschaften ausgezeichnet. Auch KOOY hat in den Produkten einer mit Herpesvirus experimentell erzeugten Keratitis beim Kaninchen in 22 von 25 Fällen einen Mikroben nachgewiesen, der mit den von ROSE beschriebenen in vielen Eigenschaften übereinstimmt. Bei experimentell hervorgerufenen encephalitischen Augenaffektionen haben weiterhin LEVADITI, HARVIER und NICOLAU grampositive Kokken und gramnegative Stäbchen gleichzeitig mit Eiterzellen auftreten sehen. Über die Pathogenität dieser Keime geben die Forscher allerdings keinen Aufschluß. Dagegen ist es SALMANN gelungen, aus dem Blute von Herpeskaninchen Mikroben mit ausgesprochener Pathogenität für das Kaninchenauge zu isolieren. Da alle diese Keime mit den Erregern der experimentell zu erzeugenden Impfkrankheiten nicht im Zusammenhang stehen (ROSE hat dies durch Prüfung der Immunität nachgewiesen), so scheint es einem Zweifel nicht zu unterliegen, daß hier selbständige Spontaninfektionen vorliegen (besonders bei den von ROSE beobachteten Tieren, die vor längerer Zeit erfolglos mit Encephalitismaterial geimpft worden waren). Andererseits wird in vielen anderen Fällen die Möglichkeit von Sekundärinfektionen im Anschluß an corneale und intraokuläre Impfungen (KOOY, LEVADITI, HARVIER und NICOLAU) mit kaninchenpathogenen Mikroorganismen nicht in Abrede gestellt werden können. Nach den eigenen Erfahrungen des Verfassers bei experimentellen Untersuchungen über die Bornasche Krankheit der Pferde können im Anschluß an corneale und intraokuläre Impfungen auch bei primärer Verunreinigung des Impfmaterials schwere Keratoconjunctivitiden zur Entstehung kommen und weiter übertragen werden.

Auch ISAICU gelang es, bei einer Keratitis des Kaninchens einen gramnegativen Kokkobacillus aus der Familie Pasteurella festzustellen, mit dem künstlich eine typische Hornhautentzündung hervorgerufen werden konnte. Der Erreger zeigt bisweilen die Neigung, Septicämie zu erzeugen oder Veränderungen in den Lungen und auf dem Peritoneum zu verursachen. Ähnliche, mit denselben Eigenschaften ausgestattete Erreger konnten von demselben Autor auch bei der spontanen Rhinitis des Kaninchens nachgewiesen werden (s. auch S. 21).

Über das Vorkommen spontaner *eitriger Hornhautentzündungen* berichten LEBER sowie SCHMEICHLER und MEISNER. Dabei konnten neben Xerosebacillen reichlich kleine, gramnegative Stäbchen ermittelt werden, die am besten bei Brutwärme aërob wuchsen und geringe Eigenbeweglichkeit zeigten (Pseudoinfluenzabacillen?). Sie besitzen krankmachende Wirkung für die Hornhaut, nicht aber für die Lidbindehaut. Aus einem oberflächlichen Hornhautgeschwür mit Hypopyon züchtete MEISNER ein Bacterium aus der Gruppe der hämorrhagischen Septicämieerreger (s. auch hämorrhagische Septicämie, S. 7). Bei Verimpfung dieses Erregers in die Hornhaut entstand ein nach kurzer Zeit abheilendes Hornhautgeschwür, bei subcutaner Impfung ein Absceß, der die Erreger in Reinkultur enthielt.

Über *Fälle von angeborener Hornhautentzündung* berichten neuerdings WIMANN und GRIGORIEW. Da es sich dabei durchweg um Kaninchen handelt, die künstlich mit Syphilisspirochäten angesteckt worden waren, wird angenommen, daß es sich hier um eine syphilitische Augenerkrankung gehandelt hat. Diese Auffassung wird durch die Beobachtungen von BROWN und PEARCE bestärkt, die bei kongenitaler Lues parenchymatöse Keratitis und Iritis beobachten konnten.

Über die **natürliche Übertragung** der in Rede stehenden spontanen Keratoconjunctivitiden sind bestimmte Tatsachen nicht bekannt.

Künstliche Übertragung. ROSE ist es gelungen, die von ihm beobachtete Keratoconjunctivitis sowohl durch corneale Verimpfung des Bindehautsekretes als auch mit Reinkulturen der isolierten Bakterienstämme (die ihre Pathogenität in vitro lange Zeit ohne Abschwächung beibehielten) auf Kaninchen unter Entstehung der typischen Veränderungen in Passagen mit einer Inkubation von wenigen Stunden bis zu 4 Tagen zu übertragen. Erwähnenswert ist weiterhin, daß sich nach subduraler Verimpfung der von ROSE isolierten Bakterienstämme zum Teil Abscesse, zum Teil meningitische und encephalitische Veränderungen, letztere mit ausgesprochenen Gefäßinfiltraten hervorrufen lassen.

Klinische Symptome und pathologische Anatomie. Die Veränderungen bei der von ROSE beschriebenen Keratoconjunctivitis beschränken sich sowohl bei den spontanen als auch bei den künstlich erzeugten Fällen zum Teil auf geringgradige Trübungen und Infiltrationen in der Cornea (im Verlaufe der Impfstriche) sowie auf geringgradige entzündliche Reizzustände an der Conjunctiva. In anderen Fällen werden ausgesprochene, mit Ödemen einhergehende Bindehautentzündungen (an Nickhaut und Conjunctiven), teilweise mit schweren Eiterungen sowie starken Corneatrübungen, die einen dichten Pannus hinterlassen, beobachtet. Zwischen diesen beiden Extremen kommen zahlreiche Übergangsformen in den verschiedensten Abstufungen vor. Die Veränderungen, besonders wenn es sich um solche eitriger Natur handelt, besitzen die Neigung, auf die unmittelbare Umgebung des Auges überzugreifen und Lidabscesse, Hauteiterungen und Phlegmonen hervorzurufen.

Der Umstand, daß die beschriebene Keratoconjunctivitis weitgehende Ähnlichkeit mit der cornealen Herpes- und Encephalitisinfektion besitzt, läßt bei der Beurteilung fraglicher, experimentell erzeugter Keratoconjunctivitiden überhaupt große Vorsicht angezeigt sein.

In den Fällen von ROSE ist auf Grund des negativen Ausfalles der Immunitätsprüfung der Nachweis erbracht worden, daß nicht das Herpes- bzw. Encephalitisvirus, sondern Bakterien die primäre Ursache abgegeben haben.

Schrifttum.

GRIGORIEW: Dermat. Wschr. **1929 II**, 1122. — ISAICU: Cluj med. (rum.) **4** (1933); Ref. Zbl. Bakter. **116**, 324 (1935). — LEBER: Die Entstehung der Entzündung. Leipzig 1891. — MEISNER: Arch. vergl. Ophthalm. **3**, 11 (1913). — ROSE: Z. Hyg. **101**, 327 (1924). Dort auch weitere Literatur. — SCHMEICHLER: Klin. Mbl. Augenheilk. **46 II** (1908); Verh. Ges. dtsch. Naturforsch. 79. Verslg. Dresden **2**, 2, 272. — WIMAN: Arch. f. Dermat. **93**, 379 (1909).

12. Ansteckende follikuläre Lidbindehautentzündung. Infektiöse Conjunctival-Folliculosis.

Über eine ansteckende follikuläre Conjunctivitis beim Kaninchen wird von Weiss, Finnoff und Thygeson, Bengtson, Cuénod und Nataf, Nicolle und Lumbroso und namentlich von Olitzky, Syverton und Tyler berichtet. Es handelt sich demnach um eine Krankheit, der weitere Verbreitung zukommt und deren Kenntnis für den Experimentator unerläßlich ist.

Ätiologie. Nach den besonders eingehenden Untersuchungen von Nicolle und Lumbroso sowie von Olitzky, Syverton und Tyler kommen verschiedene Erreger dafür in Betracht. Während von den ersteren ein filtrierbares Virus nachgewiesen werden konnte (S. 113), fanden die letzteren ein wohlgekennzeichnetes Bacterium als Ursache. Es handelt sich um ein schlankes, pleomorphes, gramnegatives und nicht säurefestes Stäbchen von 0,2—0,3 μ Dicke und 0,5—1,0 μ Länge, das eine gewisse Ähnlichkeit mit B. influenzae aufweist. Bei Anwendung besonderer Verfahren (Muir, Casares-Gil) gelingt der Nachweis einer feinen Kapsel sowie peritricher Begeißelung. Das Bacterium ist lebhaft beweglich, entbehrt aber Sporen und metachromatische Körnchen.

Die *Züchtung* gelingt auf zahlreichen Nährböden (Agar, Leptospiranährboden, Gelatine, Bouillon) aërob und fakultativ anaërob, am besten bei Brutwärme von 28—30⁰ C. Näheres über die kulturellen Merkmale findet sich in der Arbeit von Olitzky und *Mitarbeitern*.

Unter bestimmten Voraussetzungen ist dieses Bacterium durch Berkefeld-V-Kerzen filtrierbar. Serologisch ist es spezifisch, besitzt aber viele Ähnlichkeiten mit Bacterium granulosum und Bacterium simae. Olitzky und *Mitarbeiter* sehen in diesen drei Bakterien einen neuen Genus, für den sie die Bezeichnung „Noguchia" vorschlagen. Der beim Kaninchen vorkommende Erreger wird als „Noguchia cuniculi n. sp." bezeichnet.

Die **natürliche Ansteckung** von Kaninchen zu Kaninchen geschieht nachgewiesenermaßen durch bloße Berührung.

Die **künstliche Ansteckung** gelingt in Serien durch subconjunctivale Einverleibung von Aufschwemmungen der veränderten Gewebe, durch Verbringen solchen Materials in den Conjunctivalsack oder durch bloße Berührung mit an Folliculosis erkrankten Tieren.

Klinische Symptome. Ebenso wie Nicolle und Lumbroso, so unterscheiden auch Olitzky und *Mitarbeiter* zwei Krankheitsformen: *eine lokalisierte und eine diffuse.* Bei beiden Formen können die betreffenden Tiere, abgesehen von den Augenveränderungen, als gesund angesprochen werden.

Bei der *lokalisierten Krankheitsform* sind die Veränderungen auf die Follikel der Lidbindehaut beschränkt, während auf der sonstigen Lidschleimhaut und am äußeren Augenlid, außer bisweilen auftretenden Ödemen, Krankheitszeichen überhaupt nicht sichtbar sind. Die Follikel treten als stecknadelkopfgroße Gebilde hervor und gleichen halbdurchscheinenden, gelatinösen, sagokornähnlichen Knötchen von glatter Oberfläche und gräulicher Farbe. Durch Druck läßt sich eine gräuliche, krümelige Masse aus ihnen entleeren, die mikroskopisch im wesentlichen aus Epithelzellen und Monocyten besteht. Niemals besitzen die Follikel dunkelrote Verfärbung. Die übrigen Teile der Lidschleimhaut und der Cornea zeigen keinerlei Veränderungen. Diese Form der Folliculosis kann nach Verlauf von mehreren Wochen abheilen, aber Rückfälle gehören dann fast zur Regel. Bei manchen Tieren bleibt die Krankheit für unbestimmte Zeit bestehen. Es ist erwähnenswert, daß die oberen Augenlider — im Gegensatz zu den Angaben von NICOLLE und LUMBROSO — stets mitgegriffen sind.

Die *diffuse Krankheitsform* ist seltener, aber von längerer Dauer und mit fortschreitenden Entzündungsvorgängen vergesellschaftet. Im übrigen gleichen die Follikelveränderungen denjenigen bei der lokalisierten Form; nur ihre Verteilung ist verschieden. Auch hier ist der untere Teil der Lidschleimhäute mehr betroffen wie der obere. Die dunkelrote Schleimhaut zeigt Füllung der Blutgefäße, ödematöse Beschaffenheit und rauhe Oberfläche. Sie ist in ihrer ganzen Ausdehnung mit Knötchen verschiedener Größe besetzt, die entweder in parallelen Reihen oder regellos verteilt sein können. Auch bei dieser Form ist das obere Augenlid mitgegriffen, wenn auch nicht in gleicher Stärke wie das untere. Im inneren Augenwinkel findet sich oft ein Tropfen einer grauen oder blaßgelben Flüssigkeit. Mit zunehmender Chronizität des Vorganges wird namentlich das untere Augenlid erheblich verdickt und an der Oberfläche stark granuliert. Die diffuse Krankheitsform besitzt keine Neigung zur Ausheilung. Die von ihr befallenen Tiere bleiben zeitlebens Träger der genannten Veränderungen. Es braucht jedoch mehrere Wochen, oder gar Monate bis ein solch chronisches Stadium sich ausgebildet hat.

Die lokalisierte Form kann wohl als Ausdruck eines milden Verlaufes der Krankheit betrachtet werden, während die diffuse einen schwereren Verlauf kennzeichnet. Auf natürlichem und künstlichem Wege können indessen beide ineinander übergeführt werden. Ob die Entstehung der einen oder anderen Form mit der natürlichen Widerstandskraft der Tiere zusammenhängt, ist nicht bekannt.

Pathologische Anatomie (s. unter Klinische Symptome).

Auch das Ergebnis **histopathologischer Untersuchung** zeigt deutlich, daß die beiden beschriebenen Krankheitsformen lediglich verschiedene Grade derselben geweblichen Vorgänge darstellen. In beiden Fällen verliert das Oberflächenepithel seinen Zusammenhang und darunter finden sich in beginnenden Stadien geringgradige, aus Lymphocyten, Monocyten und polymorphkernigen Leukocyten bestehende Einlagerungen. Die Follikel sind entweder scharf begrenzt oder fließen zusammen und entwickeln sich mehr in den oberen Lagen der Lidbindehaut. Sie bestehen in der Hauptsache aus Clasmatocyten und am Rande aus Lymphocyten und vereinzelten Plasmazellen. Eine feine, dünne Bindegewebs-kapsel schließt den ganzen Follikel nach außen ab. Die Blutgefäße sind in der ganzen Conjunctiva erweitert und mit Blut gefüllt. Granulationsgewebe und Riesenzellen fehlen.

Außer sonstigen Bakterien (Staphylokokken, diphtheroide Stäbchen) können die eigentlichen Erreger in den Follikeln mikroskopisch und histologisch (Giemsafärbung, Gramfärbung, Färbung mit Methylen-blau-Eosin) nachgewiesen werden. Auffälligerweise trifft dies auch bei ganz gesunden Tieren zu. Einschlußkörperchen fehlen; die beschriebenen Veränderungen tragen das Gepräge eines progressiven, chronischen Krankheitsvorganges und besitzen Ähnlichkeit mit Granulomen.

Diagnose. Zur Sicherung der Diagnose ist der mikroskopische und kulturelle Nachweis von Noguchia cuniculi zu fordern und nötigenfalls die histologische Untersuchung der Lidschleimhaut heranzuziehen.

Schrifttum.

CUÉNOD et NATAF: Le Trachome. Paris: Masson & Cie 1930. — NICOLLE et LUMBROSO: Arch. Inst. Pasteur Tunis **15**, 240 (1926); **16**, 286 (1927). — OLITZKY and TYLER: J. of exp. Med. **57**, 229 (1933). — OLITZKY, SYVERTON and TYLER: J. of exp. Med. **57**, 871 (1933); **60**, 107, 375 (1934). — OLITZKY: Rev. internat. Trachome **7**, 173 (1930). — RIVERS: Filterable viruses. Baltimore: Williams and Wilkins Comp. 1928. — WEISS: J. of Immun. **25**, 259 (1933).

13. Ansteckende (infektiöse) Monocytose.

Unter diesem Namen wurde in den letzten Jahren von SABIN und *Mitarbeitern*, SIMPSON, MAGUSI, WITTS und WEBB, MURAY, WEBB und SIDAMI eine eigenartige Krankheit beschrieben, die innerhalb von 3 bis 5 Tagen zum Tode führt und mit charakteristischen Blutveränderungen einhergeht.

Ätiologie. Als Erreger der Krankheit gelang es MURRAY, WEBB und SIDAMI, einen Bacillus zu isolieren, der die typischen Blutveränderungen zu erzeugen vermochte und den sie als Bacillus monocytogenes cuniculi bezeichneten.

Klinisch und pathologisch-anatomisch finden sich die hauptsächlichsten Veränderungen im Blut. Bereits 1 Tag nach der Infektion tritt eine auffallende Leukopenie in Erscheinung, während die Lymphocyten eine prozentuale Vermehrung aufweisen. Im Laufe der nächsten Krankheits-tage verschwindet die Leukopenie und stellt sich geringgradige Leuko-cytose ein, die am 2. und 3. Tage nach der Infektion am stärksten aus-geprägt ist (BLOOM). Der Prozentsatz der Lymphocyten und basophilen Leukocyten ist erhöht, und als ausgesprochenstes und regelmäßiges Krankheitszeichen macht sich eine Monocytose von 30—50% geltend. Die Monocyten zeigen ungewöhnliche Größenunterschiede und bisweilen Übergangsformen zu den Lymphocyten. Über ihre Stellung im Blut-system herrschen sich widersprechende Auffassungen. Während MAGUSI sich für eine Trennung von den Lymphocyten ausspricht, ist BLOOM gegenteiliger Auffassung und glaubt solche Formen als Beweis für die Entstehung der Monocyten aus der Lymphocytenreihe ansehen zu dürfen. Am Ende der Infektion (am 5.—6. Tage) kann die Zahl der Monocyten noch mehr ansteigen, wobei ihre Kerne fast ausschließlich hufeisenförmige oder gelappte Formen annehmen und weitgehende Ähnlichkeit mit polymorphkernigen Leukocyten besitzen können. Die Oxydasereaktion ist stets negativ (BLOOM).

Die *kranken Tiere* verlieren ihre Munterkeit, magern rasch ab bei erhalten gebliebener Freßlust und zeigen komatöse Zustände und Konvulsionen.

Bei der *Sektion* sind die Venen stark gefüllt, während die Arterien fast leer erscheinen. Subcutis sowie retrosternales und mediastinales Gewebe sind hochgradig ödematös, die Lymphknoten vergrößert. In Herzmuskulatur und Leber finden sich nekrotische Herde. Die Milz ist klein, atrophisch. Lungenödem und Lungeninfarkte sind nicht selten.

Schrifttum.

NYFELDT: Fol. haemat. **47**, 1 (1932). — SABIN and DOAN: Arch. f. exper. Med. **43**, 163 (1926); J. of exper. Med. **46**, 677 (1922). — SABIN, DOAN and CUNNINGHAM: Contrib. to Embryol. **82**, 361 (1925); Proc. Soc. exper. Biol. a. Med. **23/24**, 21, 330 (1926). — SIMPSON: J. med. Res. **43**, 77 (1922). — WALLBACH: Archives Anat. microsc. **30**, 275 (1934).

14. Bacterium renale cuniculi.

MANTEUFEL und HERZBERG haben (1930) aus steril entnommenen Nieren von gesunden Kaninchen einen bisher unbekannten Anaërobier beschrieben, für den sie die Bezeichnung Bacterium renale cuniculi vorschlagen. Die Kenntnis von dem Vorkommen dieses Keimes ist von Wichtigkeit, weil durch ihn Verunreinigungen und Irrtümer bei Benutzung des SMITH-NOGUCHI-Nährbodens entstehen können. Da der Keim in der Ankultur in diesem Nährboden 16—21 Tage zu einem sichtbaren Wachstum benötigt und außerdem nicht gleichmäßig in der ganzen Niere verteilt ist, ist die Gefahr seines interkurrenten Auftretens besonders groß.

Mikroskopisches Verhalten. Es handelt sich um ein kurzes Stäbchen, das fast wie ein plattgedrückter Coccus aussieht. Meist hängen zwei ganz kurze Stäbchen als Diplobacterium zusammen. Da die Einzelgebilde etwas zugespitzt sind, entsteht häufig das Bild eines Pneumococcus. Daneben kommen aber auch diphtheroide Formen vor. Polfärbung ist nicht selten. Bei haufenförmiger Lagerung entsteht der Eindruck von kokkoiden Formen. Das Einzelbacterium besitzt eine Länge von 0,5 bis 0,6 μ; das kurze Doppelstäbchen eine solche von 1,1 und eine Breite von 0,5 μ. Die längeren diphtheroiden Formen messen 1,4—1,6 μ in der

Länge und 0,5 μ in der Breite. Das Bacterium ist gram-labil. Im hängenden Tropfen zeigt es deutliche Molekular- aber keine Eigenbewegung.

Kulturelles Verhalten. In Ascitesröhrchen, die mit steril entnommenen Nierenstückchen beschickt werden, stellt sich gewöhnlich am 14.—16., bisweilen auch erst am 21. Tage über dem Nierenstückchen eine 1 cm hohe Trübung ein, die allmählich in die Höhe steigt. Auch am Nierenstückchen selbst werden stecknadelkopfgroße, weißliche Ansiedlungen sichtbar; gleichzeitig treten Gasbläschen auf. Die Kulturflüssigkeit besitzt in diesem Stadium einen ausgesprochen bitteren Geruch. In Traubenzuckerröhrchen tritt Wachstum bereits am 8. Tage unter stärkerer Gasbildung ein. Derartiges Kulturmaterial in Ascitesröhrchen übertragen, ergibt schon am 6. Tage Wachstum. In diesem Nährmedium bleibt der Erreger bei Zimmertemperatur 2—3 Monate lebensfähig. Später wächst er bei starker Einsaat auch in anderen flüssigen Nährböden unter anaëroben Bedingungen. Trauben- und Milchzuckerzusatz verbessern sein Wachstum.

Auf Menschenblutagar gedeiht er nur bei Zusatz von 1% Traubenzucker. Ohne diesen wächst er anaërob nur, wenn der Luftdruck zwischen 20—40 mm Quecksilber, bezogen auf 18° C gehalten wird (ZEISSLER-Topf, kein Pyrogallol-Kali). Unter diesen Bedingungen ist das Wachstum überaus zart. Üppiger wird es auf gewöhnlichem Agar mit 10% Kaninchenblutzusatz. Nach viertägiger Bebrütung bei 37° C entstehen $^1/_2$ mm große, kreisrunde, gewölbte, spiegelnde Kolonien, von denen die kleineren durchscheinend, die größeren opak und durchsichtig sind. An dichter bewachsenen Stellen fließen sie zusammen und bilden einen weißlichen Kulturrasen. Hämolyse tritt nicht ein.

In späteren Kulturen ist unter den obigen Kulturbedingungen auch auf gewöhnlichem Agar spärliches Wachstum zu erzielen, ebenso auf DRIGALSKI-Agar (ohne Rötung) und auf Ascitesagar. Begünstigt wird das Wachstum besonders auf Kaninchenblutagar mit 1%igem Traubenzuckerzusatz. Auf diesen sind die Einzelkolonien rund, feucht, schmierig, ohne Ausläufer, gewölbt, aber nicht kugelig, undurchsichtig. Die Farbe der Kolonien kann auf derselben Platte zwischen grauweiß, rötlichbraun und dunkelschokoladenfarbig wechseln. Die Buntheit des Bildes wird durch Stehen der Agarplatte an der Luft noch erhöht. Im auffallenden Lichte ist häufig der ganze Untergrund des Nährbodens milchschokoladenfarbig, während im durchfallenden Lichte der Agar an Stellen starken Kolonienwachstums helldurchsichtig geworden ist. Diese Farbveränderungen sind für das Aussehen der Kultur charakteristisch. Der Geruch der Kaninchen-Traubenzucker-Blutagar-Kulturen erinnert an saure Molke oder an Schweiß. Hirnbreinährböden sind für die Kultur ebenfalls geeignet; die Keime bleiben darin bei Zimmertemperatur mindestens 8 Wochen lebensfähig.

Pathogene Wirkung kommt diesen Keimen nach subcutaner, intraperitonealer und intravenöser Einverleibung selbst großer Kulturmengen weder bei Kaninchen, noch bei Meerschweinchen zu.

Schrifttum.

MANTEUFEL u. HERZBERG: Zbl. Bakter. I Orig. **116**, 266 (1930).

15. Ansteckende diphtheroide Darmentzündung.

Als ansteckende diphtheroide Darmentzündung wird eine infektiöse, durch ein spezifisches Bacterium hervorgerufene Erkrankung angesehen, die durch diphtheroide Veränderungen des Darmes, nekrotische Herde in den Darmlymphknoten sowie in den Parenchymen der Leber, Milz und Nieren gekennzeichnet ist.

Geschichtliches. Die Krankheit wurde bereits von RIBBERT (1889) in klassischer Weise beschrieben. Eine ätiologisch und pathologisch-anatomisch durchaus ähnliche Erkrankung ist dann 1919 in Hannover in einem Kaninchenbestand beobachtet und von SARNOWSKI als „Neue Infektionskrankheit der Kaninchen" beschrieben worden. SARNOWSKI scheint die RIBBERTsche Arbeit entgangen zu sein. Zweifellos handelt es sich hier um die gleichen Krankheiten. Abgesehen von den von ROTH mit dem RIBBERTschen Darmdiphtheriebacterium angestellten experimentellen Infektionsversuchen liegen weitere Mitteilungen über diese Krankheit von anderer Seite im Schrifttum nicht vor. Im hiesigen Institut ist die Krankheit wiederholt in typischer Form beobachtet worden.

Ätiologie. Der Erreger der Krankheit ist ein im Herzblut sowie in Leber, Milz, Darmlymphknoten und Kot nachweisbares, 1,5—2,0 μ langes, 0,8—1,0 μ kurzes, plumpes Stäbchen mit abgerundeten Ecken, das mit den gewöhnlichen Anilinfarbstoffen leicht färbbar ist. Der Gramfärbung gegenüber verhält es sich negativ bis gramlabil. In künstlich längere Zeit fortgezüchteten Kulturen nimmt es mehr und mehr rundlichovale Form und bipolare Färbung an.

Züchtung. Das Bacterium gedeiht leicht auf allen gebräuchlichen Nährböden. Auf Schrägagar tritt es bereits nach 24 Stunden in Form von kaum sichtbaren, bis mohnkorngroßen, durchsichtigen bis weißlichen Kolonien in Erscheinung, die im durchfallenden Lichte völlig farblos sind. Ältere Kulturen können einen etwas bräunlichen Farbenton annehmen. Auf Bouillon zeigt sich bereits nach 24 Stunden ein feines, grauweißes Häutchen an der Oberfläche, nach wenigen Tagen entsteht ein geringer Bodensatz. Gelatine wird nicht verflüssigt. Auf Kartoffeln findet langsames Wachstum in Form eines flachen, weißlichen Belages statt.

Drigalski- und Endoagar werden nicht verfärbt, Milch- und Traubenzuckerbouillon nicht vergoren. BARSIEKOW-Milchzucker zeigt am 4. Tage eine ganz schwach rötliche, BARSIEKOW-Traubenzucker bereits nach 20 Stunden eine himbeerrote, milchig getrübte Farbe. Neutralrotagar wird nicht verändert, Milch gerinnt nicht. In Gelatine tritt Verflüssigung nicht ein. Auch nach dem serologischen Verhalten steht das Bacterium der Coli-Typhusgruppe nicht nahe.

Für das Zustandekommen der **natürlichen Ansteckung** dürfte mit großer Wahrscheinlichkeit dem Eindringen des Erregers durch die

Tonsillen und auf dem Wege des Verdauungskanales die hauptsächlichste Rolle zukommen.

Künstliche Ansteckung. Das Bacterium ist bei subcutaner, intraperitonealer, intravenöser, intratrachealer Einverleibung sowie auf intestinalem Wege für Kaninchen, Meerschweinchen und Mäuse pathogen. Die Tiere erliegen der Infektion in der Regel nach 3—8, seltener nach 14 Tagen.

Weiterhin gelingt es nach RIBBERT, eine tödliche Infektion bei Kaninchen durch Einbringen von Kulturemulsionen des Erregers in die Mundhöhle zu erzielen. Auf Grund der Tatsache, daß in solchen Fällen regelmäßig eine Schwellung der Lymphknoten am Halse auftritt, und daß die Bakterien in den Taschen und in dem Gewebe der veränderten und mit Pfröpfen versehenen Tonsillen nachweisbar sind, glaubt RIBBERT berechtigt zu sein, ein Eindringen der Erreger durch die Tonsillen anzunehmen. Sie stellen aber jedenfalls nicht die einzige Eintrittspforte dar, denn nach den experimentellen Untersuchungen von RIBBERT kann eine Infektion auch durch die übrige Mund- und Zungenschleimhaut zustande kommen, wenn sich dort Verletzungen befinden. ROTH ist die Infektion mit Kulturmaterial des Erregers von der intakten Nasenschleimhaut, ja sogar von der intakten äußeren Haut aus gelungen. Auch durch Einträufeln von Kulturmaterial in den Conjunctivalsack hat BRAUNSCHWEIG Tiere infizieren können.

Klinische Symptome. Sowohl die bei der spontanen als auch bei der künstlich erzeugten Krankheit auftretenden klinischen Symptome sind wenig kennzeichnend. Die Tiere verweigern wenige Tage nach Ausbruch der Krankheit die Futteraufnahme, sitzen mit gesträubtem, glanzlosem Haarkleide, trübem Blick und herabhängenden Ohren zusammengedrückt in einer Ecke des Stalles, zeigen geringgradiges Fieber und verenden schon nach wenigen Tagen. Bei trächtigen Tieren wird nicht selten Abortus beobachtet.

Die Sterblichkeitsziffer ist ziemlich hoch.

Pathologische Anatomie. Bei den an der Krankheit verendeten Tieren finden sich in der Bauchhöhle, seltener in der Brusthöhle geringe Mengen einer rötlichgelben, klaren, bisweilen auch trüben, mit Fibrinflocken vermischten Flüssigkeit. Bauchfell und Darmschlingen sind mit Fibrinfäden und Belägen bedeckt, die sich leicht abziehen lassen. Bisweilen besitzen sie größere Ausdehnung und erhebliche Dicke, so daß die Darmschlingen mehr oder weniger feste Verklebungen zeigen. Bereits am uneröffneten Darme fällt eine gewisse Starrheit des Darmrohres auf und außerdem dicht gelegene, ringförmige Einziehungen (Abb. 27). Kennzeichnend sind vor allem die Veränderungen der *Darmschleimhaut*, im besonderen der unteren Dünndarmabschnitte. Sie bestehen in fleckiger Rötung und einem gelblichgrauen, pseudomembranösen, mit Rissen versehenen, schwer abhebbarem Belage, der dem Darmrohr die erwähnte starre Beschaffenheit verleiht und die wesentliche Verdickung seiner

Wand bedingt. Die Dünndarmschleimhaut enthält außerdem kleine, grauweiße, trübe Knötchen, die über die Oberfläche hervorragen und scharf gegen die Umgebung abgesetzt sind. Durch Zusammenfließen benachbarter Knötchen entstehen größere Herde. Die Veränderungen besitzen bisweilen große Ähnlichkeit mit denjenigen bei Schweinepest und Paratyphus, sowie mit diphtherischen Prozessen beim Menschen.

In den übrigen Teilen des Magen- und Darmkanales können in der Regel auffallende Veränderungen nicht festgestellt werden, abgesehen vom Mesenterium, in dem bisweilen die Lymphgefäße als strangförmige Gebilde hervortreten. Mitunter erkrankt auch der Dickdarm.

Die *Darmlymphknoten* sind regelmäßig vergrößert und enthalten umschriebene oder diffuse, auf das ganze Lymphknotenparenchym sich erstreckende Verkäsungsherde.

Auch die *Milz* ist in der Regel stark vergrößert und von multiplen, mohn- bis hanfkorngroßen, trüben grauweißen, hellgrauen, zum Teil konfluierenden Knötchen und Herden besetzt, die über die Oberfläche des Organes hervorragen und ihm ein höckeriges Aussehen verleihen. Auf der Schnittfläche handelt

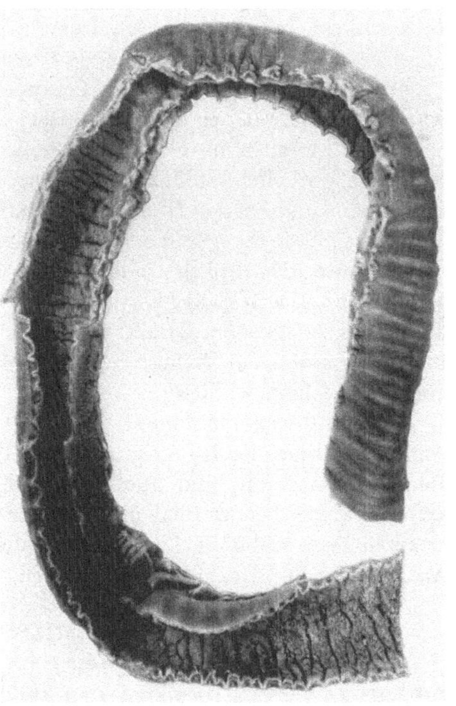

Abb. 27. *Ansteckende diphtheroide Darmentzündung.* Diphtheroide Ileitis mit starrwandiger Beschaffenheit und halskrausenähnlicher Fältelung der Darmwand.

es sich um scharf gegen die Umgebung abgesetzte, zum Teil zusammenfließende Herde von trockener Beschaffenheit und weißlichgrauer Farbe.

Dieselben herdförmigen Veränderungen finden sich auch in *Leber* und *Nieren*; in der ersteren häufig im Zentrum der einzelnen Läppchen, in der letzteren hauptsächlich in der Nierenrinde.

Die übrigen Organe, im besonderen diejenigen der Brusthöhle, weisen nennenswerte Veränderungen nicht auf. Nur nach trachealer künstlicher Ansteckung werden solche in den Lungen ebenfalls in Form von Knötchen und Verkäsungen beobachtet.

Histologische Schnitte durch die veränderten Darmteile lassen in allen Darmwandschichten ausgesprochene Veränderungen erkennen. Die der Schleimhaut aufliegende Pseudomembran zeigt hochgradigen nekrotischen Zerfall und geht ohne scharfe Grenze in die Schleimhaut über, deren oberste Schichten ebenfalls der Verkäsung anheimgefallen sind. Die unteren Teile der Mucosa und namentlich die Submucosa sind mit Rundzelleninfiltraten durchsetzt, vorwiegend in perivasculärer Anordnung. Außerdem enthält die Submucosa sowie die innere und äußere Muskelschicht herdförmige Nekrosen mit allen Zeichen des Kern- und Zellzerfalles. In der gesamten Darmwand, sogar in den Lymphgefäßen lassen sich in Schnittpräparaten die Erreger in großen Mengen nachweisen.

Auch bei den herdförmigen Veränderungen in Lymphknoten, Leber und Nieren handelt es sich teilweise um ausgesprochene Koagulationsnekrosen. Daneben bestehen die Knötchen zu einem Teil aus gewucherten Reticuloendothelien, stellen also Zellneubildungsherde dar, wie sie beim Paratyphus und bei den Bipolarsepticämien bekannt sind. Auch in diesen Organen sind die Erreger in Schnittpräparaten besonders schön darstellbar.

Diagnose. Da diphtheroide Darmentzündungen auch im Zusammenhange mit anderen Krankheiten auftreten können, so muß die Diagnose der hier vorliegenden Krankheit durch den Nachweis der spezifischen Bakterien sowie der Nekroseherde in Milz, Leber, Nieren und Lymphknoten gesichert werden.

Bekämpfungsmaßnahmen. Da die erkrankten Tiere auch bereits im Anfangsstadium der Infektion Krankheitserreger mit dem Kot in großer Menge ausscheiden, und auch wiedergenesene Tiere als Bakterienausscheider angesehen werden müssen, kann nur die sofortige Tötung aller kranken Tiere und die gründliche Desinfektion der Stallungen die weitere Ausbreitung der Krankheit verhindern.

Schrifttum.

RIBBERT: Dtsch. med. Wschr. 1887 I, 141. — ROTH: Z. Hyg. 4, 151 (1888). — SARNOWSKI, V.: Inaug.-Diss. Hannover 1919.

16. Melitensisinfektion.

Die Beobachtungen von PÉRÈS und GRANON-FABRE zeigen, daß Verwerfen beim Kaninchen durch Melitensisbakterien verursacht sein kann.

Die **Übertragung** war in diesem Falle durch kranke Ziegen desselben Gehöftes erfolgt.

Mehrere Tiere, die verworfen hatten, gaben positive Hautreaktion und Agglutination.

Bei der **Sektion** zweier getöteter Tiere fanden sich Milzschwellung und Milzabscesse, aus denen Melitensisbakterien gezüchtet werden konnten.

Schrifttum.

PÉRÈS et GRANON-FABRE: Rev. gén. Méd. vét. 64, 201 (1935); Bull. Soc. Sci. vét. Lyon 38, 109 (1935).

17. Nekrobacillose.

Streptothrichose. SCHMORL*sche Krankheit.*

Die Nekrobacillose ist eine meist enzootisch auftretende, äußerst kontagiöse und sehr bösartige Krankheit. Sie ist gekennzeichnet durch das Auftreten einer fortschreitenden Nekrose der Mundschleimhaut und der Kieferknochen, der Schleimhaut der Backen, der Zunge, der äußeren Haut im Bereiche des Kehlganges, des Halses, der Vorderbrust, seltener der Lungen und anderer Organe. Die Krankheit besitzt ursächlich und pathologisch-anatomisch weitestgehende Ähnlichkeit mit der von LÖFFLER 1884 zuerst näher erforschten Kälberdiphtherie.

Geschichtliches. Im Jahre 1891 wurde von SCHMORL bei einer mörderischen, in der Hauptsache durch eine an der Lippe beginnende und von da aus rasch sich ausbreitende Nekrose des subcutanen Gewebes gekennzeichnete Infektionskrankheit als Erreger ein Fadenbacterium ermittelt, das er der Klasse der Leptothricheen oder Cladothricheen zuzählte und mit der Bezeichnung *Streptothrix cuniculi* belegte. Bereits im Jahre 1884 hatte LÖFFLER als Erreger der Kälberdiphtherie ein ähnliches fadenförmiges Bacterium (Bacillus diphtheriae vitulor.) beschrieben, das er auch bei Kaninchen auftreten sah, denen er syphilitisches Material in das Auge eingeimpft hatte. Spätere umfassende Untersuchungen von BANG, JENSEN, ERNST u. a. haben dann einwandfrei ergeben, daß sowohl der LÖFFLER*sche Kälberdiphtherie-bacillus als auch Streptothrix cuniculi als dem Nekrosebacillus gleich anzusehen sind.* Diesem kommt eine weite Verbreitung und in der Tierpathologie für eine Reihe von Prozessen eine bedeutende Rolle zu. Um die Erforschung der morphologischen und biologischen Eigenschaften des Nekrosebacillus haben sich besonders SCHMORL, BANG, JENSEN, KITT, ERNST, SAMES, BASSET, CÉSARI u. a. verdient gemacht. Weitere Beiträge zur Kenntnis der Nekrobacillose beim Kaninchen lieferten BONGERT, SUSTMANN u. a.

Von BEATTI wurde eine mit der Nekrobacillose durchaus übereinstimmende Krankheit bei Kaninchen beschrieben, die durch ein aërob wachsendes, bewegliches, sonst aber in vielen seiner morphologischen Merkmale mit dem Nekrosebacillus übereinstimmendes Bacterium hervorgerufen worden war. HÜLPHERS berichtet ebenfalls über Lebernekrosen beim Kaninchen, als deren Erreger gramfeste, bewegliche, aërobe, vom Nekrosebacillus unterschiedliche Bakterien ermittelt wurden.

Vorkommen. Die Krankheit besitzt keine weite Verbreitung. Wenn sie jedoch einmal in einem Bestande zum Ausbruch gekommen ist, nimmt sie meist enzootischen Charakter und einen außerordentlich bösartigen Verlauf an.

Im übrigen ist aber der Nekrosebacillus unter den Haustieren sehr verbreitet. Nach den Untersuchungen von BANG, JENSEN ist sogar damit zu rechnen, daß er als regelmäßiger Bewohner des Darmkanals bei Tieren auftritt und durch den Kot verbreitet wird. Außer beim Kaninchen wird er beim Kalb als Erreger der Kälberdiphtherie, die mit der Nekrobacillose des Kaninchens in allen Teilen übereinstimmt, beobachtet, und weiterhin kommt ihm noch eine primäre oder sekundäre Rolle bei einer ganzen Reihe von Krankheitsprozessen bei unseren Haustieren zu. Auch beim Wilde kommt er vor (OLT).

Ätiologie. Der Nekrosebacillus (Streptothrix cuniculi, Streptothrix necrophora, Actinomyces cuniculi, Actinomyces necrophorus, Bac. necrophorus u. a.) gehört zu den Fadenbakterien; er besitzt die ausgesprochene Neigung, zu Fäden auszuwachsen.

In älteren Herden findet man ihn zum Teil in Form von dünnen, kurzen Stäbchen, die sich außerordentlich schwer färben lassen. In frischeren Fällen läßt er dagegen längere, gestreckt oder wellig verlaufende Fäden erkennen, die nicht selten eine Länge bis zu 80 und 100 μ erreichen. Die Dicke der Stäbchen beträgt etwa 0,6 bis 1,75 μ. SCHMORL hat außerdem noch mikrokokkenähnliche Formen angetroffen; es ist aber fraglich, ob es sich bei diesen wirklich um Entwicklungsstadien des Nekrosebacillus gehandelt hat. Nach SCHMORLs und ERNSTs Untersuchungen sollen die längeren Fäden an einem Ende eine Verdickung aufweisen und echte Verzweigungen besitzen (Involutionsformen?). Diese Beobachtungen sind von JENSEN nicht bestätigt worden. Sowohl die aus Ausgangsmaterial als auch aus Kulturen stammenden Bacillen und Fäden lassen in ungefärbtem und gefärbtem Zustande bald homogenes Aussehen in ihrem Innern erkennen, bald zeigen sie in regelmäßigen Abständen kokkenähnliche oder zylindrische, sporoide Gebilde und Lücken zwischen den einzelnen Stäbchen. Auch Stäbchen mit feiner Granulierung und körnigem Protoplasma werden beobachtet.

Gewöhnliche wässerige *Farblösungen* nimmt der Nekrosebacillus nur schwach und ungleichmäßig auf. Dagegen färbt er sich sehr gut mit LÖFFLERs Methylenblau, Carbolfuchsin und Carbolthionin. Der Gramfärbung gegenüber verhält er sich negativ. Besonders schön lassen sich die Bacillen auch in Gewebsschnitten darstellen, in denen sie charakteristische Lagerung aufweisen (s. Histologie). Eine spezielle Färbung im Schnitt hat JENSEN angegeben: Die Gewebsstücke werden in MÜLLERscher Flüssigkeit gehärtet (nach ERNST genügt auch 4%ige Formalinlösung), ausgewaschen und in Alkohol nachgehärtet. Die Schnitte werden einige Minuten in Toluidin-Safranin gefärbt und dann entwässert durch eine konzentrierte, alkoholische Safraninlösung, entfärbt in Fluorescin-Nelkenöl; weiterhin werden sie in Nelkenöl, Alkohol und zur Gegenfärbung in wässerige Methylgrünlösung gebracht, durch Alkohol und Xylol gezogen und mit Balsam eingedeckt. Die Nekrosebacillen färben sich bei dieser Färbemethode scharf rot, während das übrige Gewebe grüne Farbe annimmt. Die Färbung soll spezifisch sein. KITT empfiehlt für die Schnittfärbung Carbolthionin.

Was die *Beweglichkeit* anbetrifft, so will SCHMORL bei kürzeren Stäbchen Eigenbewegung gesehen haben. Die übrigen Untersucher halten aber eine solche nicht für erwiesen. Es sind auch Geißel- und Sporenbildung bis jetzt nicht festgestellt worden, wohl aber ,,Fragmentationssporen'' (LEHMANN-NEUMANN).

Züchtung. Der Nekrosebacillus ist ein obligater Anaërobier; er gedeiht nur bei einer Temperatur von 36—40° C. Gewöhnliche Nährböden (Bouillon, Agar, Gelatine) sind seinem Wachstum nicht zuträglich. Dagegen findet er günstige Wachstumsbedingungen auf erstarrtem Blutserum oder auf einem Gemisch, das mit Serum und den gewöhnlichen Nährböden hergestellt wird (SCHMORL, BANG, STRIBOLT). Auf den von SCHMORL nach BLÜCHERs Methode hergestellten Blutserumagarplatten gehen bereits nach 48 Stunden kleine, runde, mattweiße, mit dem bloßen Auge eben noch sichtbare Kolonien auf, an denen strahlenförmig angeordnete Ausläufer und eine Zusammensetzung aus faserigen, filzigen Massen zu erkennen ist. In hochgeschichtetem Serumagar beobachtet man nach 2—3 Tagen bei Zimmertemperatur kleine buschige Kolonien, die allmählich einen Durchmesser von 2 bis 3 mm annehmen und bei schwacher Vergrößerung ein völlig verfilztes und faseriges, Äußeres zeigen. In Stichkulturen entsteht in der Tiefe ein grauweißer Impffaden, der sich aus kleinen Kolonien zusammensetzt, von deren Oberfläche feinste, stachelförmig angeordnete Ausläufer in den Nährboden hineinwachsen. In den Kulturen, denen ein an Käse oder Leim erinnernder Geruch anhaftet, kommt es zur Entwicklung von Gasbläschen. In Bouillon mit Serumzusatz entsteht ein flockiger Bodensatz, während die überstehende Flüssigkeit klar bleibt. Nach Schmorls Beschreibungen werden auch Trübungen beobachtet, die er als eine Koagulation von Eiweißstoffen zu deuten geneigt ist. Der Bacillus gedeiht weiterhin in Milch (unter Gerinnung), im Harn, in Martin-Bouillon, Terazzi-Bouillon und in eiweißhaltigen Substraten, in denen er stark stinkende Gase entwickelt, über deren Zusammensetzung Näheres nicht bekannt ist. Der Bacillus bildet in den Kulturen Indol, aber keinen Schwefelwasserstoff.

Hiblers Hirnbrei verfärbt er unter lebhafter Gasbildung rosarot.

Über das *Auftreten von Toxinen* fehlen bis jetzt sichere Tatsachen. Nach den Angaben von Jensen ist es Bahr nicht gelungen, solche nachzuweisen. Dagegen scheinen nach den Untersuchungen von Christiansen (s. Jensen) nekroseerzeugende Endotoxine vorzukommen. Césari will ein Toxin ermittelt haben, das nach subcutaner Einspritzung lediglich lokale Veränderungen, nach intravenöser und intraperitonealer Einverleibung allgemeine Erscheinungen und den Tod hervorruft. Dem Nekrosebacillus kommt erhebliche *Widerstandsfähigkeit* zu. Kurze Erhitzung auf 95° C vermag ihn nicht mit Sicherheit abzutöten; in eingetrocknetem Zustande soll er sich über 18 Wochen lebend und virulent erhalten können.

Die **natürliche Ansteckung** kommt mit großer Wahrscheinlichkeit durch Aufnahme des im Futter enthaltenen Ansteckungsstoffes per os zustande, wobei Schleimhautverletzungen, oberflächliche Abschürfungen, wie sie durch harte Futterteile leicht entstehen, die Eintrittspforte für die Nekrosebacillen abgeben. Möglicherweise spielt auch der Zahnwechsel für das Zustandekommen der Ansteckung eine Rolle. Die Beobachtungen von Bongert zeigen indessen, daß eine Ansteckung auch ohne das Vorhandensein von Wunden im Bereiche des Mundes zustande kommen kann. Er sah in einem gesunden Kaninchenbestande Nekrobacillose auftreten, nachdem der Wärter, der vorher mit Material von multipler Lebernekrose beim Rinde zu tun hatte, den Tieren Futter vorgelegt hatte, ohne seine Hände zu desinfizieren. Es kommt demnach eine *Verschleppung der Krankheit* auch durch Zwischenträger und mit von anderen Tieren stammendem Material in Betracht. Eine unmittelbare Übertragung von Tier zu Tier wird dagegen von Schmorl auf Grund von Laboratoriumsversuchen in Abrede gestellt.

Künstliche Übertragung. Es gelingt leicht, Kaninchen und weiße Mäuse durch subcutane, intramuskuläre, intravenöse und intraperitoneale Einverleibung von Nekrosebacillen tödlich zu infizieren. Corneale Ansteckung führt nicht zum Erfolg. Beim Kaninchen entwickelt sich im Anschluß an die subcutane Impfung eine fortschreitende Gewebsnekrose, die — ebenso wie die übrigen Veränderungen — mit denjenigen bei der spontanen Krankheit vollkommen übereinstimmt und in 8—14, nach Basset in 15—20 Tagen, zum Tode führt. Bei Verimpfung unter die Ohrmuschelhaut soll nach Basset eine Pleuropneumonie entstehen können. Während die cutane Impfung versagt, gelingt es nach Schmorl auch durch Fütterung (infiziertes Heu) eine Infektion zu erzielen. Nach

LÖFFLER sollen Kaninchen nicht charakteristisch erkranken. Meerschweinchen sind verhältnismäßig wenig empfänglich (SCHMORL und zahlreiche andere). Nach CÉSARI siedeln sich bei diesem Tier die Bacillen nach intravenöser bzw. intraperitonealer Einverleibung fast nur in der Leber an und verursachen dort nur mäßige Veränderungen.

Hühner, Tauben, Ratten und Katzen verhalten sich im allgemeinen refraktär. Auch Schweine, Schafe und Rinder reagieren meist nur mit lokalen Veränderungen.

Eindeutige **Erkrankungen des Menschen** sind bisher nicht bekannt geworden. Unter Umständen spielt der Nekrosebacillus aber für den Menschen doch eine größere Rolle, da er nach KLARENBEEK mit dem Bacillus fusiformis morphologisch, biologisch und kulturell identisch ist.

Klinische Symptome. Zu Beginn der Erkrankung werden Störungen des Allgemeinbefindens nicht wahrgenommen. An der Unterlippe und auch an den Backen ist jedoch bald dunkelrote Verfärbung und ziemlich beträchtliche, schmerzhafte Anschwellung feststellbar, die sich in wenigen Tagen auch auf die untere Fläche des Mundbodens und den vorderen Teil des Halses ausdehnt und bis zum Brusteingang fortschreitet. Vom 5. Tage an treten auch Störungen allgemeiner Art hervor, in Form von herabgesetzter Freßlust, wahrscheinlich infolge Unvermögens zu kauen oder abzuschlucken, von Mattigkeit und außerordentlich trägem Benehmen, von Speichelfluß und wässerigem Ausfluß aus der Nase. Seltener werden Anschwellungen auch an anderen Körperstellen (Panophthalmie sowie Durchfall) beobachtet. Gegen Ende der Krankheit ist die Atmung beschleunigt und oberflächlich, die Temperatur um 1 bis 1,5° C erhöht und schließlich verenden die Tiere nach einer Krankheitsdauer von 12—16 Tagen unter dyspnoischen Erscheinungen und hochgradiger Abmagerung.

Pathologische Anatomie. Die Veränderungen beschränken sich in der Hauptsache auf die Mundschleimhaut, die Kieferknochen und auf die Haut des Halses und bestehen im wesentlichen in einer schweren Nekrose, von der zum Teil auch die Muskulatur des Halses in Mitleidenschaft gezogen ist. Die Unterlippe ist in eine gelbweiße, derbe, speckigglänzende Masse verwandelt, die stellenweise bis an den Knochen heranreicht. In gleicher Weise ist das subcutane Gewebe des Mundbodens sowie im Bereiche des Halses verändert. Die Halslymphknoten sind stark geschwollen, graurot verfärbt; sie lassen auf der Schnittfläche nicht selten kleinere, käsige Einlagerungen erkennen. Von dem nekrotisierenden Prozeß am Halse werden auch die Gefäße, im besonderen die Venen betroffen. Man beobachtet ausgesprochene Thrombophlebitis und im Anschluß daran in den Lungen auf embolischem Wege nekrotisierende Prozesse, die zum Teil mit Pneumonie, Pleuritis und Perikarditis vergesellschaftet sind und in der Mehrzahl der Fälle die unmittelbare Todesursache abgeben.

In seltenen Fällen sind nach SCHMORL käsige Knötchen auch in der Muskulatur des Gesichtes, des Auges, ja sogar durch Fortschreiten des Prozesses auf den N. opticus und auf die Gehirnbasis eine Basilarmeningitis nachweisbar. Selten werden auch durch Nekrosebacillen hervorgerufene subcutane Abscesse mit käsigem und schmierigem Inhalt beobachtet (SCHMORL, LECLAINCHE und VALLÉE). SCHMORL beschreibt einen Fall, bei dem ein solcher Absceß in die Bauchhöhle durchgebrochen war und dort zu schweren Veränderungen am Darm und an anderen Organen geführt hatte. Im allgemeinen werden jedoch Veränderungen in der Bauchhöhle vermißt. Im besonderen bietet die Milz völlig normales Aussehen. SUSTMANN berichtet dagegen über schwere, durch den Nekrosebacillus verursachte Veränderungen des Dünndarms beim Kaninchen, bei gleichzeitigem Vorhandensein von linsengroßen, weißlichen Herden in Milz und Nieren.

In histologischen Schnitten ist als besonders charakteristisch die eigentümliche Lagerung der Nekrosebacillen an der Grenze zwischen lebendem und nekrotischem Gewebe hervorzuheben. Dort werden sie in großen Mengen und in dicken, radiär angeordneten Büscheln angetroffen, die ihre Fäden senkrecht in das gesunde Gewebe hineinsenden. Dieses versucht, sich durch einen dichten Leukocytenwall gegen das weitere Vordringen der Nekrosebacillen zu schützen. Diese Anordnungsweise zeigt, daß die Bacillen die Gewebe durchwachsen und durch ihre Toxine abtöten. Innerhalb der nekrotischen Herde gehen auch die Bacillen selbst zugrunde. Im Zentrum von nekrotischen Herden sind höchstens noch vereinzelte kurze Formen des Nekrosebacillus und Zelltrümmer erkennbar (BANG).

DOINIKOW beobachtete eine ausgedehnte Erweichung des Lumbalmarks beim Kaninchen. Bei der Untersuchung zeigte sich ein üppig verzweigtes Streptothrixmycel im erweichten Gebiet, das über seine Grenzen hinaus wucherte.

Die **Diagnose** der Krankheit stößt auf keine Schwierigkeiten. Es verdient jedoch darauf hingewiesen zu werden, daß die Bacillen im Blute nicht nachweisbar sind.

Prophylaxe. Zur *Verhütung der Weiterverbreitung* der Krankheit empfiehlt es sich, die gesunden Tiere von den kranken abzusondern und eine gründliche Desinfektion der Stallungen und Käfige vorzunehmen.

Immunitätsverhältnisse. Beobachtungen über eine *natürlich erworbene Immunität* liegen im Schrifttum nicht vor.

Nach den Untersuchungen von BAHR (s. JENSEN) gelingt es, durch geeignete Vorbehandlung von Ziegen (intravenöse und subcutane Einspritzungen mit Reinkulturen) und Meerschweinchen (intraperitoneale Einspritzung von Kulturen) ein Serum mit schützenden Eigenschaften zu gewinnen. Auch BASSET hat durch fortgesetzte Impfungen von einem Pferde ein Serum hergestellt, das die Nekrosebacillen zu agglutinieren und Meerschweinchen nach subcutaner oder intraperitonealer Einverleibung einen sicheren Schutz gegenüber einer tödlichen Gabe zu verleihen imstande ist. Versuche, ein Immunserum von Kaninchen zu gewinnen, schlugen fehl.

Schrifttum.

ALBRECHT: Handbuch der pathogenen Mikroorganismen, Bd. VI, 2, S. 673. Jena: Gustav Fischer 1929. — BANG: Maanedskr. Dyrlaeger 2 (1890); 4 (1892). — BASSET: Rec. Méd. vét. 1908, 345. — BEATTIE: J. of Path. 18, 34. — BONGERT: Bakteriologische Diagnostik, 7. Aufl. Berlin: Schoetz 1927. — CÉSARI: Ann. Inst. Pasteur 26, 802 (1912). — DOINIKOW: Münch. med. Wschr. 1913 I. — ERNST: Mh. Tierheilk. 14, 193 (1901). — FRANKE: Berl. tierärztl. Wschr. 1899 I, 299. — GERLACH: Handbuch der pathogenen Mikroorganismen, Bd. 9, S. 497. Jena: Gustav Fischer 1929. — HARNACH: Kl. sp. vys. sk. zrěrolek. Brünn 4, 4 (1927). — HÜLPHERS:

Ref. Jber. Vet.med. **31**, 146 (1912). — JENSEN: Erg. Path. 1 (1897); Kolle-Wassermanns Handbuch der pathogenen Mikroorganismen, Bd. 6. 1913. — KITT: Bakterienkunde und pathologische Mikroskopie. Wien 1908. — LÖFFLER: Mitt. ksl. Gesdh.amt **2** (1884). — OLT: Die Wildkrankheiten und ihre Bekämpfung. Neudamm 1914. — SCHMORL: Dtsch. Z. Tiermed. **17**, 375 (1891). — SUSTMANN: Münch. tierärztl. Wschr. **1916 I**, 121.

18. Clostridium cuniculi.

Aus einem gangränösen Lungenherd bei einem Kaninchen züchtete GALLI einen streng anaëroben Bacillus von 3—15 μ Länge und 0,8 bis 1,2 μ Breite. Der Bacillus ist unbeweglich, gramresistent, bildet zentrale Sporen und wächst unter Gasentwicklung. Er besitzt außerdem einen fauligen Geruch; Gelatine wird von ihm nicht verflüssigt, Indolbildung findet nicht statt. Der Bacillus ist für Kaninchen (und andere Laboratoriumstiere) pathogen.

Schrifttum.

GALLI, G.: Boll. Ist. sieroter. milan. **3**, 331 (1924).

19. Malignes Ödem.

Einwandfreie, den modernen Ansprüchen der Anaërobenbakteriologie in allen Teilen genügende Feststellungen über das spontane Vorkommen von Gasödeminfektionen beim Kaninchen liegen im Schrifttum nicht vor.

Spontanes Auftreten von malignem Ödem will PETRI bei hochtragenden und im Puerperium befindlichen Kaninchenweibchen beobachtet haben. Bei der *Sektion* der spontan verendeten Tiere fanden sich starke Rötung, serös-ödematöse Durchtränkung der Uterusadnexe und deren Umgebung, geringe peritonitische und pleuritische Ergüsse sowie kleine Blutungen. In den pathologisch-anatomischen Veränderungen ermittelte PETRI einen kettenbildenden, auf Gelatine (bei Zimmertemperatur) und auf Kartoffeln und Möhrenscheiben (bei 17—38° C) züchtbaren Bacillus, den er mit dem Bacillus des malignen Ödems von KOCH identifiziert.

Subcutane Einspritzungen von Reinkulturen dieses Bacillus sollen bei Kaninchen, Meerschweinchen, Hausmäusen, Feldmäusen und Ratten fast regelmäßig Ödem und Tod im Gefolge haben. Aus dem kurz vor dem Tode von Kaninchen und Mäusen entnommenen Blute gelang es, den Bacillus in Reinkultur zu züchten und damit weitere Infektionen durchzuführen.

Im Hinblick auf die unter aëroben Verhältnissen und auf gewöhnlichen Nährböden gelungene Züchtbarkeit des Bacillus ist die Wahrscheinlichkeit gering, daß es sich hier wirklich um eine echte Gasödeminfektion mit dem Bacillus des malignen Ödems gehandelt hat.

Schrifttum.

PETRI: Zbl. med. Wiss. **1907**, Nr 47/48. Ref. Jber. Vet.med. **4**, 53.

20. Enterotoxämie.

Unter diesem Namen beschreiben LESBOUYRIES und BERTHELON eine übertragbare Krankheit, die hauptsächlich bei weiblichen Tieren während der Lactation 8—30 Tage nach der Geburt auftritt.

Ätiologisch ist ein sporenbildender Anaërobier ermittelt worden, der morphologisch und kulturell dem Bacillus perfringens gleicht (Antiperfringensserum schützt gegen die künstliche Infektion).

Über die **natürliche Ansteckung** sind sichere Tatsachen nicht bekannt. Die **künstliche Infektion** gelingt auf den verschiedensten Ansteckungswegen auch bei Meerschweinchen.

Die **klinischen Symptome** sind diejenigen einer Darmlähmung mit Gasansammlung in den Darmschlingen. Die Krankheit verläuft fast stets tödlich.

Behandlung. Zu Beginn der Erkrankung sollen Glycerinklistiere und große Gaben von Normalserum eine günstige Wirkung ausüben. Auch intravenöse Gaben von polyvalentem Gasbrandserum beeinflussen die Krankheit günstig, wenn die Temperatur der kranken Tiere nicht unter 37⁰ C gesunken ist.

Schrifttum.

LESBOUYRIES u. BERTHELON: Bull. Acad. vét. France **9**, 74 (1936).

21. Kaninchenspirochätose. Spirochaetosis cuniculi.

Originäre, geschlechtlich übertragbare Kaninchensyphilis, venerische Kaninchenspirochätose, Kaninchensyphilis, Genitalspirochätose, Lues cuniculi, Paralues, Pseudosyphilis, Kaninchen-Treponemose, Hasenvenerie. Hasensyphilis, rabbit natural syphilis, Syphilis naturelle du lapin.

Als Kaninchenspirochätose wird eine bei Kaninchen spontan vorkommende, infektiöse und chronisch verlaufende Geschlechtskrankheit bezeichnet, die durch eine feine zärte Spirochäte hervorgerufen wird und durch entzündliche, ulcerierende Veränderungen an den Geschlechtsorganen gekennzeichnet ist. Im zweiten Stadium der Krankheit werden ulcerierende und papulöse Veränderungen auch an anderen Körperstellen, so besonders im Bereiche des Kopfes und Angesichts beobachtet.

Geschichtliches. Das Vorkommen der Syphilis bei Feldhasen ist ein alter Jägerglaube, der sich weit in das vergangene Jahrhundert hinein verfolgen läßt. Allerdings sind die früheren, unter dem Namen Hasenvenerie oder Hasensyphilis erschienenen Veröffentlichungen nicht einheitlicher Natur. Aus ihrem Studium gewinnt man vielmehr den Eindruck, daß Krankheiten bakteriellen Ursprungs, so die Pseudotuberkulose und Nekrobacillose als Kaninchensyphilis angesehen wurden. In diesem Sinne müssen auch die Beschreibungen in den bekannten Lehrbüchern sowie die von BOLLINGER 1874 und von MAIER 1903 beschriebene Seuche der Feldhasen, die durch starke Vergrößerung der Hoden und durch geschwürige Vorgänge im Gebiete der Haut des Genitalapparates gekennzeichnet war, gedeutet werden.

Erst im Jahre 1912 berichtet Ross über Spirochätenbefunde im Blut von spontan erkrankten Kaninchen, die sowohl an den Genitalien als auch an Mund und After Geschwürsbildungen zeigten. Diese Beobachtungen sind in den folgenden Jahren von BAYON, ARZT, ARZT und KERL, SCHERESCHEWSKI und WORMS, JAKOBSTHAL, KLARENBEEK, NEUMANN, LEVADITI und Mitarbeitern, NOGUCHI, LERSEY und KUCZYNSKI, KOLLE, RUPPERT und MÖBUS, ADACHI, WARTHIN, SCOTT, BUFFINGTON und WANSTROM, SUSTMAN und anderen bestätigt worden, wobei diese

Forscher es allerdings unentschieden lassen, ob die gefundene Spirochäte als gleich mit der Spirochaeta pallida des Menschen anzusehen sei, oder ob es sich um eine von dieser verschiedene Spirochätenart handele. Kolle, Ruppert und Möbus will es an Hand eines umfangreichen Materials gelungen sein, auf experimentellem Wege den sicheren Beweis dafür zu erbringen, daß es sich bei dem Erreger der spontanen Kaninchenspirochätose um eine von der Spirochaeta pallida verschiedene Spirochätenart handelt. Diese Autoren haben außerdem nachweisen können, daß die klinischen Erscheinungen, die Primäraffekte sowie der Verlauf der beiden Krankheiten Verschiedenheiten aufweisen. Schereschewsky und Worms stellten die Krankheit bei rassereinen Tieren fest, was für die Auffassung der Krankheit als Krankheit sui generis wichtig ist.

Vorkommen und Verbreitung. Die spontane Kaninchenspirochätose ist nach den bis jetzt vorliegenden Mitteilungen in Deutschland, England, Holland, Frankreich, Belgien, Rumänien, Rußland sowie in den Vereinigten Staaten von Amerika und in Japan verbreitet. In Österreich wurde sie in Wien, Innsbruck, in Deutschland in Frankfurt a. M., Berlin, Hamburg, Blindham, München, Dresden, Leipzig, Marburg, Breslau festgestellt. Es darf mit Sicherheit angenommen werden, daß sie auch sonst eine weite Verbreitung erlangt. hat. Dies geht bereits daraus hervor, daß beispielsweise Arzt und Kerl von 853 untersuchten Kaninchen in der Umgebung Wiens allein 26,9%, Lersey und Kuczynski auf einer Großfarm bei Berlin von 450 Zuchttieren 90% als infiziert feststellen konnten, und daß Kolle, Ruppert und Möbus von einer auffallenden Verbreitung der Seuche in der Umgebung Frankfurts sprechen. Auch Uhlenhuth fand die Krankheit in 30% aller angekauften und aus eigener Zucht stammenden Tiere verbreitet. Nach den Angaben von Seitz, Klarenbeek und Worms dürften aber diese Zahlen im allgemeinen wesentlich niedriger liegen. Dem Laien und Kaninchenzüchter ist die Krankheit unter dem Namen „Überhitzung" geläufig, worunter eine durch zu häufige Ausübung des Geschlechtsaktes hervorgerufene Entzündung des Genitalapparates verstanden sein soll.

Ätiologie. Der Erreger der Kaninchenspirochätose ist eine sehr feine und zarte Spirochäte, die hauptsächlich in den Veränderungen des Genitalapparates, aber auch in den im 2. Stadium der Krankheit auftretenden Papeln und Geschwüren an Augen, Nase und After, nach Ruppert sogar in Geschwüren am Nasenseptum und an den Nasenwänden gefunden wird. Die Spirochaeta cuniculi ist eine der Spirochaeta pallida sehr nahestehende Spirochäte von im Mittel etwa 8—13 μ Länge. Auf Grund von Messungen an 1000 Spirochaeta cuniculi-Exemplaren kommen Warthin und Mitarbeiter zu folgenden Zahlen: Länge 10—12 μ, Windungszahl 8—9, Windungslänge 1,0—1,2 μ, Windungstiefe 0,6 bis 0,8 μ, Breite 0,2 μ, Längenvariation von 6—21 μ, Windungsvariation von 6—17. Nach Ruppert ist der einzellige Organismus stark flexibel; er bewegt sich außer in schrauben- und korkzieherartigen Windungen auch durch weit ausholende peitschende Bewegungen, wobei die enggewundene Spirale fast unverändert bleibt. Ob ein Periplast vorhanden ist, hat bis jetzt nicht entschieden werden können. Querteilungen sind von BAYON, KOLLE, RUPPERT und MÖBUS sowie von M. ZUELZER beobachtet worden. Im Dunkelfeld ist nach der übereinstimmenden Ansicht der Untersucher eine Unterscheidung der Spirochaeta cuniculi von der Spirochaeta pallida nicht möglich. Dagegen sollen nach KOLLE, RUPPERT und MÖBUS bei der von BECKER angegebenen Methode der Spirochätenfärbung einige Unterschiede sich nachweisen lassen, die aber ebenso, wie die von WARTHIN, SCOTT, BUFFINGTON und WANSTROM (bei der WARTHIN-STARRY-Silbermethode) angegebenen sowie von SEITZ u. a. beobachteten, nicht so ständig sind, daß sie eine sichere Unterscheidung ermöglichen. Die von der Mehrzahl der Autoren erhobenen morphologischen und färberischen Befunde lassen im großen und ganzen ein übereinstimmendes Verhalten der Spirochaeta cuniculi mit der Spirochaeta pallida erkennen. Die in färberischer Hinsicht festgestellten Unterschiede sind geringgradig und zum Teil sich widersprechend. Man gewinnt den Eindruck, daß in dieser Richtung nahezu vollkommene Übereinstimmung zwischen den beiden Spirochätenarten besteht. Zweckmäßige Färbemethoden für die Spirochäten sind: Das Tuscheverfahren von BURRI, die FONTANAsche Versilberungsmethode, die Giemsafärbung und die von BECKER angegebene Methode. Bisweilen gelingt es sogar, die Spirochäten in Ausstrichen von infektiösem Material mit gewöhnlichem Carbolfuchsin in charakteristischer Weise sichtbar zu machen. Dies trifft besonders für Ausstriche zu, die aus der zwischen Vorhaut und Penis sezernierten Flüssigkeit hergestellt werden. Für Färbungen in Schnittpräparaten wird die von JAHNEL angegebene Methode mit Pyridin, Urannitrat und Silbernitrat empfohlen. Bei Färbung mit Säureblau bei Carbolzusatz will YAMAMOTO deutliche Unterschiede im Verhalten der Spirochaeta pallida und pallidula einerseits und der Spirochaeta cuniculi andererseits nachgewiesen haben. Umfangreiche Versuche über Beweglichkeit und Filtrierbarkeit liegen von BESSEMANS und DE GEEST vor.

Züchtung. Die von einer Reihe von Forschern angestellten Versuche zum Zwecke der Züchtung der Spirochaeta cuniculi haben zu einem negativen Ergebnis geführt (JAKOBSTHAL, SCHERESCHEWSKI und WORMS, NOGUCHI, WORMS, BESSEMANS und DE GEEST, ADAMS, CAPPEL und McCLUSKIE). SEITZ will es gelungen sein, eine starke Anreicherung und eine Übertragung und Vermehrung in gallertigem Pferdeserum in der zweiten Generation bei aërober und anaërober Bebrütung mit einem Zusatz wachstumsfördernder Keime erzielt zu haben.

Natürliche Ansteckung. Wie von verschiedenen Untersuchern (SCHERESCHEWSKI, LERSEY, DOSQUET und KUCZYNSKI, KLARENBEEK, WORMS, ADACHI, KLAUDER, NOGUCHI, LEVADITI, MARIE und ISAICU, WARTHIN und Mitarbeitern, SEITZ, MULZER, WORMS, BESSEMANS, ADAMS und Mitarbeitern u. a.) einwandfrei nachgewiesen werden konnte, erfolgt die natürliche Ansteckung in der Hauptsache durch den Begattungsakt, und zwar mit einer in weiten Grenzen schwankenden Inkubationsfrist.

Da die Spirochäten in den infizierten Geschlechtsteilen monatelang lebensfähig bleiben, bilden einmal angesteckte Tiere eine ständige Infektionsgefahr für ihre Umgebung. Ein kranker Kaninchenbock kann alle von ihm gedeckten Weibchen anstecken, und umgekehrt ein Weibchen alle Böcke, die mit ihm in geschlechtliche Berührung kommen. Bei dieser natürlichen Ansteckungsart kann nach den Beobachtungen von WORMS durch die Zahl der Passagen die Virulenz einzelner Stämme des Erregers so gesteigert werden, daß zuweilen 100 % der Tiere auf diese Weise erkranken. Dabei scheinen Schädigungen (entzündliche Prozesse und Verletzungen) an den Genitalien die Infektion zu begünstigen (SCHERE-SCHEWSKY und WORMS). Nach KLARENBEEK darf jedoch der Coitus nicht als der alleinige Vermittler der Krankheitsübertragung angesehen werden, da nach seinen Beobachtungen noch nicht geschlechtsreife Tiere ebenfalls erkranken können. Außerdem kann die Ansteckung auch bei Tieren und durch Tiere desselben Geschlechts erfolgen, vorausgesetzt, daß eine genügend lange Kohabitation stattgefunden hat. Auch die Beobachtungen NEUMANNs sprechen für die Möglichkeit einer extragenitalen Infektion. In demselben Sinne ist die von WORMS beobachtete Übertragung einer Lippenaffektion von einer kranken Häsin auf einen gesunden Bock, die in getrennten, nebeneinander stehenden Käfigen untergebracht waren, zu deuten. Weiterhin hat WORMS auch durch Verbringen von durchaus gesunden Kaninchen in Käfige, die kurz zuvor mit kranken Tieren besetzt waren, eine Infektion erzielen können. Endlich muß aus den histologischen Untersuchungen von LEVADITI, MARIE und ISAICU geschlossen werden, daß durch das Freiwerden der Cuniculispirochäten aus den Haarfollikeln der erkrankten Körperstellen zu Neuinfektionen auf demselben Wege Gelegenheit gegeben ist.

Die Krankheit ist nicht selten auch latent vorhanden, und es bedarf nur bestimmter äußerer Anlässe (Traumen, Scarifikation, intensive Berührungen), um sie zum Ausbruch kommen zu lassen (KLARENBEEK, WARTHIN und Mitarbeiter, LEVADITI und Mitarbeiter).

Während ARZT und KERL, SCHERESCHEWSKY, LERSEY und KUCZYNSKI, UHLENHUTH sowie SUSTMANN der Ansicht sind, daß die bei der Kaninchenspirochätose entstehenden Veränderungen an den Genistalien die Kopulation in der Weise beeinflussen können, daß die Zucht dadurch nicht unerheblich geschädigt wird, haben KLARENBEEK, WORMS, CHODZIESNER, LEVADITI, SEITZ u. a. festgestellt, daß die Genitalveränderungen weder auf die Paarung, noch auf die Fruchtbarkeit (Sterilität, Verwerfen) der männlichen und weiblichen Tiere von nachteiligem Einfluß seien. Selbst schwer und chronisch erkrankte Muttertiere mit ebenfalls erkrankten Rammlern gepaart, können nach KLARENBEEK völlig gesunde Junge werfen, die aber später sowohl spontan als auch künstlich angesteckt werden können. Die Jungen infizierter Elterntiere sind spontanen und künstlichen Ansteckungen gegenüber nicht immun. Ebensowenig verleiht das Überstehen der Krankheit eine Immunität, denn selbst genesene Tiere, bei denen längere Zeit Spirochäten nicht mehr nachgewiesen werden können, lassen sich spontan oder künstlich von neuem anstecken.

Künstliche Ansteckung. Auch bei der künstlichen Ansteckung ist die *Inkubation* je nach Impfmodus und Impfort weiten Schwankungen unterworfen. Inkubationsfristen von 2—4—5 Wochen werden angegeben von BAYON, ARZT und KERL, JACOBSTHAL, SCHERESCHEWSKY und WORMS, KLARENBEEK, WARTHIN und Mitarbeitern, ADACHI, DANILO und STROE, SEITZ. Die kürzeste Inkubationsfrist wird bei Scarifikationsimpfung in der Perinealgegend beobachtet. Im Schrifttum ist von Fällen berichtet, bei denen die Krankheit ausnahmsweise schon nach 5 und 11 Tagen zum Ausbruch kam. Nach Impfung der Rückenhaut können zwei Monate, nach Impfung in das obere Augenlid 5—8 Wochen bis zum Ausbruch der ersten Krankheitserscheinungen vergehen. KOLLE, RUPPERT und MÖBUS sowie NOGUCHI berichten über noch längere Inkubationsfristen (20 bis 72 Tage, 20—80 Tage, 61—123 Tage). Nach den Untersuchungen von WARTHIN und Mitarbeitern sieht man auch durch einfache Einimpfung des infektiösen Materials ohne Scarifikation eine wesentliche Verlängerung der Inkubationszeit eintreten. Als durchschnittliche Inkubationszeit können 3—4 Wochen angegeben werden, was den Erfahrungen bei der experimentellen Syphilis entspricht.

Künstlich kann die Spirochätose in verschiedener Weise von Kaninchen zu Kaninchen übertragen werden. Eine solche Übertragung gelingt am leichtesten durch Einreibung von Spirochäten oder von spirochäten-haltigem Material in die *Haut des Geschlechtsapparates*, die zweckmäßiger-weise vorher leicht mit Glaspapier gereizt wird. So angesteckte Tiere erkranken nach RUPPERT in 82—100% aller Fälle nach einer Inkubations-frist von 20—72 Tagen in typischer Weise.

Auch durch Einimpfung infektiöser Hautstückchen unter die *Scrotal-haut* von Kaninchen (KLARENBEEK, SCHERESCHEWSKY und WORMS) (entsprechend der bei der Fortzüchtung der auf das Kaninchen über-tragenen menschlichen Syphilis geübten Technik) sowie durch *intra-testikuläre Impfung*, bisweilen sogar durch Einreiben von infektiösem Material in die *scarifizierte Scrotalhaut* gelingt die Übertragung. Diese Befunde stehen jedoch vereinzelt da. Bei dieser Art der Überimpfung können auch nach den Untersuchungen von KOLLE, RUPPERT und MÖBUS sowie denjenigen von KLARENBEEK charakteristische Primär-affekte mit indurierten Rändern, wie solche an dieser Stelle nach Ver-impfung von menschlichem Syphilismaterial entstehen, nicht erzeugt werden. Die Veränderungen bestehen vielmehr neben einer gering-gradigen Infiltration der Scrotalhaut in einer leichten und feinen Schuppenbildung und schuppenförmigen Abblätterung der Epidermis des

Scrotums. Im Anschluß daran entwickeln sich bisweilen kleine, mit Krusten bedeckte, unspezifisch aussehende Geschwüre.

Bei der *intrascrotalen und intratestikulären Einverleibung* der Spirochaeta cuniculi gelingt es außerdem nicht, eine spezifische Orchitis hervorzurufen, wie dies bei Verimpfung von menschlichem Syphilismaterial der Fall ist (JAKOBSTHAL, NOGUCHI, UHLENHUTH, MULZER, DANILA und STROE, ADACHI u. a.). Demnach hat es den Anschein, als ob die Spirochaeta cuniculi eine geringere Affinität zu Scrotalhaut und Hoden besäße wie die Spirochaeta pallida hominis.

Weiterhin gelingt die Übertragung durch Einreiben spirochätenhaltigen Materials in die *scarifizierte Rückenhaut* und in die *Haut der Augenbrauengegend* sowie durch *intrapalpebrale Injektionen* mit infektiösem Material. Die dabei entstehenden entzündlichen Veränderungen, geschwürigen und krustösen Prozesse verlaufen ausgesprochen chronisch und erstrecken sich über eine Zeitdauer von mehreren Wochen. Spontane Abheilung ohne Narbenbildung wird beobachtet.

Die von JACOBSTHAL, KOLLE, RUPPERT und MÖBUS, WORMS, NOGUCHI, UHLENHUTH u. a. angestellten Versuche, die Krankheit durch *Scarifikationsimpfung der Cornea* oder durch *Impfung in die vordere Augenkammer* auf Kaninchen zu übertragen, haben sämtliche zu einem negativen Ergebnis geführt. Nach KLARENBEEK verursacht die *intraokuläre Impfung* (Einbringen kleiner, spirochätenhaltiger Gewebspartikelchen in die vordere Augenkammer) nach Heilung der akuten reaktiven Erscheinungen nach ungefähr 40 Tagen (maximal 90 Tagen) eine geringgradige *Keratitis*. Vielfach lassen sich im oberflächlichen Abschabsel der Cornea sowie der Conjunctiva scleralis Spirochäten nachweisen. Bisweilen bleibt nach intraokulärer Impfung die Impfkeratitis aus, und es entsteht nur eine conjunctivale Wucherung, in der ebenfalls Spirochäten ermittelt werden können. Die Impfkeratitis kann außerdem von Geschwürsbildungen im Bereiche der Augenlider begleitet sein, ja, es kann sogar nach dieser Art der Einverleibung eine Generalisation der Krankheit auftreten. Im letzteren Falle können zahlreiche Geschwürsbildungen im Bereiche der ganzen Haut, vornehmlich im Bereiche der Kopfhaut, in der Nasengegend, zwischen den Augen, an den Augenlidern und an der Ohrbasis beobachtet werden.

Intrakardiale und intravenöse Injektionen mit Blut von lokal oder generalisiert erkrankten Tieren, ebenso wie solche mit Gewebsemulsionen von spezifischen, nachweislich zahlreichen Spirochäten enthaltenden, conjunctivalen Wucherungen bleiben nach KLARENBEEK ohne Erfolg. In dem Blut und in den inneren Organen künstlich infizierter Kaninchen können nach KLARENBEEK, ADACHI, LEVADITI, WARTHIN, MULZER u. a. Spirochäten nicht nachgewiesen werden. Dagegen gelang es WORMS, durch intrakardiale und intravenöse Injektionen von spirochätenhaltigen Gewebsemulsionen bei jungen Kaninchen die generalisierte Krankheit zu erzeugen. Dabei bietet die Genitalregion ebenfalls einen Lieblingssitz für die Veränderungen.

Übertragung auf den Menschen und auf andere Tiere. Die Versuche von LEVADITI und NICOLAU sowie von DANILA und STROE zeigen, daß die Spirochaeta cuniculi Pathogenität für den *Menschen* nicht besitzt. Über *Spontanübertragungen* von spirochätenkranken Kaninchen auf *andere Tierarten* ist bis jetzt im Schrifttum nichts berichtet. *Künstliche Übertragungen* auf andere Tiere, so besonders auf *Affen*, sind dagegen im Zusammenhang mit der Identitätsfrage der Spirochaeta cuniculi mit der Spirochaeta pallida von mehreren Forschern versucht worden, bis jetzt ohne Erfolg. Der von ROSS angeführte Fall einer gelungenen Übertragung auf einen Affen kann als beweiskräftig ebenfalls nicht angesehen werden. Die weiteren, von ARZT und KERL, SCHERE-SCHEWSKI, KLARENBEEK, NOGUCHI, LEVADITI und Mitarbeitern ausgeführten Übertragungsversuche auf Affen sind sämtlich negativ verlaufen. Da sich Affen mit der Spirochaeta pallida erfolgreich infizieren lassen (UHLENHUTH, NOGUCHI u. a.), ist die Nichtempfänglichkeit dieser Tiere gegenüber der Spirochaeta cuniculi *differentialdiagnostisch* bedeutungsvoll.

Desgleichen haben Übertragungsversuche auf *Hunde, Katzen, Meerschweinchen, Ratten* und *weiße Mäuse* (durch Einreiben infektiösen Materials nach Scarifikation und durch Implantation kleiner infektiöser Gewebspartikel) zu einem völlig negativen Ergebnis geführt. Bei weißen Ratten will es SEITZ gelungen sein, nach intracutaner Verimpfung stark spirochätenhaltigen Materials in die Schwanzwurzel nach zweimonatiger Inkubationsfrist eine positive Infektion zu erzielen. Neuerdings hat WORMS die Frage der Empfänglichkeit der weißen Maus für die Spirochaeta cuniculi erneut geprüft, nachdem er selbst sowie KOLLE und SCHLOSSBERGER die erscheinungslos verlaufende Pallidainfektion der weißen Maus festgestellt hatte. Seine Untersuchungen haben ergeben, daß auch eine latente Infektion dieses Tieres mit der Spirochaeta pallida nicht besteht. Die Maus scheint demnach ein geeignetes Versuchstier für die Unterscheidung der Spirochaeta cuniculi von der Spirochaeta pallida darzustellen.

Klinische Symptome und pathologische Anatomie. Die bei der Kaninchenspirochätose auftretenden Veränderungen beschränken sich häufig auf den Geschlechtsapparat und dessen unmittelbare Umgebung (I. Stadium). Daneben werden aber auch nicht selten Veränderungen an Augen, Mund, Ohrbasis, Gesicht, Mamma und After beobachtet, die auf eine Allgemeinerkrankung des Organismus mit Generalisation des Erregers zurückgeführt werden müssen (II. Stadium). Von einer Reihe von Autoren wird zwar eine echte Generalisation bei der Kaninchenspirochätose bestritten. Sie betrachten die Sekundärerscheinungen als Superinfektionen. Diese Ansicht erhält eine Stütze dadurch, daß Spirochäten in der Blutbahn und in den inneren Organen (Milz, Leber, Lymphknoten, Gehirn) dabei nicht oder nur selten angetroffen werden. Die Unter-

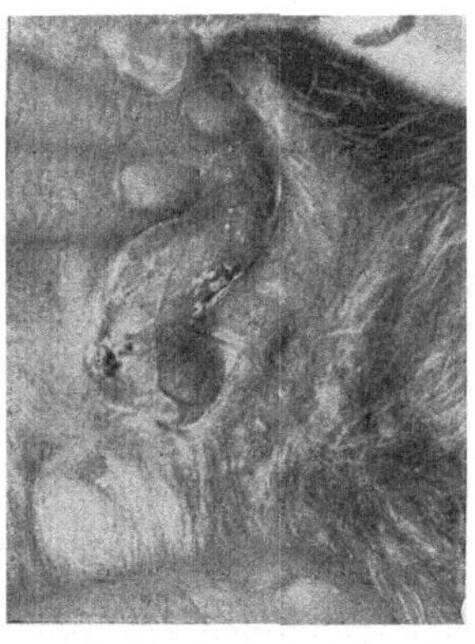

Abb. 28. *Spirochätose.* Geschwüre an der Haut des Hodensackes. (Nach JAHNEL, München.)

suchungen von ARZT und KERL, FREI und WORMS u. a. zeigen aber einwandfrei, daß eine Allgemeininfektion vom Blutwege aus durchaus möglich ist. Sie braucht jedoch nicht regelmäßig beim Vorhandensein einer lokalen Affektion aufzutreten.

Im ersteren Falle findet man das äußere Geschlechtsteil und dessen haarlose Umgebung sowohl bei weiblichen als auch bei männlichen Tieren im Zustande einer mehr oder weniger hochgradigen Entzündung. Das ganze Gebiet des Genitalapparates ist ödematös geschwollen, so daß es etwas hervorragt. Bisweilen ist auch die Vulva-, Vaginal- und Penisschleimhaut stark entzündet, von hochroter Farbe und ebenfalls mehr oder weniger stark geschwollen. Regelmäßig ist aber die Gewebsinfiltration im Verhältnis zu derjenigen, die an dieser Stelle bei der Spirochaeta pallida-Infektion vorkommt, verhältnismäßig geringgradig. Fast in der Regel verläuft die Entzündung ohne Eiterbildung. Solche ist nur in vereinzelten Fällen von KLARENBEEK beobachtet worden. Die Veränderungen können zu Beginn der Krankheit so wenig hervortreten, daß sie leicht übersehen werden. Später treten aber an den genannten Stellen Knötchen, kleine Efflorescenzen und oberflächliche Geschwüre auf, die zwar in der Regel ebenfalls klein sind und Stecknadelkopfgröße, seltener Linsen- bis Erbsengröße besitzen, mit der besonderen Eigenschaft leicht zu bluten

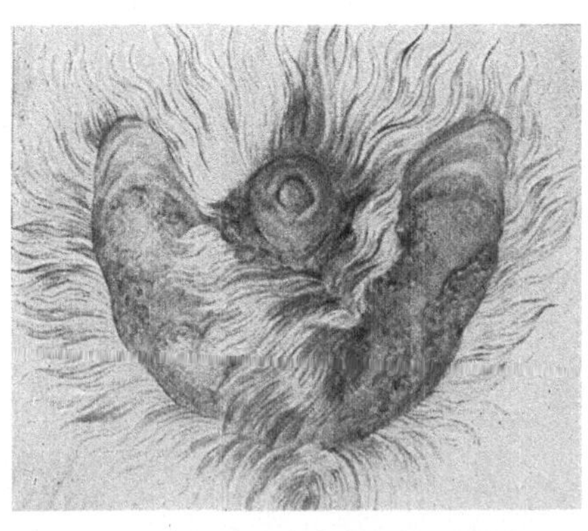

Abb. 29. *Spirochätose.* Hochgradige Veränderungen am Penis und Scrotum beim Kaninchenbock. Ödematöse Schwellung des Präputiums mit Paraphimose. An der Peniswurzel von Borken und Krusten bedeckte Stellen. Hodensäcke mit zahlreichen kleinen Efflorescenzen und Krusten bedeckt. (Nach ARZT. Aus ZUELZER: Handbuch der pathogenen Protozoen von PROWAZEK - NÖLLER. Leipzig 1925.)

und zusammenzufließen (Abb. 28 u. 29). Diese Geschwüre fallen mehr ins Auge, zumal sie nicht selten mit eiter- oder smegmaartigen, pseudomembranösen Belägen versehen sind. Später trocknen diese Geschwüre ein und man sieht kleine Schuppen sich bilden, die leicht

abblättern. Auch in diesem Stadium sind die so veränderten Geschlechtsteile und deren kahle Umgebung geschwollen, gerötet und heben sich von
dem gesunden, mit langen Haaren versehenen umgebenden Gewebe deutlich ab. Bei weiblichen Tieren kann sich der Vorgang vom Eingang bis in
die Tiefe der Vulva in Form eines
Katarrhs mit mehr oder weniger deutlicher Knötchen- und Geschwürsbildung fortsetzen und sogar auf die
Umgebung des Afters sich ausdehnen.
In solchen Fällen gelingt es, die Spirochäten im Vaginalschleim nachzu
weisen (Abb. 30).

Eine Schwellung der benachbarten
Lymphknoten wird selten beobachtet.
Eine solche konnte nur von ARZT und
KERL sowie von FREI an den Leisten-
lymphknoten nachgewiesen werden.
Daß diese tatsächlich auf Spirochäten
zurückzuführen war, wurde von FREI

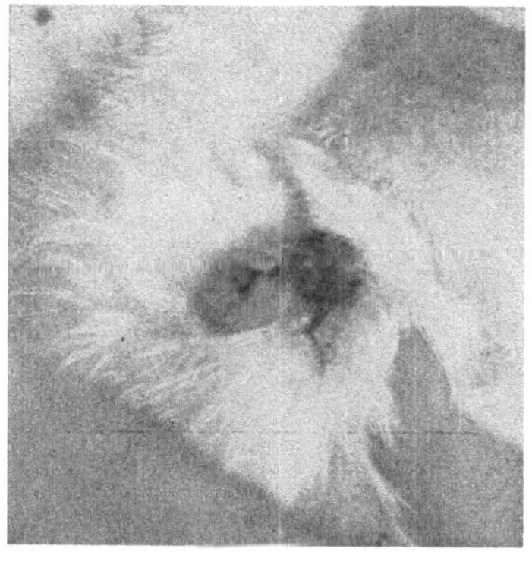

Abb. 30. *Spirochätose.* Veränderungen an
der Vulva. (Nach JAHNEL, München.)

durch den Tierversuch erhärtet. Auch die umfangreichen Untersuchungen
von WORMS zeigen, daß Mitbeteiligung der Lymphknoten selten vorkommt.

Bei Kaninchen, bei denen es zu einer *Generalisierung* des Virus und
infolgedessen zu einer *Allgemeiner-*
krankung kommt, werden Veränderungen im Bereiche der ganzen äußeren Haut beobachtet. Als besondere
Lieblingsstellen für diese sekundär
entstandenen Veränderungen müssen
After, Schnauze und Angesichtsgegend
(Nasenöffnungen, Augenlidränder,
Kopf- und Augenbogenhaut, Ohrbasis)
angesehen werden; nicht selten werden
solche aber auch an der Rückenhaut
und im Bereiche der Extremitäten
gesehen. Diese Veränderungen bestehen in Papelbildung und flachen,
linsen bis erbsengroßen Erosionen und
Ulcerationen. Die letzteren gehen

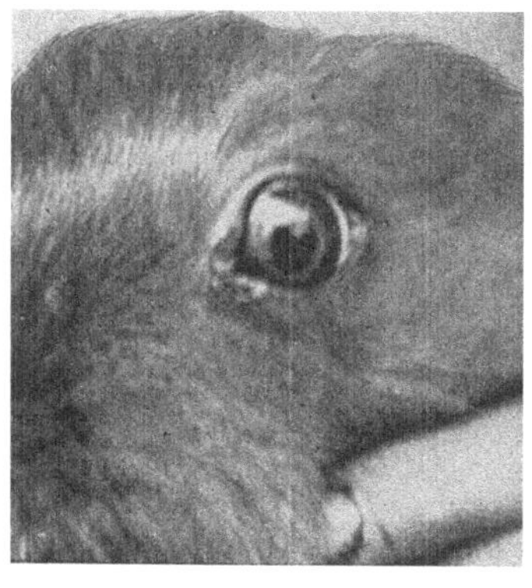

Abb. 31. *Spirochätose.* Papeln und Geschwüre
am medialen Augenwinkel. (Nach JAHNEL,
München.)

zum Teil ineinander über und können auf diese Weise eine größere,
bis zu zehnpfennigstückgroße Ausdehnung erreichen. Die Hautgeschwüre
an den genannten Körperstellen besitzen alle dieselbe Beschaffenheit;
sie ragen etwas über die normale Hautoberfläche hervor und zeigen an
ihren Rändern einen mehr oder weniger roten Wall. Häufig sind die
Geschwüre mit grauen Krusten bedeckt; später nehmen sie eine mehr

flache Beschaffenheit an. Im Umkreis der Geschwüre sind in der Regel die Haare ausgefallen, so daß ein scharfer Übergang vom gesunden zum kranken Gewebe festzustellen ist. Von KLARENBEEK wurde beobachtet, daß an lange bestehenden Geschwüren lange Haare sich entwickeln, die sehr schnell wachsen und oft über die andere, kurzhaarige Hautoberfläche hervorragen (Abb. 31, 32 u. 33).

Die beschriebenen klinischen Symptome und Veränderungen sind unabhängig von Infektionsart und sowohl bei der spontanen als auch bei der künstlichen Ansteckung gleichartig ausgeprägt.

Die Entstehung der „Castorex"-Kaninchenrasse (Hypertrophie oder mangelhafte Bildung an Haaren und Nägeln) wird von verschiedenen Autoren mit kongenitaler Kaninchenspirochätose in Zusammenhang gebracht. LETARD stellt jedoch fest, daß für derartige Zusammenhänge weder durch Beobachtungen noch durch Versuche Anhaltspunkte gewonnen werden können.

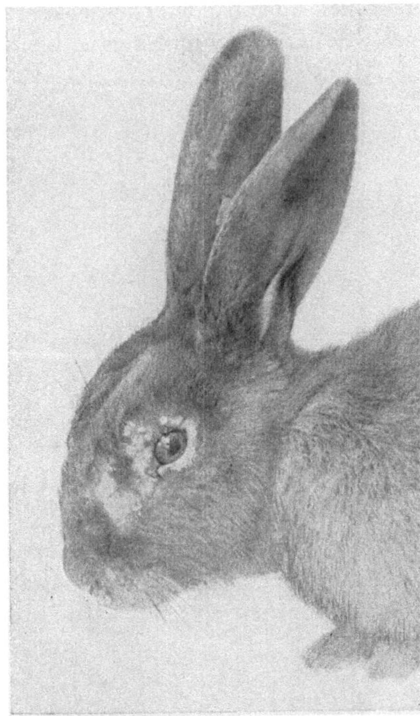

Abb. 32. *Spirochätose.* Geschwürige Veränderungen im Bereiche der Augenlider mit umschriebenem Haarausfall. (Nach JAHNEL, München.)

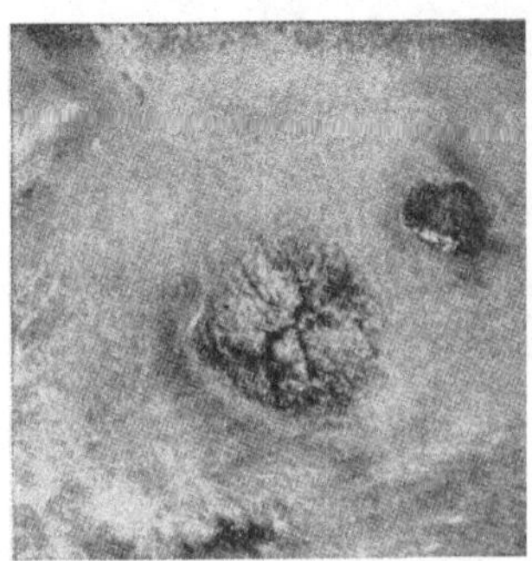

Abb. 33. *Spirochätose.* Auf dem Wege der Generalisation entstandene Geschwüre an der Rückenhaut. [Nach KLARENBEEK: Zbl. Bakter. I Orig. 87 (1922).]

Histologie. Untersuchungen über die Histologie der Kaninchenspirochätose liegen vor von JAKOBSTHAL, MARIE und ISAICU, BRIESE, ADACHI, NOGUCHI, LEVADITI, WARTHIN und Mitarbeitern. Übereinstimmend wird von ihnen die Oberflächlichkeit der Gewebsvorgänge und das Fehlen einer perivasculären Infiltration hervorgehoben. Die lokalen Veränderungen zeigen im allgemeinen das Bild von chronischen, infektiösen Granulomen, mit zum Teil papillomatösem oder condylomatösem Charakter (WARTHIN, SCOTT, BUFFINGTON, WANSTROM). In den Frühstadien finden sich in den oberen Teilen der Mucosa oder des Coriums aus Lymphocyten, Polynucleären, seltener auch Eosinophilen bestehende Infiltrate. Oberhalb dieser Zone zeigt das Epithel Verdickung und ebenfalls eine mehr oder weniger starke leukocytäre Einlagerung. An den meist hyperämischen Blutgefäßen ist vasculäre Infiltration wie bei den durch die Spirochaeta pallida verursachten Veränderungen nicht nachweisbar. Im Epithelbereich findet sich die Spirochaeta cuniculi in großen Mengen.

In chronischen Stadien ist die polynucleäre Gewebsdurchsetzung weit weniger stark ausgeprägt; dagegen werden Fibroblasten und Plasmazellen in den Papillen, und zwischen diesen Verhornung des Epithels angetroffen. Die Blutgefäße sind meist verödet und verdickt. In abgeheilten Bezirken besteht die einzige Veränderung im Auftreten einer schmalen Zone von Narbengewebe unter dem Epithel.

Die von LEVADITI, MARIE und ISAICU angestellten histologischen Untersuchungen der inneren Organe haben spezifische Veränderungen nicht ergeben. Vor allem werden in diesen Spirochäten vermißt. Was die Untersuchung des Gehirns und Rückenmarks anbetrifft, so konnten von NEUBURGER Veränderungen nicht festgestellt werden. Dagegen fanden BRIESE u. a. im Gehirn von an spontaner Spirochätose erkrankten Kaninchen Veränderungen, die mit denjenigen bei der Paralyse weitestgehende Ähnlichkeit besitzen.

Welche *Ursachen* letzten Endes für den häufig *tödlichen Ausgang* der Krankheit verantwortlich gemacht werden müssen, läßt sich auf Grund der pathologisch-anatomischen und histologischen Veränderungen nicht mit Sicherheit entscheiden. Es kann aber als erwiesen gelten, daß die geschwürigen Veränderungen im Bereiche des Geschlechtsapparates sowie die übrigen ulcerativen Hautveränderungen nicht selten die Eintrittspforte für sekundäre Erreger darstellen, die in vielen Fällen den tödlichen Ausgang herbeiführen. Andererseits ist es eine Erfahrungstatsache, daß chronisch erkrankte Tiere oft erst nach $1—1^1/_2$ Jahren verenden, ohne daß außer einer starken Abmagerung irgendwelche pathologisch-anatomischen Abweichungen festgestellt werden können. Im besonderen sind in solchen Fällen Spirochäten im Gehirn und in anderen inneren Organen nicht nachweisbar.

Diagnose und Differentialdiagnose. Da bei Kaninchen nicht selten Bißwunden und sonstige Verletzungen, die mit Entzündung und Geschwürsbildung einhergehen (Phymosen, Geschwüre), am Genitalapparat, in der Analgegend und an sonstigen Körperstellen (Ekzeme, chronische Reizzustände) vorkommen, die weitestgehende Ähnlichkeit mit den hier beschriebenen besitzen können, so ist für die endgültige Diagnose der mikroskopische Nachweis der Spirochäten erforderlich. Dieser gelingt am leichtesten mit Hilfe des Dunkelfeldes und der angegebenen Färbemethoden. Die Spirochäten finden sich überall in den beschriebenen Veränderungen, auch in den sekundär entstandenen und im besonderen in der aus den entzündlichen Veränderungen und Geschwüren austretenden serösen Flüssigkeit. *Differentialdiagnostisch* muß von der spontanen Kaninchenspirochätose die vom Menschen auf das Kaninchen übertragene echte menschliche Syphilis unterschieden werden. Eine Unterscheidung der Spirochaeta cuniculi von der Spirochaeta pallida ist aber mit Hilfe der gebräuchlichen Färbemethoden nicht möglich. Auch die WASSERMANNsche Reaktion ist zum Zwecke der Differenzierung ungeeignet, da diese Arbeitsweise nach dem Urteil der Mehrzahl der Untersucher unspezifische Ergebnisse liefert. Nach den Untersuchungen von SATO, JANTZEN, MANTEUFEL, BEGER soll neben der SACHS-GEORGI-Reaktion mit inaktivem Serum die modifizierte Trübungsreaktion nach MEINICKE eine für die serologische Diagnose der spontanen Kaninchenspirochätose brauchbare Reaktion darstellen. Aber auch diese Reaktionen weisen nach neueren Erfahrungen Fehlergebnisse auf. Die Ergebnisse ausgeführter Intradermalproben waren sämtliche vollkommen negativ.

Auch die *Krankheitsbilder* bei den beiden Krankheiten besitzen weitgehende Ähnlichkeit. (Die von KOLLE, RUPPERT und MÖBUS beschriebene größere Schmerzhaftigkeit der bei der Kaninchenspirochätose auftretenden Geschwüre ist von WORMS und SEITZ nicht bestätigt worden.)

Dagegen tritt nach KOLLE, RUPPERT und MÖBUS die Verschiedenheit der spontanen Kaninchenspirochätose und der vom Menschen auf das Kaninchen übertragenen Syphilis sicher zutage, wenn man die bei den Krankheiten auftretenden *pathologisch-anatomischen Veränderungen* miteinander vergleicht. Nach den Angaben dieser Forscher kommen bei der spontanen Kaninchenspirochätose niemals die typischen harten Schanker mit solch derben Infiltraten vor, die bei der Übertragung der im Kaninchen fortgezüchteten menschlichen Syphilis beobachtet werden. Die nach künstlicher Ansteckung auftretenden Primäraffekte sind bei der spontanen Kaninchenspirochätose viel kleiner, weniger saftreich und viel weicher als die nach Verimpfung von menschlichem Syphilismaterial bei Kaninchen erzeugten Primärsklerosen (KOLLE, RUPPERT und MÖBUS, NOGUCHI). In *histologischer Hinsicht* kann auch das Fehlen der vasculären Infiltrate bei der Kaninchenspirochätose als Unterscheidungsmerkmal herangezogen werden. Von KOLLE, RUPPERT und MÖBUS ist durch kreuzweise ausgeführte Impfungen nachgewiesen worden, daß Kaninchen, die mit menschlicher Syphilis infiziert waren, mit Spirochaeta cuniculi und solche, die mit Spirochaeta cuniculi infiziert waren, mit Spirochaeta pallida in 80—85% angesteckt werden konnten, und zwar unter Entstehung der für jede Spirochätenart charakteristischen Primäraffekte. Bei entsprechenden Vergleichsversuchen mit dem gleichen Material bei denselben Stämmen blieb die Ansteckung dagegen aus (KOLLE, RUPPERT und MÖBUS). SCHERESCHEWSKY und WORMS sowie KLARENBEEK u. a. sprechen sich gegen die Möglichkeit einer derartigen Unterscheidung der beiden Spirochäten aus.

Von besonderem differentialdiagnostischem Wert scheint das von KOLLE und Mitarbeitern gefundene *verschiedene chemotherapeutische Verhalten* der beiden Spirochäten dem Silbersalvarsan gegenüber zu sein. Zur Unterscheidung wird nach KOLLE und RITZ in der Weise vorgegangen, daß die zu untersuchenden Tiere mit 4, 5 oder 6 mg Silbersalvarsan pro Kilogramm Körpergewicht in Abständen von 8 Tagen behandelt werden. Sind die Spirochäten nach 2 und 3 Tagen noch beweglich, so sind sie die Erreger der spontanen Kaninchenspirochätose. Sind sie aber 48—72 Stunden nach Verabreichung von 5 mg Silbersalvarsan unbeweglich und verschwunden, so handelt es sich um eine Infektion mit Spirochaeta pallida (s. auch WORMS).

Weiterhin ist zur Unterscheidung der Umstand herangezogen worden, daß die spontane Kaninchenspirochätose selten zur Generalisation führt, während dies bei der experimentellen Kaninchensyphilis fast durchweg zutrifft, und daß es durch Verimpfung der Spirochaeta cuniculi im Gegensatz zur Spirochaeta pallida schwer gelingt, typische Keratitis zu erzeugen.

Die früher bei der Kaninchenspirochätose nachgewiesenen *Liquorveränderungen* sind äußerst vorsichtig zu bewerten, da solche auch bei der spontanen Kaninchenencephalitis zu finden sind (S. 155).

Endlich wird von WORMS noch das voneinander abweichende serologische Verhalten der beiden Infektionen — seltene positive MEINICKE-Trübungsreaktion bei Kaninchenspirochätose — als Unterscheidungsmerkmal angeführt.

Zusammenfassend kann also festgestellt werden, daß die spontane Kaninchenspirochätose den Wert des Kaninchens als Versuchstier für die experimentelle Syphilisforschung nicht wesentlich herabmindert.

Apathogene und saprophytische Spirochäten beim Kaninchen.

Für die richtige Deutung von Spirochätenfunden beim Kaninchen von besonderer Wichtigkeit ist die Feststellung NEUMANNs, daß sowohl im Dung der Kaninchenställe als auch bei klinisch völlig gesund erscheinenden weiblichen Tieren saprophytisch in der Vagina lebende refringensähnliche Spirochäten vorkommen. Derselbe Untersucher konnte — ebenso wie M. ZUELZER — auch im Wasser, an Wasserleitungshähnen und Ausgußbecken Spirochäten vom Pallidatypus nachweisen. Weiterhin ist es ihm gelungen, den experimentellen Beweis zu erbringen, daß es eine Spirochäte vom Typus der Spirochaeta pallida gibt, die nicht durch Ansteckung von Tier zu Tier übertragen wird, sondern die sich spontan in Wunden des Kaninchens saprophytisch ansiedeln kann. Wenn auch hier die Möglichkeit einer latenten Infektion mit der Spirochaeta pallida nicht ausgeschaltet werden kann, so sind diese Feststellungen in verschiedener Richtung beachtenswert. Da Wunden (Bißwunden, Verletzungen beim Coitus, Abschürfungen, Scheuerwunden infolge Kratzens in der Analgegend bei Wurminvasionen) im Bereiche der Geschlechtsteile beim Kaninchen nicht zu den Seltenheiten gehören, so ist die Möglichkeit einer Infektion durch diese Eintrittspforten mit Spirochäten außerordentlich groß, zumal die After-Geschlechtsgegend mit dem Erdboden oder der verunreinigten Streu dauernd in engster Berührung sich befindet. Diese Tatsache mahnt jedenfalls bei der Deutung von Spirochätenfunden vom Pallidatyp in Ulcerationen, besonders am

Genitale, zu großer Vorsicht, weil auch bei der spontanen Kaninchenspirochätose Verletzungen die Vorbedingung für eine Infektion zu sein scheinen.

Nach den Untersuchungen von BÉRENSKY sowie von ZUELZER und OBA werden auch im Darm von Kaninchen Spirochäten gefunden, die teils der Spirochaeta buccalis, inaequalis teils der Recurrensspirochäte gleichen. Auch eine Spirochäte vom Pallidatypus soll saprophytisch im Rectum von Kaninchen vorkommen (NAKANO, ZUELZER und OBA, DELAMARE, DJEMIL und ACHITONO, SABRAZÈS, LEBAILLY). Gelegentlich werden beim Kaninchen im Darm Organismen vom Typus der Spirochaeta icterohaemorrhagica saprophytisch angetroffen (ZUELZER und OBA).

Andererseits ist durch die Arbeiten von SCHERESCHEWSKY, MAYER und M. ZUELZER dargetan, daß die Spirochäten überhaupt durch eine außerordentliche morphologische Veränderlichkeit, durch zahlreiche Übergangsformen von einem zum anderen Typus und durch eine große Anpassungsfähigkeit ausgezeichnet sind. Wenn es auch zwar noch keineswegs als erwiesen gelten darf, daß saprophytische Spirochäten unter günstigen Bedingungen zu parasitischen sich weiterentwickeln können, so muß eine solche Möglichkeit doch in Betracht gezogen werden. Sie würde zwanglos die von NEUMANN angemerkte Tatsache erklären, daß Kaninchen spontan an Spirochätose erkranken können, ohne mit infizierten Tieren in Berührung gekommen zu sein.

Die **Prophylaxe** besteht in peinlichst sauberer Tierhaltung. In Zuchtbeständen und namentlich in Versuchslaboratorien müssen neu hinzugekaufte Tiere einer genauen Untersuchung an den für die spontane Kaninchenspirochätose bezeichneten Sitzen der Veränderungen unterzogen werden. Bei der Auffindung verdächtiger Merkmale ist eine mikroskopische Untersuchung [Erosion der Veränderungen mit Glascapillaren (Manifestwerden latenter Infektionen) und Dunkelfelduntersuchung] einzuleiten und mehrmals an den folgenden Tagen zu wiederholen. Unter Umständen müssen solche Untersuchungen auf ganz gesunde Tiere ausgedehnt werden. Wenn nach Verlauf von etwa 20 Tagen sämtliche Untersuchungen negativ ausgefallen sind, so können die Tiere mit ziemlicher Sicherheit als gesund betrachtet werden. Sobald kranke Tiere sich in einem Bestande befinden, sind sie auszumerzen, die gesunden mehrere Monate vor Inversuchnahme zu beobachten (Lieblingssitze der Veränderungen).

Zur **Behandlung** der spontanen Kaninchenspirochätose werden mit Erfolg verwendet: Silbersalvarsan in der Menge von 0,04—0,06 g pro Kilogramm Körpergewicht; 0,25—0,35 g Neosalvarsan, das in 1,5 ccm destilliertem Wasser oder physiologischer Kochsalzlösung gelöst und am besten intramuskulär verabreicht wird. Schon nach 24 Stunden sollen die Spirochäten fast vollständig verschwinden; Heilung erfolgt in etwa

14 Tagen. Auch örtliche Bepinselungen der erkrankten Stellen mit Olivenöl, wässeriger Kreolinlösung, Lysol u. a. besitzen bei wiederholter Anwendung heilende Wirkung. Die Ablösung der Krusten wird durch Behandlung mit indifferenten öligen Mitteln beschleunigt. Stovarsol und Spirocid sollen sich nach WORMS bei stomachaler Einverleibung als gut wirksam erwiesen haben. Auch Cyarsal, Sublimat, Kalomel, Hydrargyrum salicylicum (10%ig) und Wismutpräparate (Wismuttartarat in wäßriger Lösung 0,1 pro kg Körpergewicht) führen zum Erfolg. Parenterale Einverleibung von Eiweiß (Caseosan) erwies sich nur vorübergehend als wirksam.

Schrifttum.

ADACHI: Acta dermat. (Kioto) **2**, 294 (1924). — ADAMS, CAPPEL and MCCLUSKIE: J. of Path. **31**, 157 (1928). — ARZT u. KERL: (a) Wien. klin. Wschr. **1914 II**, 1053; (b) Dermat. Z. **29**, 65 (1920); (c) Dermat. Wschr. **1920 II**, 1047. — BAYON: Brit. med. J. **1913**, 1159. — BECKER: Dtsch. med. Wschr. **1920 I**. — BÉRENSKY: Bull. Soc. Méd. vét. **71**, 296 (1918). — BERTARELLI: Zbl. Bakter. I Orig. **41**, 320 (1906); **43**, 167, 238 (1907). — BESSEMANS: C. r. Soc. Biol. Paris **99**, 331 (1928). — BESSEMANS et DE GEEST: C. r. Soc. Biol. Paris **99**, 334 (1928). — BOLLINGER: Virchows Arch. **59**. Zit. in KOLLE, RUPPERT u. MÖBUS: Arch. f. Dermat. **135** (1921). — BRIESE: Bull. Assoc. Psych. roum. **5**, 28 (1923). — CHODZIESNER: Zit. nach M. ZUELZER: Anhang zum Handbuch der pathogenen Protozoen von Prowazek-Nöller. Leipzig: Johann Ambrosius Barth 1925. — DANILA et STROE: C. r. Soc. Biol. Paris **77**, 167 (1914); **88**, 892 (1923). — DELAMARE, DJÉMIL et ARCHITONO: Bull. Acad. Méd. Paris **91**, 462 (1924). — DOFLEIN: Lehrbuch der Protozoenkunde, 2. Aufl., S. 313, Jena 1909. — FREI: (a) Schles. dermat. Ges. Breslau, 28. Jan. 1922. Ref. Zbl. Hautkrkh. **4**, 324 (1922); (b) Hundertjahrfeier deutscher Naturforscher und Ärzte, 21. April 1922. Ref. Zbl. Hautkrkh. **7**, 162 (1923); (c) Klin. Wschr. **1923 II**, 1263; (d) Arch. f. Dermat. **144**, 365 (1923); (e) Schles. dermat. Ges. Breslau 14. Febr. 1925; Zbl. Hautkrkh. **17**, 273 (1925). — FREI u. TROST: Schles. dermat. Ges. Breslau, 8. Juli 1922. Ref. Zbl. Hautkrkh. **6**, 227. — FRIEDBERGER-PFEIFFER: GOTTSCHLICH, Spirochätosen, Bd. 2, S. 949. 1919. — FRÖHNER-ZWICK: Lehrbuch der speziellen Pathologie und Therapie der Haustiere. Seuchenlehre. 1924. — HUTYRA u. MAREK: Lehrbuch der speziellen Pathologie und Therapie der Haustiere, Bd. 1, S. 1027. 1922. — JAHNEL: (a) Dtsch. med. Wschr. **1920 I**, 29; (b) Z. Neur. **73**, H. 1/3; (c) Arch. f. Dermat. **135**, 232 (1921). — JAHNEL u. ILLERT: Klin. Wschr. **1923 II**, 1731. — JAKOBSTHAL: Dermat. Wschr. **1920**, 56. — JANTZEN: Z. Immun.forsch. **33**, 156 (1921). — KLARENBEEK: (a) Zbl. Bakter. I Orig. **86**, 472; **87**, 203 (1921); **88**, 73 (1922); (b) Tijdschr. Diergeneesk. **13** (1921); (c) Dtsch. tierärztl. Wschr. **1922 I**, 290; (d) Ann. Inst. Pasteur **37**, 886 (1923). — KLAUDER: Proc. path. Soc. Philad. **25**, 39 (1923). — KOLLE u. RITZ: Dermat. Z. **27**, 319 (1919). — KOLLE u. RUPPERT: Med. Klin. **1922 I**, 620. — KOLLE, RUPPERT u. MÖBUS: Arch. f. Dermat. **135**, 260 (1921). — KNORR: Zbl. Bakter. I Orig. **87**, 7 (1922). — LEBAILLY: C. r. Soc. Biol. Paris **75**, 389 (1913). — LERSEY, DOSQUET u. KUCZYNSKI: Berl. klin. Wschr. **1921 I**, 546. — LERSEY u. KUCZYNSKI: Berl. klin. Wschr. **1921 I**, 664. — LETARD: Verh. 1. internat. Kaninchenzücht.-Kongr. **1931**, 80. — LEVADITI et BANU: C. r. Acad. Sci. Paris **170**, 1021 (1929). — LEVADITI et MARIE: (a) Ann. Inst. Pasteur **37**, 189 (1923); (b) Arch. de Neurol. **42**, 1 (1923). — LEVADITI, MARIE et ISAICU: C. r. Acad. Sci. Paris **85**, 51, 342 (1921). — LEVADITI, MARIE et NICOLAU: (a) C. r. Acad. Sci. Paris **172**, 1542 (1921); (b) C. r. Acad. Sci. Paris **172**, 1542 (1921). — LEVADITI, NICOLAU u. NAVARRO: Zbl. Bakter. I Ref. **81**, 276 (1926); Presse méd. **1925**, 893. — LEVADITI, ROUSSET et Li Yuan Po: Bull. Acad. vét. France **3**, 183 (1930). — Manteufel u. Beger: Dtsch. med. Wschr. **1924** I, 269. — Meier: Dermat. Z. **10** (1903). — Mucha: Inaug.-Diss. Wien 1911. — Mulzer: (a) Zbl. Bakter. I Ref. **54**, 547 (1912); (b) 13. Kongr. dtsch. dermat. Ges. München 1923; Arch. f. Dermat. **145**, 243 (1920); (c) Arch. f. Dermat. **145**, 243 (1924); (d) Handbuch der Haut- und Geschlechtskrankheiten, Bd. 15, 1. Teil. Berlin 1927. — Nakano: Jap. Z. Dermat. **17**, 1 (1917). — Neumann: (a) Dissertations-Auszug. Dresden 1922; (b) Zbl. Bakter. I Orig. **90**, 100 (1923); (c) Klin. Wschr. **1923** I, 256; (d) Klin. Wschr. **1923** I, 836. — Noguchi: (a) Zbl. Bakter. I Orig. **66**, 517 (1918); Z. Hyg. **1**, 220 (1922); (b) J. of amer. med. Assoc. **77**, 2052 (1921); (c) J. of exp. Med. **32**, 391. — Olt-Ströse: Die Wildkrankheiten und ihre Bekämpfung. Neudamm 1914. — Ross: Brit. med. J. **1912**, 1651; **41**, 1914 (1923). — Ruppert: Berl. tierärztl. Wschr. **1921** I, 493; Dtsch. med. Wschr. **1921** I. — Sabrazès: Gaz. Sci. méd. Bordeaux **1926**, No 29. — Sato: Z. Hyg. **100** (1923); **101** (1924). — Schereschewsky: (a) Zbl. Bakter. I Orig. **47**, 1 (1918); (b) Berl. klin. Wschr. **1920** II, 1142; (c) Verh. Berl. dermat. Ges., Sitzg 13. Dez. 1921. — Schereschewsky u. Worms: (a) Berl. klin. Wschr. **1921** II, 1305; (b) Dermat. Z. **33**, 10 (1921); (c) Dtsch. med. Wschr. **1921** I, 176; (d) Zbl. Hautkrkh. **4**, 445 (1922). — Seitz: Münch. med. Wschr. **1924** II, 1012. — Sustmann: (a) Die Kaninchenzucht, Bd. 15. Sachsen-Anhalt 1919; (b) Berl. tierärztl. Wschr. **1919** I. — Uhlenhuth: Med. Klin. **1922** II, 1210, 1246, 1273. — Uhlenhuth u. Mulzer: (a) Zbl. Bakter. I Orig. **64**, 165 (1912); (b) Arb. Reichsgesdh.amt **44** (1913). — Uhlenhuth u. Zuelzer: Zbl. Bakter. I Orig. **85**, 141 (1921). — Warthin, Scott, Buffington and Wanstrom: J. inf. Dis. **32**, 315 (1923). — Wassermann u. Ficker: Klin. Wschr. **1922** I, 110. — Worms: (a) Berl. klin. Wschr. **1921** I, 103; (b) Zbl. Hautkrkh. **9**, 273 (1923); (c) Z. klin. Med. **99**, 313 (1923); (d) Klin. Wschr. **1923** I, 836; Med. Klin. **1923** II, 1335; Zbl. Bakter. I. Orig. **93**, 188 (1924); Zbl. Hautkrkh. **17**, 821 (1925); Dtsch. med. Wschr. **1925** I, 428; Handbuch der pathogenen Mikroorganismen, 3. Aufl., Bd. 7, S. 717. 1930; (e) Zbl. Bakter. I Orig. **93**, 188 (1924); (f) Dtsch. med. Wschr. **1925** I, 428; (g) Arb. Reichsgesdh.amt **1926**, 527. — Yamamoto: Acta dermat. (Kioto) **14**, 188 (1929). — Zuelzer: (a) Arb. Reichsgesdh.amt **51**, 159 (1919); Zbl. Bakter. I Orig. **85**, Beih., 154 (1921); Arch. f. Hyg. **103**, 282 (1929); (b) Anhang zum Handbuch der pathogenen Protozoen von Prowazek-Nöller, 2. Aufl., Bd. 3, S. 1627. Leipzig: Johann Ambrosius Barth 1925. — Zuelzer u. Oba: Zbl. Bakter. I Orig. **91**, 95 (1923). — Zuelzer u. Philipp: Strahlenther. **20**, 737 (1925); Biol. Zbl. **45**, 557 (1925).

22. Strahlenpilzerkrankung. Aktinomykose.

Erkrankungen an Aktinomykose sind bei Kaninchen, besonders bei zahmen, überaus selten, wahrscheinlich weil ihnen durch ihre Haltung in Käfigen nur zufällig Gelegenheit zur Aufnahme des Pilzes gegeben ist.

In den Tonsillen des Hasen sah Olt häufig Strahlenpilze, die aber nicht auf das cytoplastische Gewebe übergriffen und auch nur ganz geringgradige Reizerscheinungen, wie Fremdkörper oder Pflanzenteile, auslösten.

Sustmann berichtet dagegen über das Auftreten typischer Aktinomykose in einem Bestande von sieben Jungtieren (Riesenscheckenkaninchen). Sechs von diesen Tieren zeigten eigentümliche Auftreibungen und Beulen, zum Teil mit Fistelöffnungen und Eiterabfluß, besonders im Bereiche des Kopfes, aber auch am Halse und an anderen Körperstellen. Die nähere Untersuchung des Kopfes eines Tieres ergab das Vorhandensein einer Kieferaktinomykose mit ganz beträchtlicher Auftreibung des rechten Unterkiefers, so daß dieser das Dreifache seines normalen Umfanges angenommen hatte. In der Gegend des Gefäßausschnittes des Unterkiefers war eine linsengroße Fistelöffnung mit zackigen Rändern festzustellen, deren Umgebung mit weißlichen, griesigen Massen bedeckt war. Durch Druck auf die ziemlich derbe Auftreibung konnten ebensolche Massen, untermischt mit einer milchigen Flüssigkeit und kleinen, gelblichen Körnchen aus der Öffnung ausgepreßt werden. Der Prozeß, der mit stielförmigen, granulösen und fungösen Wucherungen einherging, erstreckte sich nicht nur auf den Unterkieferknochen, sondern auch auf die Zahnalveolen. Die in diesen enthaltenen Eitermassen und Zerfallsprodukte besaßen die bereits oben geschilderte Beschaffenheit.

Mikroskopisch wurden typische Actinomyces-Pilzrasen nachgewiesen.

Was die **Art und Weise der Infektion** in den vorliegenden Fällen anbetrifft, so sollen die üblichen Getreidegrannen dafür nicht in Frage kommen. Es wird vielmehr die Verfütterung von hartem Waldheu damit in Zusammenhang gebracht, das gleichzeitig auch als Einstreu verwendet wurde. Einen ähnlichen Fall von Unterkieferaktinomykose mit starker Auftreibung und schwammiger, spongiöser Beschaffenheit der Knochensubstanz teilt SANDIG mit. Actinomycesdrusen wurden bei diesem ebenfalls festgestellt.

Bei der großen Seltenheit des Vorkommens der Aktinomykose kommt ihr beim Kaninchen eine untergeordnete Rolle zu.

Schrifttum.

OLT: Festschrift für E. FRÖHNER, S. 264. Stuttgart: Ferdinand Enke 1928. — SANDIG: Tierärztl. Rdsch. **1924**, 65. — SUSTMANN: Tierärztl. Rdsch. **1913**, 135.

23. Saccharomyces guttulatus (Robin).

GALLI-VALERIO berichtet über das Auftreten von Meteorismus bei mehreren Kaninchen mit daran anschließenden Todesfällen. Er bringt die Krankheit mit Saccharomyceten (Saccharomyces guttulatus) in Zusammenhang, die im Darm in außerordentlich großer Zahl zugegen waren.

Mit Wasser versetzter und in einer verschlossenen Flasche aufbewahrter Kot solcher Kaninchen führte zu einer derartigen Gasentwicklung, daß der Pfropf abgehoben wurde und es zum Überschäumen der Flüssigkeit kam.

In der Annahme eines ursächlichen Zusammenhanges der Blastomyceten mit dem bei Kaninchen beobachteten Meteorismus wird GALLI-VALERIO durch einen von VERSÉ beschriebenen, ebenfalls durch Blastomyceten verursachten Fall von Magenruptur beim Menschen bestärkt.

Schrifttum.

GALLI-VALERIO: (a) Schweiz. Arch. Tierheilk. **1919**, H. 7/8. (b) Zbl. Bakter. I Orig. **94**, 61 (1925).

B. Durch filtrierbares Virus verursachte Seuchen.
1. Pocken.

Auf das spontane Auftreten einer Krankheit beim Kaninchen, die klinisch und anatomisch größte Ähnlichkeit mit menschlichen Pocken und mit Vaccine besitzt, wurde zuerst von LEVADITI und Mitarbeitern, sowie von NICOLAU und KOPCIOWSKA, BARDACH, BLANC und CAMINOPETROS sowie DURAN REYNALS aufmerksam gemacht. Später ist dieselbe Krankheit in mehreren größeren Ausbrüchen von GREENE, PEARCE, ROSAHN und HU im Rockefeller Institut für Medical Research in New York beobachtet und einem eingehenden Studium unterzogen worden.

Geschichtliches. Bereits im Jahre 1933 ist von LEVADITI und NICOLAU das Vorkommen neurovaccinaler latenter Infektionen und die Möglichkeit spontaner Ansteckung mit Vaccine beim Kaninchen nachgewiesen worden. LEVADITI und SANCHIS-BAYARRI berichten 1927 über spontane vaccinale Orchitis bei einem Kaninchen nach subcutaner Injektion am Scrotum mit andersartigem Material, und GREENE sowie PEARCE und Mitarbeiter beobachteten 1931—36 mehrere Epidemien einer pockenähnlichen Kaninchenkrankheit, deren Entstehung zum Teil unklar blieb, zum Teil aber auf eine Spontaninfektion mit Vaccine zurückgeführt werden konnte, mit der Tiere des betreffenden Bestandes künstlich angesteckt worden waren. Die Feststellungen der französischen und amerikanischen Autoren stimmen im großen und ganzen überein.

Epidemiologie. NICOLAU und Mitarbeiter sind auf Grund ihrer Beobachtungen geneigt, eine Präexistenz des Virus beim Kaninchen anzunehmen, da sie glauben, sonstige Übertragungsmöglichkeiten ausschließen zu können. Während bei den ersten Ausbrüchen der Krankheit im Kaninchenbestande des Rockefeller-Institutes die Entstehung unklar blieb, wurde später der Eindruck gewonnen (GREENE), daß die Epidemie unter Tieren ausbrach, die künstlich mit Vaccinevirus angesteckt worden waren, und daß die Übertragung auf die übrigen Tiere der Zucht durch das Wartepersonal erfolgt sein müsse. Eine derartige Infektion durch Personen ist nachweislich schon während der Inkubation möglich, also zu einer Zeit, in der die Krankheit klinisch noch nicht feststellbar ist. Die Epidemie begann nach GREENE mit atypischen Fällen einer „visceral disease", aus der sich allmählich typische Pocken entwickelten. Sie lief in einer milden Hautkrankheit aus, die schwer mehr als Pockenkrankheit zu erkennen war. Die Pockenepidemie erschien also als endgültiger Abschluß einer Reihe von krankhaften Störungen in dem betreffenden Bestande, die schon einen Monat begannen, ehe der erste Pockenfall auftrat. Es hatte den Anschein, als ob sowohl die Wandlung im Seuchenverlauf als auch das Erlöschen der Krankheit eher auf eine Besserung der allgemeinen Haltungsbedingungen als auf eine durch Aussetzung der Infektion erworbene spezifische Immunität der Tiere zurückzuführen war.

Ätiologie. Von den französischen Autoren ist zuerst der Vaccinecharakter (Neurovaccine) des der Krankheit zugrunde liegenden Virus festgestellt worden. Nachdem dann bei den verschiedenen Ausbrüchen der Krankheit im Rockefeller-Institut die immunbiologische Verwandtschaft festgestellt und der pockenähnliche Charakter des zugrunde liegenden Agens vermutet worden war, ist von PEARCE und Mitarbeitern in systematischen Untersuchungen aus zahlreichen Spontanfällen ebenfalls der Nachweis eines Pockenvirus erbracht worden. Es passiert Berkefeld-V-Filter und behält bei Eisschranktemperatur seine volle Virulenz 127 Tage lang. Seine Pathogenität ist am leichtesten durch intratestikuläre Verimpfung auf Kaninchen feststellbar. Bei dieser Übertragungsart konnten Berkefeld-V-Filtrate in 15 ununterbrochenen Passagen bei Kaninchen weitergeführt werden. Während eines neunmonatigen Studiums und nach zahlreichen Tierpassagen blieben seine pathogenen Eigenschaften unvermindert erhalten. Nicht filtrierte Emulsionen aus krankhaft veränderten Organen wurden in der Regel wirksamer befunden als filtriertes Impfmaterial. Die enge Verwandtschaft des nachgewiesenen Virus mit dem Pockenvirus geht daraus hervor, daß Kaninchen, die von der spontanen oder künstlich erzeugten Krankheit genesen sind, sich gegenüber einer auf den verschiedensten Wegen erfolgten Infektion mit Pockenvirus refraktär zeigten. Auch durch Zusammenleben mit kranken Tieren kam eine Ansteckung nicht zustande. Weitere immunbiologische Untersuchungen haben zwischen dem Kaninchenpockenvirus und dem Vaccine und Neurovaccinevirus enge Verwandtschaft ergeben, die auch durch Serumneutralisationsversuche bestätigt wurde. Vollkommene Identität zwischen Kaninchenpocken und Vaccinevirus besteht nicht, aber die Verwandtschaft mit dem Neurovaccinevirus ist enger als mit Kulturvaccine. Zum Virus III des Kaninchens bestehen dagegen keine verwandtschaftlichen Beziehungen. Nach den Feststellungen der französischen Autoren ist das Virus im Ovarium, in der Nebennierenkapsel, in den Lungen, in Leber, Milz, im Gehirn und im Blut enthalten.

Die **natürliche Ansteckung** erfolgt höchstwahrscheinlich durch Kontakt mit kranken Tieren, bzw. durch Vermittlung des Wartepersonals, wobei Wunden der äußeren Haut, an den Lippen und in der Mundschleimhaut eine besondere Disposition darstellen. Empfänglich für die Spontaninfektion scheinen nur Kaninchen zu sein. Über Übertragungen auf andere Tiere liegen jedenfalls Berichte nicht vor. Die Inkubationszeit beträgt 5—14 Tage. Die Tatsache, daß im Rockefeller-Institut in New York während der Seuchenausbrüche 1930 bis 1936 insgesamt 1400 Tiere erkrankt waren, läßt allgemein auf eine hohe *Morbidität* schließen. Die *Sterblichkeitsziffer* belief sich im Durchschnitt auf 42—46%, die Genesungsziffer auf etwa 45%. Durch Tiere, die die Krankheit überstanden haben, findet eine Übertragung nicht statt. Im allgemeinen sind jüngere Tiere empfänglicher als ältere; desgleichen zeigen säugende Tiere und solche hochgezüchteter Rassen größere

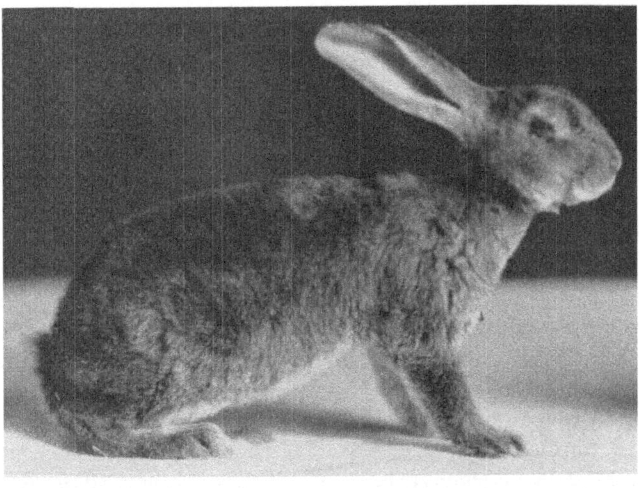

Abb. 34. *Kaninchenpocken.* Schweres Krankheitsbild mit dem Ausdruck akuter Atemnot infolge ausgesprochener Veränderungen in der Mundhöhle. [Nach GREENE: J. of exper. Med. **60**, 427 (1934).]

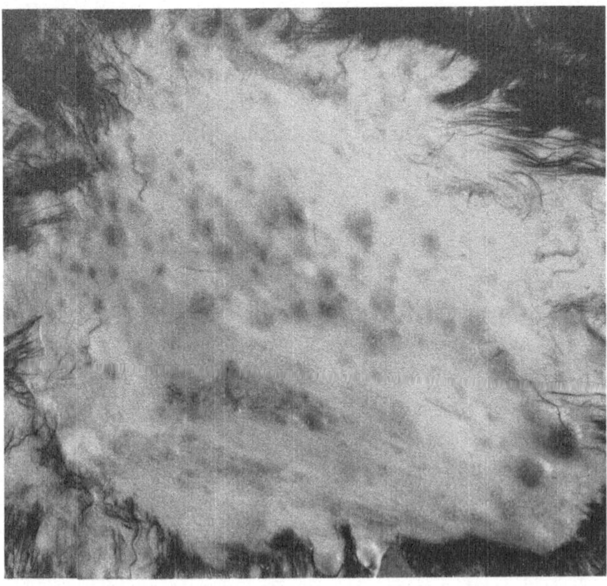

Abb. 35. *Kaninchenpocken.* Papulöse Veränderungen der Haut in verschiedenen Stadien der Entwicklung. [Nach GREENE: J. of exper. Med. **60**, 427 (1934).]

Anfälligkeit. Junge, die an immunen Müttern saugen, erkranken häufiger als solche von empfänglichen, nichtimmunen Muttertieren.

Die **künstliche Übertragung** des Kaninchenpocken-Virus gelingt auf Kaninchen, Meerschweinchen, Ratten, Mäuse und Kälber, und zwar nach intradermaler, cutaner (Scarifikation), conjunctivaler, cornealer (Scarifikation), intravenöser und intratestikulärer Einverleibung. Nach conjunctivaler und cornealer Infektion treten nach 1—5 Tagen im Gegensatz zur Spontankrankheit in Cornealepithelien typische cytoplastische Einschlußkörperchen auf, die mit den GUARNIERIschen Körperchen identisch sind. Intradermale Ein-verleibung führt zur Entstehung cutaner ent-zündlicher Reaktionen, ohne Lokalisation der Ver-änderungen entlang den Scarifikationsstrichen. Dasselbe trifft auch für die Cornea zu. Die Inku-bation beträgt je nach Tierart und Impfmodus 5—7 Tage, bei intratestikulärer Impfung 24 Stun-den bis 3 Tage. Tödlicher Ausgang erfolgt zwischen dem 3. und 7. Krankheitstage. Bei intracerebraler Verimpfung des Virus auf weiße Mäuse tritt der Tod gewöhnlich am 5. oder 6. Tag nach der Imp-fung ein. Bei den übrigen Infektionsarten ver-enden die Tiere durchschnittlich 12$^1/_2$, frühestens 8 und spätestens 24 Tage nach der Impfung.

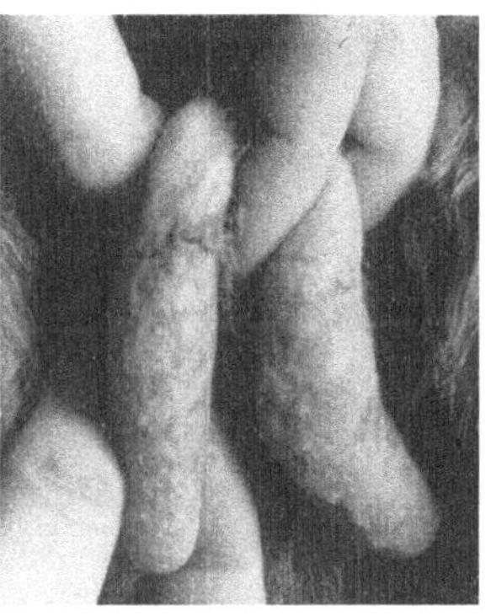

Abb. 36. *Kaninchenpocken.* Knötchen-förmige Orchitis mit papulösen Ver-änderungen am Scrotum. [Nach GREENE: J. of exper. Med. 60, 427 (1934).]

Klinische Symptome und pathologische Anatomie. Die klinischen Symptome schwanken bei dieser Infektion innerhalb weiter Grenzen. Am lebenden Tier zeigen sich bei der Untersuchung Fieber, Lymph-adenitis, pustelförmige Veränderungen der Haut und der Schleimhäute, Keratitis oder Ophthalmie (Blepharo-Conjunctivitis), sowie Orchitis. Die ausgesprochensten Krank-heitszeichen sind pockenähn-liche Eruptionen und Pusteln, die in manchen Fällen wenig ausgeprägt sind, in anderen aber den ganzen Körper be-decken und auch in den Lungen sowie in den Meningen vor-kommen (NICOLAU und KOP-CIOWSKA). Die Krankheit kann auch als akute Infektion auf-treten. Die Inkubationszeit schwankt zwischen 4$^1/_2$ und 9 Tagen und beträgt in der Regel 5—7 Tage. Im Verlaufe der Krankheit treten häufig

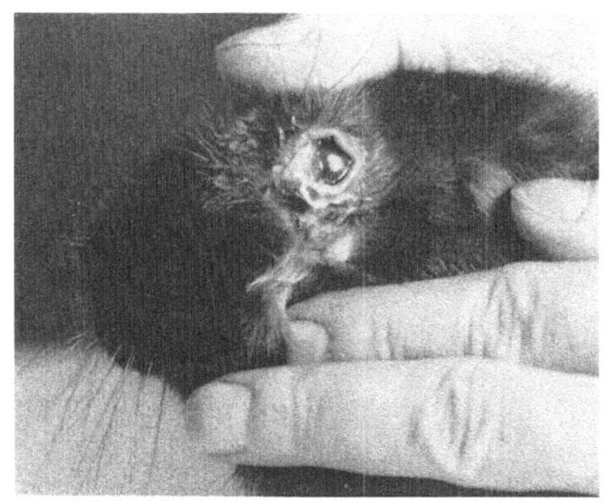

Abb. 37. *Kaninchenpocken.* Eitrige Ophthalmie mit Ektropie der Augenlider. [Nach GREENE: J. of exper. Med. 60, 427 (1934).]

Komplikationen auf, in Form von Cornealgeschwüren und Perfo-rationen, Iridocyclitis oder Glaukom, Entzündungen des Tränenganges, Laryngitis, Glottisodem, Bronchopneumonie, Gastroenteritis. Tragende Tiere abortieren während der Krankheit auffallend häufig. Die Zeu-gungs- und Aufnahmefähigkeit ist jedoch nicht dauernd gestört (Abb. 34—39).

Die **postmortale Diagnose** der Krankheit bereitet in seltenen Fällen durch Abwesenheit ausgesprochen makroskopischer Veränderungen Schwierigkeiten. Im allgemeinen sind aber die grob-anatomischen Veränderungen so ausgeprägt, daß die Diagnose ohne weiteres möglich ist. Neben den pockenähnlichen Veränderungen der äußeren Haut (erythematöse Rötung, Papeln, Pusteln, Krusten), der Mundhöhle und der oberen Atmungswege finden sich herdförmige Infiltrations- und Nekroseherde mit größter Regelmäßigkeit in Leber, Milz und Lungen, seltener im Knochenmark und in anderen Organen, mit Ausnahme der Nieren und des Gehirns. Auch im subcutanen Fettgewebe sowie in der Skeletmuskulatur sind neben ödematösen Anschwellungen auch bohnengroße Nekroseherde nachweisbar. Die Lymphknoten sind nicht regelmäßig verändert. Am häufigsten werden die pharyngealen, cervicalen und poplitealen ergriffen, namentlich in Form von ödematösen und markigen Schwellungen und von nekrotischen Veränderungen. Bei langsamem Krankheitsverlauf sowie bei Anwesenheit von Pusteln und Geschwüren in der Mundhöhle tritt auffallende Abmagerung der Tiere zutage. Bei intratestikulärer Verimpfung namentlich von Hodengewebe entwickelt sich eine akute, fulminante, rasch verlaufende fieberhafte Krankheit. Sie besteht in hämorrhagischer Orchitis (innerhalb von 24 Stunden bis zu 3 Tagen) mit starker Hodenschwellung, Scrotalödem, Stauungen, Blutungen, Nekrosen im Hodengewebe und Präputialschwellungen. Zu diesen Krankheitszeichen gesellen sich solche allgemeiner Natur wie Apathie, verminderte Freßlust, rauhes, struppiges Haarkleid, Schwäche, Darmkatarrh, Abmagerung und Bewegungslosigkeit.

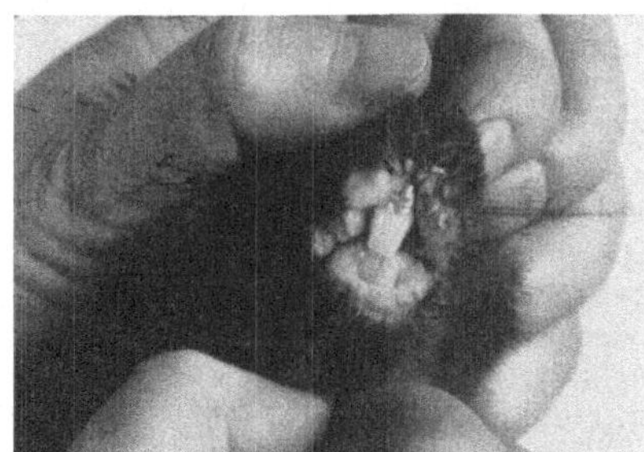

Abb. 38. *Kaninchenpocken.* Typische Papeln an den Lippen. [Nach Greene: J. of exper. Med. 60, 427 (1934).]

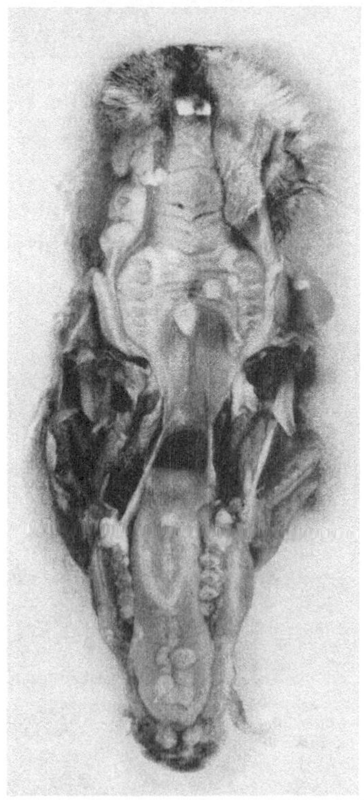

Abb. 39. *Kaninchenpocken.* Knötchenförmige Veränderungen der Zunge und des Gaumens. [Nach Greene: J. of exper. Med. 60, 427 (1934).]

Nicht selten werden diese allgemeinen Krankheitszeichen vermißt und bleiben die Tiere in guter Körperverfassung bis zum Tode. Dieser erfolgt in der Regel zwischen dem 5. und 7. Tage der Krankheit, seltener früher; bei Tieren, die mit nichtfiltriertem Material geimpft worden waren meist am 3. bis 5. Tage.

Bei Tieren, die länger als eine Woche überleben, entwickelt sich mehr oder weniger typische Pockeneruption auf Haut und Schleimhäuten, verbunden mit Blepharitis, Conjunctivitis, Iritis, Keratitis (seltener Cornealgeschwüren und -perforationen) sowie mit katarrhalischer Rhinitis. Die Untersuchung des Blutes ergibt Zunahme der Neutrophilen, Plättchen und Monocyten, und einen Abfall der Lymphocyten. Diese Blutveränderungen sind prognostisch schlecht zu werten.

Nicolau und Kopciowska haben auch in den Meningen Pusteln, perivasculäre Entzündungsherde, aber selten klassische neurovaccinale Veränderungen gesehen. Die von Bardach im Kleinhirn nachgewiesenen Veränderungen wurden von ihnen indessen vermißt.

Immunitätsverhältnisse. Die Immunität wiedergenesener Tiere beläuft sich auf 9—12 Monate. Nach den Feststellungen von Nicolau und Kopciowska scheint sich eine antivaccinale Immunität auch im Laufe einer spontanen, latenten Infektion ausbilden zu können. In gefährdeten Beständen kann prophylaktisch eine Impfung mit Vaccinevirus erfolgversprechend angewendet werden.

Schrifttum.

Bardach: C. r. Soc. Biol. Paris **107**, 1468 (1931). — Blanc et Caminopetros: C. r. Soc. Biol. Paris **107**, 1530 (1931). — Duran-Reynals: J. of Immun. **20**, 389 (1931). — Greene: (a) J. of exper. Med. **60**, 427, 441 (1934); Proc. Soc. exper. Biol. a. Med. **30**, 892 (1933). (b) J. of exper. Med. **61**, 807 (1935). (c) J. of exper. Med. **62**, 305 (1935). (d) J. of exper. Med. **62**, 331 (1935). — Hu, Ch'an-K'nei, Rosahn and Pearce: J. of exper. Med. **63**, 353, 379, 491 (1936). — Levaditi, Lepine et Schoen: C. r. Soc. Biol. Paris **107**, 802 (1931). — Levaditi et Nicolau: Ann. Inst. Pasteur **37**, 1 (1923). — Levaditi et Sanchis-Bayarri: C. r. Soc. Biol. Paris **97**, 371 (1927). — Levaditi et Vaisman: C. r. Soc. Biol. Paris **106**, 30 (1931). — Nicolau et Kopciowska: (a) C. r. Soc. Biol. Paris **101**, 551 (1929). (b) C. r. Soc. Biol. Paris **101**, 553 (1929). (c) C. r. Soc. Biol. Paris **108**, 757 (1931). — Pearce, Rosahn and Hu, Ch'an-K'nei: (a) J. of exper. Med. **63**, 241, 259 (1936). (b) Proc. Soc. exper. Biol. a. Med. **30**, 894, 1277 (1933); Arch. of Path. **16**, 300 (1933). — Rosahn and Hu Ch'an-K'nei: J. of exper. Med. **62**, 331 (1935).

2. Infektiöse Papillomatosis.

Im nordwestlichen Iowa und in Südkansas der Vereinigten Staaten von Amerika wurde in den letzten Jahren gehäuft bei wilden Kaninchen das Auftreten von einzelnen oder zahlreichen warzigen Neubildungen an verschiedenen Stellen des Körpers beobachtet. Die Träger derartiger Papillome waren im übrigen vollkommen gesund.

Es ist das Verdienst von R. E. Shope, diese Papillomatosis experimentell bearbeitet und ursächlich geklärt zu haben.

Ätiologie. Als Ursache dieser infektiösen Papillomatosis konnte von Shope regelmäßig ein filtrierbares, ultravisibles Virus ermittelt werden, das Berkefeldfilter leicht, Seitzfilter jedoch nicht mit derselben Regelmäßigkeit durchläuft. Es besitzt hohe Glycerinfestigkeit. Von spontan erkrankten Tieren stammendes Warzenmaterial behielt in Glycerin und 0,9%iger NaCl-Lösung zu gleichen Teilen seine volle Infektiosität bei Eisschranktemperatur 106 Tage lang. Bei bis zu 30 Minuten langer Erhitzung bis auf 67° C wird es nicht zerstört, wohl aber bei einer solchen auf 70° C und bei noch höheren Temperaturen. Sämtliche sonstigen Eigenschaften und Wirkungen des papillomerzeugenden Agens geben genügende Berechtigung für seine Einreihung in die Gruppe der filtrierbaren Virusarten. In immunbiologischer Hinsicht besitzt das Virus der infektiösen Papillomatosis weder zum Virus der infektiösen Fibromatosis (s. S. 110) noch zu demjenigen der infektiösen Myxomatosis verwandtschaftliche Beziehungen.

Während über die Art und Weise der **natürlichen Ansteckung** Beobachtungen nicht vorliegen, sind von Shope die Möglichkeiten der **künstlichen Infektion** eingehend studiert worden. Mit Material von Spontanfällen (Herstellung 3—5%iger Suspensionen mit physiologischer Kochsalzlösung; nach Zentrifugieren Verwendung der klaren überstehenden Flüssigkeit) gelingt die künstliche Übertragung der infektiösen Papillomatosis sowohl auf zahme als auch auf wilde Kaninchen (Cottontailkaninchen). Solche Gewebsaufschwemmungen bleiben bei Aufbewahrung im Eisschrank mindestens 4 Wochen lang infektiös. Die Infektion gelingt am besten und regelmäßigsten durch *Einreibung der Suspensionen in die Haut* nach leichter Scarifikation mit Nadel oder mit Sandpapier. Bei Anwendung der ersteren Methode entstehen in der Regel einzelne Warzen, während bei letzterem Vorgehen konfluierendes, massives Wachstum aufzutreten pflegt. Nur mit dieser Methode können regelmäßige Ergebnisse erzielt werden. Intravenöse Injektion von Filtraten führte in zwei von vier Fällen nach Depilation von Hautstellen und Scarifikation mit der Nadel zum Erfolg. Dagegen sind intraperitoneale, subcutane, intratestikuläre und intracerebrale Impfungen mit Filtraten sowohl bei wilden als auch bei zahmen Kaninchen klinisch und pathologisch-anatomisch ergebnislos.

Auf den angegebenen Wegen kann die Krankheit in Passagen sowohl bei wilden als auch bei zahmen Kaninchen übertragen und in Gang gehalten werden.

Die *Inkubation* nach experimenteller Übertragung schwankte bei zahmen und bei wilden Kaninchen zwischen 6 und 12 Tagen; im Durchschnitt betrug sie etwas mehr als 8 Tage. Diese Schwankungen müssen eher auf Verschiedenheiten des Virus als auf solche der individuellen

Resistenz zurückgeführt werden, da bei gleichzeitiger Impfung mehrerer Tiere mit demselben Virus und unter gleicher Versuchsanstellung die Inkubationszeit einheitlich war. Bei Verwendung keimfrei filtrierten Materials trat bei wilden Kaninchen eine geringgradige Verlängerung der Inkubationsfrist ein. Dasselbe traf zu, wenn für die Übertragung Material verwendet wurde, das 30 Minuten lang auf 67° C erhitzt worden war. Nach intravenöser Infektion mit Filtraten kam es sogar zu einer mehr als dreifachen Verlängerung im Vergleich zu den Kontrolltieren, die intradermal nach Scarifikation geimpft worden waren.

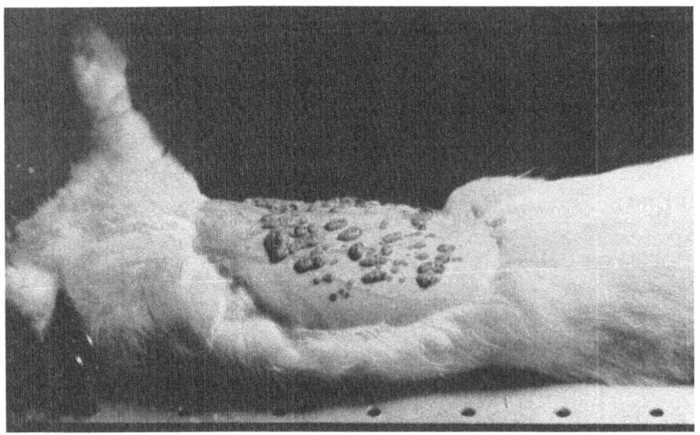

Abb. 40. *Infektiöse Papillomatosis.* Künstlich erzeugte Warzen an der Bauchhaut (23 Tage nach Scarifikation mit Nadel). [Nach SHOPE: J. of exper. Med. **58**, 607 (1933).]

Klinische Symptome und pathologische Anatomie. Bei der Spontankrankheit finden sich auf der äußeren Haut entweder nur einzelne Warzen, oder ist der Körper fast vollkommen mit solchen bedeckt. Häufigster Sitz der Warzen ist die Innenfläche der Zehen, der Bauch sowie Hals und Schultern. In der Größe sind die einzelnen Neubildungen verschieden. Die größeren besitzen gewöhnlich einen Durchmesser von 0,1—1,0 cm und eine Höhe von 1,0—1,5 cm. Sie sind schwarz oder grauschwarz in der Farbe und weisen an der Oberfläche weitgehende Verhornung und unregelmäßige Zerklüftung auf. Von der Seite gesehen sind sie leicht oval, so daß die Basis meistens schmäler ist als die Mitte. Die Außenseite zeigt streifiges Aussehen und erweckt den Eindruck, als ob jede einzelne Warze aus vertikalen Gewebssträngen zusammengesetzt ist. Auf Querschnitten zeigen die Warzen ein weißliches oder rötlichfleischiges Zentrum, während ihr äußerer und oberer Teil grauschwarz aussieht und Verhornung erkennen läßt. Die Verbindung der Warzen mit der unterliegenden Haut ist vielfach lose, so daß sie bei Handhabung der Tiere leicht abfallen. Dabei hinterlassen sie eine ziemlich blutende Unterlage, die in Heilung übergeht oder an der eine neue Warze sich entwickelt (Abb. 40 u. 41).

Pathogenese. Der Entstehungsgang der Warzen läßt sich bei der künstlichen Übertragung deutlich verfolgen. Die ersten Veränderungen bestehen in kleinen, kaum sichtbaren Erhebungen im Verlaufe der Scarifikationslinien. Am ersten Tage p. i. haben sie das Aussehen von Blasen, während sie am 4. und 5. Tage p. i. bereits einen Millimeter im Durchmesser und in der Höhe besitzen und in großer Zahl zugegen sein können. Von diesem Stadium aus ist zwar konstantes, aber

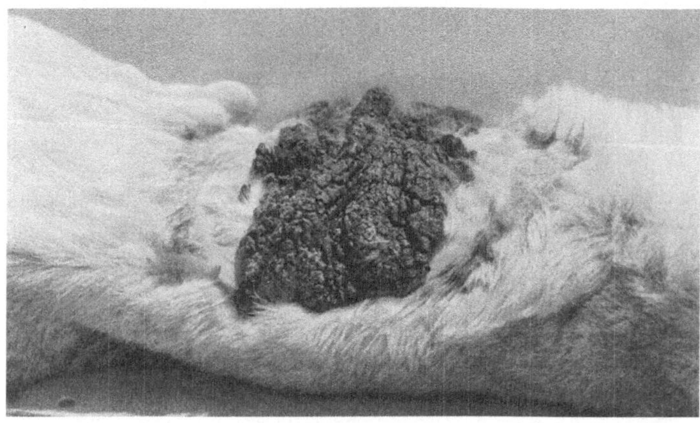

Abb. 41. *Infektiöse Papillomatosis*. Künstlich erzeugte, verhornte Warzen an der Bauchhaut (118 Tage nach Scarifikation mit Sandpapier und Einreibung von Warzenmaterial). [Nach SHOPE: J. of exper. Med. **58**, 607 (1933).]

was die Schnelligkeit anbetrifft, variables Wachstum zu beobachten. Vom 16—20 Tage nach ihrem ersten Auftreten können die Bildungen bereits deutlich warziges Aussehen mit Oberflächenverhornung und ähnlicher Zusammensetzung wie bei den spontanen Warzen aufweisen. Sowohl die einzelstehenden als auch die konfluierenden Bildungen nehmen in der Folgezeit weiter an Umfang zu, verhornen mehr und mehr und erlangen mit der Zeit ziemlich feste Konsistenz. Im allgemeinen bleiben nur die der Unterlage anliegenden Teile in Farbe und Konsistenz fleischig. Im Alter von 6 Wochen sind die Warzen etwa 1,2—1,5 cm hoch und die darunter liegenden Hautteile hyperämisch und in starke Falten gelegt. Trotzdem treten Allgemeinerscheinungen nicht hervor; auch Gewichtsabnahme wird nicht beobachtet. Die Warzenbildungen kommen in ihrem Wachstum zum Stillstand, wenn sie eine Höhe von etwa 1,0—1,5 cm erlangt haben. Stärkeres Wachstum ist ebenso selten wie die vollkommene spontane Rückbildung der Papillome.

Histopathologisch zeigen sowohl die spontanen als auch die künstlich erzeugten Warzenbildungen das Bild der gewöhnlichen Papillomatosis.

Die Oberflächenverhornung ist häufig unvollkommen und die Eleïdinlage wird vermißt. Nekrosen und entzündliche Zellinfiltrate mit Lymphocyten, Plasmazellen und polymorphkernigen Leukocyten im subcutanen Gewebe sind häufige Vorkommnisse. Einschlußkörperchen in den Epithelien können nicht nachgewiesen werden.

Sowohl die spontanen als auch die künstlich erzeugten Papillome verhalten sich in der Regel wie gutartige Geschwülste. P. Rous und I. W. Beard, die sich ebenfalls mit dem experimentellen Studium der Shopeschen Viruspapillomatosis beschäftigt haben, konnten indessen bei besonders gut wachsenden Papillomen unter der Einwirkung verschiedener Alterationen (Trauma, Infektion, chronische Entzündung, Operation, Scharlachroteinwirkung u. a. interkurrente Einflüsse) eine Umwandlung von gutartigen Tumoren in bösartige carcinomatöse Plattenepithelgeschwülste mit infiltrativem Wachstum und mit der Bildung von Tochtergeschwülsten in inneren Organen beobachten. Damit gewinnt die infektiöse Papillomatosis für die experimentelle Geschwulstforschung außerordentliche Bedeutung

Immunität. Kaninchen, die mit künstlich erzeugten Papillomen behaftet sind, sind einer Reinfektion gegenüber teilweise oder ganz immun. Ihr Serum ist imstande, das ursächliche Agens teilweise oder ganz zu neutralisieren.

Weitere serologische Reaktionen mit dem Virus der infektiösen Papillomatosis wurden von Kidd, Beard und Rous angestellt und führten zu interessanten Ergebnissen.

Schrifttum.

Hurst: In R. E. Shope, J. of exper. Med. **58**, 607 (1933). — Kidd, Beard and Rous: J. of exper. Med. **64**, 63, 79 (1936). — Rous and Beard: J. of exper. Med. **60**, 701 (1934); **62**, 523 (1935). — Shope: (a) J. of exper. Med. **58**, 607 (1933). (b) Proc. Soc. exper. Biol. a. Med. **32**, 830 (1935). (c) J. of exper. Med. **65**, 219 (1937).

3. Myxomatöse Krankheit. Infektiöse Myxomatosis.

Diese zuerst von Sanarelli in Montevideo und von Splendore in St. Paolo (Brasilien) beschriebene Krankheit kommt hauptsächlich in Südamerika vor und besitzt seuchenhaften Charakter. Über ihr Auftreten in Deutschland liegen bis jetzt Mitteilungen nicht vor.

Ätiologie. Die Untersuchungen von Sanarelli haben bereits Anhaltspunkte dafür ergeben, daß der dieser Krankheit zugrunde liegende Erreger den ultravisiblen Virusarten angehört. Die zunächst von Splendore sowie von Biffi und Moses angestellten Filtrationsversuche unter Benützung von Chamberlandfiltern haben indessen zu negativen Ergebnissen geführt. Erst als von Moses Berkefeldfilter zur Filtration verwendet wurden, konnten einwandfreie Filtrate erzielt werden. Ultrafiltrate haben sich dagegen als nichtinfektiös erwiesen. Es unterliegt demnach keinem Zweifel, daß das Virus myxomatosum den filtrierbaren Virusarten zuzurechnen ist. Dafür spricht nicht nur die gelungene Filtrierbarkeit, sondern hauptsächlich auch der Nachweis von bestimmten Zelleinschlußkörperchen, die in Zellen aus den veränderten Organen von einer Reihe von Autoren nachgewiesen werden konnten (Abb. 42). So fand SPLENDORE in myxomatösen Zellen bei Anwendung der Giemsafärbung spezifische Einschlüsse, die sehr an diejenigen erinnern, wie sie beim Trachom vorkommen. Dieselben Körperchen wurden bisweilen auch in Leukocyten angetroffen. ARAGAO gelang es, in den Kernen von gequollenen Bindegewebszellen aus den krankhaft veränderten Geweben „Elementarkörperchen" nachzuweisen. Er bezeichnet die von ihm gefundenen „Chlamydozoen" als „Chlamydozoon myxomae". Auch MOSES konnte rote, runde Körperchen in der Umgebung entzündlicher Herde in nach GIEMSA gefärbten Tumor-, Gehirn- und Nierenschnitten nachweisen. Besonders interessante Befunde liegen neuerdings von LIPSCHÜTZ vor. Bei der histologischen Untersuchung von in RENAUDscher Flüssigkeit fixiertem Material aus verändertem Gewebe fand er bereits bei gewöhnlichen Färbemethoden, besonders aber bei Anwendung der Giemsafärbung und bei der Heidenhainfärbung eigenartige Körperchen, in denen er eine besondere Gruppe von Krankheitserregern (Sanarellien) zu sehen geneigt ist. Er bezeichnet sie als eine Art Strongyloplasmen von der Form eines Kokkobacillus, der in größeren oder kleineren Haufen im Protoplasma von histiocytären Zellen mitunter so zahlreich vorkommt, daß das Protoplasma nahezu ganz davon ausgefüllt ist. RIVERS gelang es, in mit Eosin und Methylenblau gefärbten Hautschnitten im Cytoplasma der Epithelien rote, granuläre Stellen, und in deren Mitte runde oder stäbchenförmige Körperchen sichtbar zu machen, die er in ihrem Aussehen mit denjenigen beim kontagiösen Epitheliom des Huhnes vergleicht. Diese Veränderungen in den Epithelien, die neben denjenigen im subcutanen Bindegewebe einhergehen, legen unter Umständen die Vermutung nahe, daß bei dieser Krankheit vielleicht mehrere Virusarten ursächlich beteiligt sind. Es ist noch zu erwähnen, daß die gefundenen Elementarkörperchen sehr fein sind und staubförmigen Charakter besitzen.

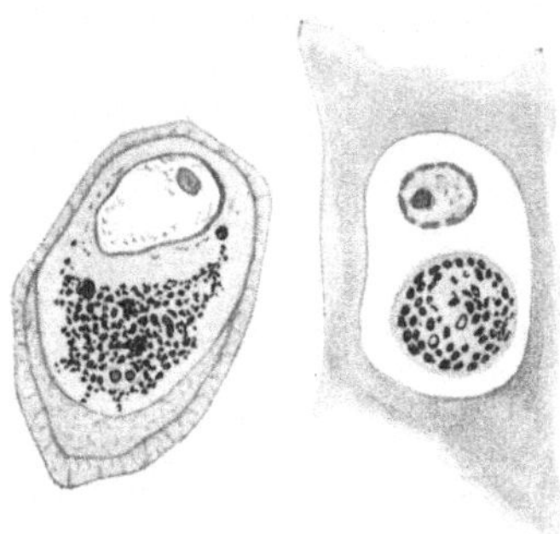

Abb. 42. *Infektiöse Myxomatosis.* Granulierte Einschlußkörperchen (nach RIVERS). (Nach SEIFRIED: Lehrgang der Histopathologie. Berlin: Julius Springer 1934.)

Widerstandsfähigkeit des Virus. Während nach SPLENDORE die Virulenz des Ansteckungsstoffes nach mehrtägigem Aufenthalt im Eisschrank völlig erhalten bleibt, genügt bereits ein einstündiger Aufenthalt im Brutschrank bei 50° C, um das Virus zu zerstören. Dagegen ist es ziemlich widerstandsfähig gegenüber der Einwirkung von 3%iger Borsäure, 2%iger Phenylsäure, 1%iger Sublimatlösung, 5%igem Formalin und 2%iger Lösung von übermangansaurem Kali.

Beobachtungen über eine **natürliche Ansteckung** bei dieser Krankheit liegen nicht vor. Durch Verbringen von gesunden Tieren in infizierte Käfige hat SPLENDORE eine Infektion nicht erzielen können. Dagegen ist ihm die experimentelle Übertragung der Krankheit auf Kaninchen in einwandfreier Weise gelungen, so daß über die Infektiosität Zweifel nicht bestehen.

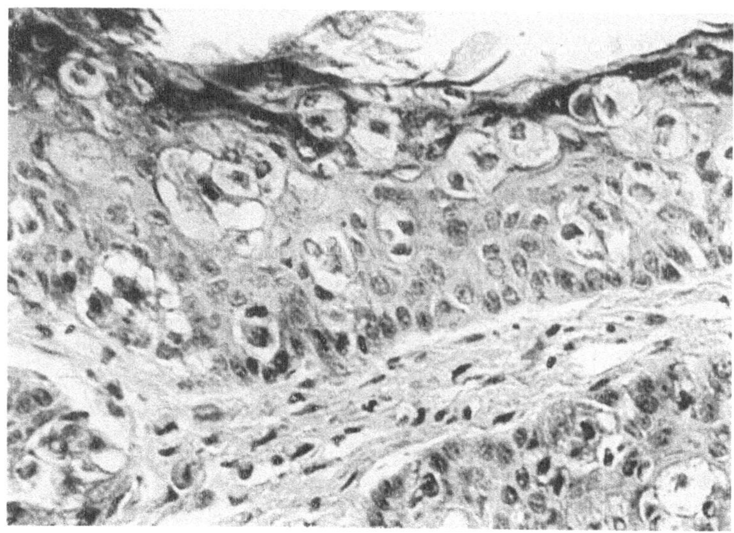

Abb. 43. *Infektiöse Myxomatosis.* In verschiedenen Schichten der Epidermis ballonartig umgewandelte Zellen mit Pyknosis und Chromatolysis der Zellkerne. Zum Teil Konfluenz derartiger Zellen und Bildung gefächerter Bläschen. 388× H. E. (Nach SEIFRIED: Lehrgang der Histopathologie. Berlin: Julius Springer 1934.)

Die **künstliche Ansteckung** gelingt leicht unter Verwendung verschiedenen Materials, aus den bei der Krankheit auftretenden pathologischen Veränderungen, so des ödematösen Gewebes, des Augensekretes, des Blutes, des Lymphfollikelsaftes, der Leber und der Neubildungsmassen. Es genügt bereits, die Conjunctiva mit einem Stückchen myxomatösen Gewebes leicht einzureiben, um schon nach 4—5 Tagen die Krankheit in ihrem charakteristischen Verlauf auftreten zu sehen. Bei intraperitonealer und subcutaner Einverleibung des Virus wird nach SPLENDORE eine Verlängerung der Inkubationszeit beobachtet; bei dieser Art der Einverleibung treten die ersten Anzeichen der Krankheit erst nach 8—10 Tagen hervor. Die Krankheit selbst nimmt aber einen rascheren Verlauf und führt bereits 2—4 Tage nach Ausbruch der ersten Krankheitserscheinungen zum Tode.

Übertragungsversuche auf Hunde, Katzen und Meerschweinchen, Mäuse, Vögel und Affen blieben ohne Erfolg.

Klinische Symptome. Die Erscheinungen an erkrankten Tieren bestehen in der Hauptsache in einer schweren, eitrigen Blepharoconjunctivitis und in hochgradigen ödematösen Anschwellungen, bzw. gelatinösen Tumoren im Bereiche des Kopfes, namentlich der Augenlider, der Nase und der Lippen. Auch in der

Umgebung des Afters und im Bereiche der Harn- und Geschlechtsorgane (Testikel) werden ähnliche Veränderungen beobachtet. Auch Schwellung der regionären Lymphknoten tritt hervor.

Pathologische Anatomie. In den verschiedensten Körpergegenden finden sich in der Subcutis gelegene, multiple tumorartige Erhebungen von gelatinöser Beschaffenheit. Die benachbarten Lymphknoten sind stark vergrößert, die Milz ist geschwollen und in vielen Fällen ist Orchitis ein- oder beiderseitig nachweisbar. Außer den oben beschriebenen Veränderungen in der Angesichts- oder Aftergeschlechtsgegend können an den übrigen Organen, mit Ausnahme der Lungen (RIVERS) auffallende Veränderungen nicht festgestellt werden.

Histologisch handelt es sich nach den Untersuchungen von SPLEN-DORE sowie von RIVERS bei den gelatinösen Anschwellungen und Tumoren um Neubildungen fibromyxomatöser Natur. Dies hat der Krankheit den Namen gegeben. Auch in der die Tumoren bedeckenden Epidermis finden sich Veränderungen, und zwar in Form ballonierender und retikulierender Entartung von Epithelien mit Bildung mikroskopisch kleiner Bläschen, ähnlich wie bei den rein dermatotropen Viruskrankheiten(Abb. 43).

Immunität. HOBBS konnte zeigen, daß Rekonvaleszentenserum von mit infektiöser Myxomatosis angesteckten Kaninchen das Myxomvirus zu neutralisieren imstande ist. FISK und KESSEL stellten fest, daß von der Myxomatosis genesene Kaninchen gegenüber einer nachfolgenden Infektion mit dem Myxomvirus immun waren.

Schrifttum.

ARAGAO: Brasil. med. (ital.) **25**, 471 (1912); Hid. **33**, 74 (1920). — DUPONT: Rev. Zootechn. e Vet. **12**, 1 (1926). — FINDLAY: Brit. J. exper. Path. **10**, 214 (1929). — FISK and KESSEL: Proc. Soc. exper. Biol. a. Med. **29**, 9 (1931/32). — HOBBS: Amer. J. Hyg. 8, 800 (1928). — KRAUS: Seuchenbekämpfg 3, H. 2 (1926). — LIPSCHÜTZ: Wien. klin. Wschr. **1927 II**, 1101. — MOSES: Mem. Inst. Cruz (port.) **3**, 46 (1911). — PARREIRAS HORTA: Diss. Rio de Janeiro 1904. — RIVERS: (a) Proc. Soc. exper. Biol. a. Med. **24**, 435 (1927); Amer. J. Path. **4**, 91 (1928) (b) J. of exper. Med. **51**, 965 (1930). — SANARELLI: Zbl. Bakter. I Orig. **23**, 865 (1898); Bull. Inst. Pasteur 1912. — SAVATEEFF: Russ. J. trop. Med. Moskau **56** (1926). — SPLENDORE: Zbl. Bakter. I Orig. **48**, 300 (1909).

4. Infektiöse Fibromatosis.

Diese neuerdings von SHOPE in den Vereinigten Staaten von Amerika bei wilden Cottontailkaninchen (Genus Sylcilagus) beobachtete, tumorartige Neubildung auf infektiöser Grundlage besitzt klinisch und pathologisch-anatomisch größte Ähnlichkeit mit der infektiösen Myxomatosis. Bei der Spontankrankheit treten auf der äußeren Haut multiple, verschieden große, derbe Geschwülste hervor, die anatomisch und histologisch als gutartige „Spindelzellenfibrome" angesprochen wurden.

Atypisch waren sie insoferne, als in ihnen Lymphocyten- und perivasculäre Rundzelleninfiltrationen sowie Hyperplasie und ballonierendbläschenförmige Entartung der die Tumoren bedeckenden Epidermis nachweisbar waren.

Ätiologie. Als Ansteckungsstoff, der imstande ist, bei zahmen und wilden Kaninchen das typische Krankheitsbild zu erzeugen, wurde ein filtrierbares, ultravisibles Virus ermittelt, das Berkefeldkerzen N, V und W passiert und auch die sonstigen Eigentümlichkeiten der filtrierbaren Virusarten aufweist, wie Glycerinbeständigkeit, Wirtsspezifität, Tropismus für bestimmte Gewebe (Bindegewebe), Erzeugung protoplasmatischer Einschlußkörperchen in Epithelzellen der die Tumoren überziehenden Epidermis. Da die krankmachende (tumorerzeugende) Wirkung des Virus vollkommen davon abhängt, in welchem Umfange es mit Bindegewebszellen in Berührung kommt, kann es mit dem Virus der infektiösen Myxomatosis und demjenigen des Rousschen Hühnersarkoms in einer

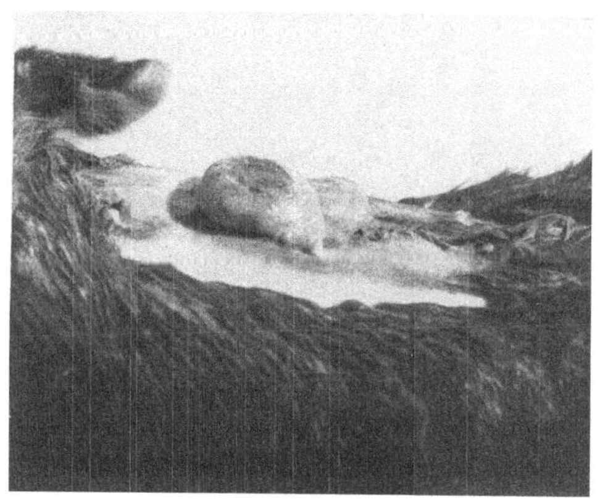

Abb. 44. *Infektiöse Fibromatosis.* Subcutaner Tumor am Abdomen 11 Tage nach der Impfung (Größe 5:6:2,5 cm). [Nach Shope: J. of. exper. Med. **56**, 193 (1932).]

Gruppe der fibrotropen Virusarten zusammengefaßt werden.

Natürliche Ansteckungen sind bis jetzt nicht beobachtet worden.

Künstliche Ansteckung gelingt dagegen fast regelmäßig bei zahmen Kaninchen (Genus Oryctolagus) durch subcutane Verimpfung kleiner Stückchen junger, wachsender Tumoren im Bereiche der äußeren Haut, namentlich im Bereiche der Hoden. Intracutane und intramuskuläre Einverleibungen von Tumormaterial führen nicht regelmäßig zum Erfolg. Intraperitoneale, intravenöse und intracerebrale Verimpfungen verliefen ebenso wie Versuche, durch Kohabitation (Kontakt) die Krankheit zu übertragen, negativ. Auch germinative und plazentare Übertragungen werden nicht beobachtet. Selbst nach zahlreichen Passagen (8) durch zahme Kaninchen gelingt die Rückübertragung auf wilde in typischer Weise.

Meerschweinchen, weiße Ratten, weiße Mäuse und Hühner sind bei Anwendung derselben Einverleibungsarten unempfänglich.

Klinische Symptome und pathologische Anatomie. Bei der künstlich erzeugten Krankheit treten Tumoren nur am Orte der Impfung auf, während sonst Zeichen von Krankheit oder pathologisch-anatomische Veränderungen nicht nachweisbar sind. Auch der Nährzustand der mit Geschwülsten behafteten Tiere ist gut, und Abmagerung oder Kachexie wird nicht beobachtet (Abb. 44).

Was den Charakter der Geschwülste anbetrifft, so können die ursprünglichen Tumoren beim wilden Kaninchen sowohl als Fibrome als auch als Granulome angesprochen werden. Die experimentell erzeugten Geschwülste stellen dagegen rein fibroplastische Neubildungen dar. Als eine besondere Eigentümlichkeit muß betont werden, daß bei wilden Kaninchen die oben beschriebenen Epidermisveränderungen im Bereiche der Geschwülste hervortreten, während diese bei den zahmen fehlen. Protoplasmatische Einschlußkörperchen in den Epithelzellen der die

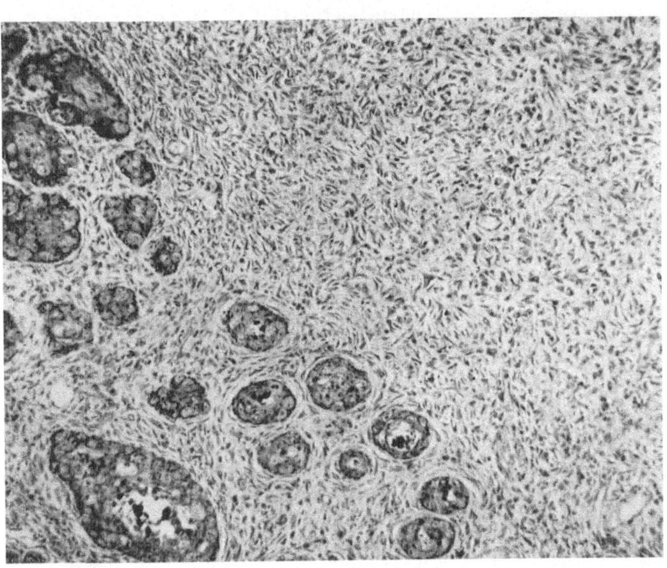

Abb. 45. *Infektiöse Fibromatosis.* Schnitt durch einen Originaltumor von wilden Kaninchen. Hauptmasse des Tumors: Spindel- und polygonale Bindegewebszellen. Dazwischen Epithelinseln mit vakuolisierten und Einschlußkörperchen enthaltenden Zellen. [Nach Shope: J. of exper. Med. **56**, 193 (1933).]

Geschwülste bedeckenden Epidermis sind wiederholt beobachtet worden. In den die Geschwülste zusammensetzenden Bindegewebszellen fehlen sie indessen (Abb. 45). Die Möglichkeit der künstlichen Erzeugung der Fibromatosis mit Glycerinmaterial sowie mit zellfreien Filtraten, und das außergewöhnlich schnelle Wachstum in den ersten 10—15 Tagen räumen diesen infektiösen Fibromen eine Sonderstellung ein.

Verwandtschaftliche Beziehungen zur infektiösen Myxomatosis. Während die infektiöse Fibromatosis und die infektiöse Myxomatosis klinische und pathologisch-anatomische Verschiedenheiten aufweisen, konnte durch kreuzweise Immunisierungs- und Neutralisationsversuche ihre nahe Verwandtschaft festgestellt werden. Auf Grund späterer Versuche kommt aber Shope zu dem Schluß, daß die infektiöse Fibromatosis eine ausgesprochene Krankheitseinheit und nicht nur eine milde verlaufende Form der infektiösen Myxomatosis darstellt. Von Andrews und SHOPE gemachte Beobachtungen deuten auf die Möglichkeit des Vorkommens von Mutationen des Virus der infektiösen Fibromatosis hin. Sie beschreiben einen Stamm von Fibromvirus, der bei künstlich angesteckten Tieren entzündliche Veränderungen hervorrief, die von der fibromartigen Wachstumswirkung des Originalstammes sehr verschieden waren. Obwohl kreuzweise Immunsierungsversuche zwischen diesen beiden Stämmen positiv ausfielen, gelang es nicht, einen Stamm in den anderen umzuwandeln. Ein anderer abgeänderter Stamm rief teilweise entzündliche, teilweise fibromartige Veränderungen hervor. Er wird für eine Mischung zwischen dem originellen Virus mit einem Stamm gehalten, der nur nekrotische und entzündliche Veränderungen erzeugt.

Schrifttum.

ANDREWS and SHOPE: J. of exper. Med. **63**, 157 (1936). — SHOPE: (a) J. of exper. Med. **56**, 193 (1932). (b) J. of exper. Med. **56**, 803 (1932). (c) J. of exper. Med. **63**, 33 (1936). (d) J. of exper. Med. **63**, 43 (1936).

5. Ansteckende, knötchenförmige Lidbindehautentzündung.
Conjunctivitis granulosa.

Nach den Mitteilungen von NICOLLE und LUMBROSO kommt bei Kaninchen eine ansteckende, knötchenförmige Lidbindehautentzündung vor, die in Italien und Tunis weit verbreitet zu sein scheint. Die Kenntnis dieser Krankheit ist deshalb von Wichtigkeit, weil sie Ähnlichkeit mit dem tierischen Impftrachom aufweist. Es ist ihr deshalb auch die Bezeichnung „Kaninchentrachom" beigelegt worden.

Ätiologie. Der Erreger dieser Kaninchen-Lidbindehautentzündung ist nach den Feststellungen von NICOLLE und LUMBROSO einwandfrei ein filtrierbares Virus. Es soll mit dem Trachomvirus verwandt und wie dieses auf Affen und Menschen übertragbar sein.

Natürliche Übertragung. Die Krankheit wird in der Regel von Muttertieren auf die Jungen übertragen. Die Inkubationszeit ist jedoch länger und der Sitz der Veränderungen anders als beim echten Trachom.

Künstliche Übertragung gelingt leicht durch intraconjunctivale Infektion auf Kaninchen und Affen.

Klinische Symptome und pathologische Anatomie. Die Krankheit tritt in zwei verschiedenen Formen auf. Bei der *chronischen* sind die Lymphknötchen in der Lidschleimhaut, namentlich am inneren und äußeren Lidwinkel, zu großen Haufen angeordnet. Die einzelnen Follikel sind stark vergrößert, ragen deutlich über die Oberfläche der Schleimhaut hervor und sind bisweilen blutüberfüllt, bisweilen aber blaß und schlaff. Bei der *akuten Form* dagegen sind sie mehr oder weniger zahlreich über die ganze Conjunctiva verstreut, stehen gedrängt und bilden rundliche Haufen, die von einem Lidwinkel zum anderen sich erstrecken. In der Regel beginnt der Vorgang im unteren Teil des Augenlides und bleibt auf dieses beschränkt.

Diagnose und Differentialdiagnose. Wenn schon nach den obigen Angaben die Möglichkeit besteht, diese knötchenförmige Conjunctivitis vom Impftrachom zu unterscheiden, so zeigt die histologische Untersuchung der Veränderungen noch weitere Unterschiede, die gegebenenfalls zur Abtrennung herangezogen werden können. Rossi vertritt die Auffassung, daß die hier in Frage stehende Bindehauterkrankung durch das Fehlen einer bindegewebigen Hülle um die Follikel und der großen phagocytären Zellen in diesen, weiterhin durch die oberflächliche Lage der Follikel und das Freibleiben der übrigen Teile der Conjunctiva von entzündlichen Veränderungen vom Trachom abgegrenzt werden kann. Über eine bakterielle Krankheit dieser Art s. S. 66.

Schrifttum.

Nicolle et Lumbroso: (a) Sud. Med. et Chir. 58, 500 (1926). (b) Arch. Inst. Pasteur Tunis 15, 240 (1926). (c) Arch. Inst. Pasteur Tunis 16, 286 (1927). — Rossi: Arch. oftalm. 33, 387 (1926).

6. Maul- und Klauenseuche. Aphthenseuche.

Über das spontane Auftreten der Maul- und Klauenseuche beim Kaninchen liegen nur vereinzelte Mitteilungen vor.

So berichtet Becker, daß zwar im allgemeinen eine Übertragung der Krankheit von größeren Haustieren auf Kaninchen nicht stattfinde. In seltenen Fällen würde jedoch, besonders bei jungen Tieren nach dem Genuß von Milch maul- und klauenseucheinfizierter Kühe und Ziegen eine Erkrankung der Mundschleimhaut in Form von Bläschenbildung beobachtet. Eine andere Beobachtung ist von Schmidt mitgeteilt worden. Er will die Seuche bei Kaninchen gesehen haben, die in einem mit maul- und klauenseuchekrankem Rindvieh besetzten Stall frei umherliefen. Die Erkrankung äußerte sich ebenfalls in der Bildung von Bläschen auf der Mundschleimhaut, die sich in Geschwüre umwandelten und wieder abheilten. Mehrere Kaninchen sollen der Krankheit zum Opfer gefallen sein.

Wenn diese beiden Beobachtungen auch keineswegs Anspruch auf Untrüglichkeit erheben können, weil sie des unbedingt zu fordernden experimentellen Beweises entbehren, so scheinen sie doch der Erwähnung wert, besonders mit Rücksicht auf die Ergebnisse der experimentellen Übertragung der Maul- und Klauenseuche auf das Kaninchen.

Nachdem die Untersuchungen von Hobmaier und besonders diejenigen von Gins und Fortner im Gegensatz zu zahlreichen früheren dargetan haben, daß das Maul- und Klauenseuchevirus experimentell auf die Lippenschleimhaut von Kaninchen unter Entwicklung typischer Bläschen übertragen, in Passagen auf diesem Tier weitergeführt und im Blute nachgewiesen werden kann, muß auch eine spontane Übertragung der Seuche auf Kaninchen mehr wie bisher in den Bereich der Möglichkeit gezogen werden.

Schrifttum

Becker: Der Kaninchenzüchter 1911, 89. — Schmidt: Arch. Tierheilk. 20, 331 (1894).

7. Zur Gangrän der Hinterpfoten führendes Virus.

PAPADOPOULO beobachtete bei einem Kaninchen eigenartige neurotrophische Störungen an den Hinterpfoten.

Ätiologisch gelang ihm dabei aus Gehirn und Rückenmark der Nachweis eines filtrierbaren Virus, das in mehreren Reihen auf Kaninchen unter Entstehung derselben Krankheitszeichen und derselben Veränderungen wie bei der Spontankrankheit weiter übertragen werden konnte.

Diese Krankheit besitzt Ähnlichkeit mit der von JABOTINSKY beschriebenen (S. 239). Vielleicht gehört auch die von B. OSTERTAG neuerdings beobachtete, mit ähnlichen Veränderungen einhergehende Meningoencephalitis hierher (S. 239).

Schrifttum.

JABOTINSKY: Z. Inf.krkh. Haustiere **49**, 105 (1936). — OSTERTAG: Anatomie und Pathologie der Spontankrankheiten der kleinen Laboratoriumstiere von Jaffé. Berlin: Julius Springer 1931. — PAPADOPOULO: C. r. Soc. Biol. Paris **99**, 1545 (1928).

8. Ein filtrierbares Virus bei gesunden Kaninchen.

Gelegentlich der intratestikulären Einverleibung von Blut und Gelenkflüssigkeit von Polyarthritiskranken auf Kaninchen und Weiterimpfung in Passagen von Hoden zu Hoden (Kaninchen) wurde von MILLER, ANDREWES und SWIFT ein filtrierbares Virus mit ganz bestimmten Eigenschaften ermittelt. Dasselbe Virus wurde aber auch gewonnen von Kaninchen, die mit Blut normaler Kaninchen intratestikulär geimpft und bei denen in kurzen Abständen Passagen von Hoden zu Hoden hergestellt worden waren. Auffallend war, daß das Virus in allen Versuchsreihen erst von der 4. Generation ab nachgewiesen werden konnte.

Es darf aus diesen Versuchen mit großer Wahrscheinlichkeit der Schluß gezogen werden, daß das Virus latent im Kaninchenkörper vorkommt und erst nach Einverleibung gewisser Substanzen (Gelenkflüssigkeit, Blut) aktiviert wird. Die Versuche von RIVERS und TILLET sprechen in diesem Sinne.

Über den Verlauf von Spontaninfektionen liegen bis jetzt Angaben nicht vor.

Eigenschaften des Virus. Nach den Angaben der genannten Forscher rief das Virus bei Kaninchen nach *intratestikulärer* Verimpfung eine akute Orchitis hervor, die in Passagen beliebig weitergeführt werden konnte. *Intradermale Einspritzung* des Virus ließ in 3—6 Tagen ein erhabenes Erythem entstehen; die *intrathorakale Einverleibung* führte dagegen zu fibrinöser Perikarditis und Myokarditis. In den Krankheitsherden fanden sich eosinophile Zelleinschlußkörperchen.

Intracutane oder intratestikuläre Impfung verlieh Kaninchen einen sicheren Schutz gegen eine nach 2 Wochen erneut vorgenommene intracutane Infektion. Das *Serum* dieser Tiere hatte außerdem die Eigenschaft gewonnen, das Virus in vitro zu neutralisieren, während dagegen das Serum von Polyarthritiskranken (auf das Virus) eine neutralisierende Wirkung nicht besaß. Demnach scheint das Virus in ätiologischer Hinsicht nicht im Zusammenhange mit der Polyarthritis zu stehen. Dagegen ergaben gekreuzte Immunisierungsversuche eine Identität des Virus mit einem von RIVERS und TILLET bei ihren Varicellenuntersuchungen gefundenen, beim Kaninchen ebenfalls spontan vorkommenden Virus.

Resistenz des Virus. Das Virus hielt sich in 50%igem Glycerin wenigstens 8 Tage, eingetrocknet in gefrorenem Zustande wahrscheinlich 10 Wochen lang.

Die vorstehenden Befunde lassen bei Infektionsversuchen bei Kaninchen mit unbekannten Virusarten große Vorsicht angezeigt sein.

Schrifttum.

ANDREWES: J. of Path. **31**, 461 (1928). — ANDREWES and MILLER: J. of exper. Med. **40**, 789 (1924). — MILLER, ANDREWES and SWIFT: J. of exper. Med. **40**, 773 (1924). — RIVERS and TILLET: J. of exper. Med. **38**, 673 (1923); **39**, 777 (1924); **40**, 281 (1924).

C. Durch Fadenpilze hervorgerufene Krankheiten.

1. Schimmelpilzerkrankung. Aspergillose.

Lungenmykose, Pneumomycosis aspergillina,
Pseudotuberculosis aspergillina.

Obwohl Schimmelpilzerkrankungen der Lungen bei verschiedenen Haustieren, so besonders beim Geflügel ein häufiges Vorkommnis darstellen, werden solche beim Kaninchen verhältnismäßig selten angetroffen. Es sind auch nur wenige Fälle von Pneumomykosen beim Kaninchen im Schrifttum verzeichnet. Aus diesen geht hervor, daß auch die beim Kaninchen vorkommende Schimmelpilzinfektion eine mit schweren, tuberkuloseähnlichen Veränderungen der Lungen einhergehende Erkrankung darstellt. (Diese große Ähnlichkeit mit der Tuberkulose hat auch zu der Bezeichnung „Pseudotuberculosis aspergillina" Veranlassung gegeben.)

Über enzootisches Auftreten der Aspergillose, wie es beim Geflügel beobachtet wird, liegen Mitteilungen beim Kaninchen nicht vor. Hier handelt es sich vielmehr um sporadische Fälle.

Ätiologie. Als krankmachender Schimmelpilz beim Kaninchen kommt ausschließlich *Aspergillus fumigatus* in Betracht; andere Pilzarten sind bisher nicht beobachtet worden.

Sämtliche Aspergillusarten besitzen die Eigenschaft, ein farbloses Mycel zu bilden, aus dem unverzweigte, mit einer kolbigen Anschwellung, dem Fruchtköpfchen (Columella) versehene Fruchtträger hervorgehen. Diese tragen kurze, ebenfalls unverzweigte, dicht nebeneinandersitzende und radiär gerichtete Fortsätze, die Sterigmen, auf denen durch Abschnürung eine einfache Reihe von runden, glatten, etwa 3 μ großen Sporen (Conidien) entstehen. Diese Sporen lassen am leichtesten bei Körpertemperatur wiederum Mycelien hervorsprossen.

Die **künstliche Züchtung** der Aspergillazeen gelingt auf den gebräuchlichen Nährböden, besonders auf solchen, denen Blut zugesetzt ist. Die günstigsten Wachstumsbedingungen sind für sie gegeben, wenn sie bei Körperwärme (37° C) gehalten werden. Unter dieser Voraussetzung werden bereits nach 12—24 Stunden weißliche Rasen von Pfennigstückgröße gebildet, die in der Mitte leicht grünliche Verfärbung zeigen. Schon nach wenigen Tagen ist der ganze Nährboden mit einem niedrigen Schimmelpilzrasen bedeckt, der zunächst grünliche, später bräunliche und blau- bis grauschwarze Färbung aufweist. Unter dem Mikroskop lassen Zupfpräparate aus solchen Rasen neben den Mycelfäden zahlreiche Sporen und conidienhaltige Fruchtköpfchen erkennen.

Die **natürliche Ansteckung** kommt dadurch zustande, daß Schimmelpilzsporen, die im Futterstaub und in der Stalluft vorhanden sind, entweder durch Einatmen oder durch Aspiration bei der Aufnahme von schimmelpilzhaltigem Futter in die Atemwege und in die Lungen gelangen, wo sie auskeimen, Mycelien treiben und zu Schimmelpilzen heranwachsen. Unter Umständen kann eine Infektion auch auf dem Fütterungswege zustande kommen, und es besteht auch die Möglichkeit, daß die Pilze auf embolischem Wege in die Lungen gelangen. Da Schimmelpilzsporen von Kaninchen in feuchten, dumpfen, schlecht gelüfteten Ställen und durch schimmeliges Futter zweifellos häufig aufgenommen werden, ohne daß eine Erkrankung zustande kommt, ist es wohl denkbar, daß sie in den Luftwegen ein saprophytisches Dasein führen können, um erst durch Erkältungen, Katarrhe der Luftwege oder allgemein schwächende Krankheiten pathogene Wirkung zu erlangen.

Die **künstliche Übertragung** durch intravenöse Einverleibung von Aufschwemmungen von Schimmelpilzsporen ist GROHÉ, COHNHEIM und GRAWITZ, KOCH und GAFFKY u. a. bei Kaninchen (SCHÜTZ u. a. beim Geflügel) gelungen. Die hierbei entstehenden Veränderungen zeigen ebenfalls große Ähnlichkeit mit denjenigen bei der Tuberkulose.

Die **klinischen Symptome** sind wenig ausgesprochen und beschränken sich vielfach auf mehr oder weniger deutlich hervortretende Atemnot.

Pathologische Anatomie. Die unter der Einwirkung der Schimmelpilze und ihrer Toxine entstehenden Veränderungen sind gekennzeichnet durch das Vorhandensein zahlreicher, subpleural gelegener, über die Oberfläche beider Lungen verstreuter Knötchen, die Stecknadelkopfgröße und grauweiße bis gelblichweiße Farbe besitzen. In anderen Fällen sind die Knötchen größer und zeigen mehr den Charakter von Herden, die an vielen Stellen zusammenfließen und in geringem Grade über die Oberfläche hervorragen (Abb. 46.) Zwischen den ziemlich derben und festen Knötchen und Herden sind Inseln von normalem, unverändertem, rosarotem Lungengewebe sowie hepatisierte Teile sichtbar. Die auf der Schnittfläche hervortretenden Veränderungen entsprechen völlig den eben beschriebenen. Sie beschränken sich in der Regel auf die Lungen (Abb. 47). In seltenen Fällen können ähnliche Knötchen — oder geschwürsähnliche Veränderungen — auch auf der Schleimhaut der Bronchien und der Trachea angetroffen werden. An den übrigen Organen dagegen sind Veränderungen irgendwelcher Art nicht feststellbar mit der seltenen Ausnahme des Gehörganges.

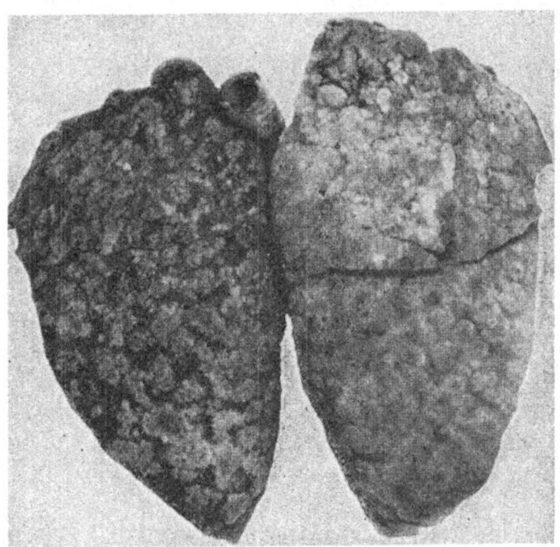 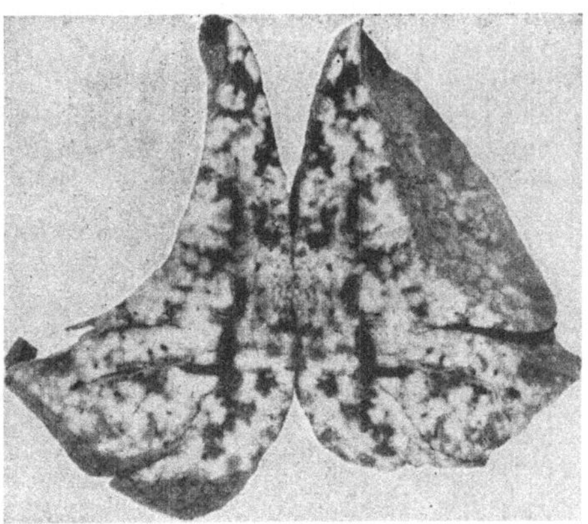

Abb. 46.   Abb. 47.

Abb. 46 und 47. *Pneumomycosis aspergillina.* [Nach SCHÖPPLER: Zbl. Bakter. I Orig. **82**, 559 (1919).]

Die beschriebenen Knötchen und Herde, die lebhaft an tuberkulöse Veränderungen erinnern, zeigen **histologisch** einen von diesen deutlich abweichenden Bau. Was die kleineren Knötchen anbetrifft, so bestehen sie nach HÖPPLI in der Hauptsache aus einer Anhäufung von polynucleären Leukocyten, zwischen und in denen zerfallende und zum Teil phagocytierte Pilzhyphen angetroffen werden. In größeren Herden treten die Polynucleären und Pseudoeosinophilen mehr in den Hintergrund, während Bindegewebs- und Epitheloidzellen die Hauptmasse der Herde darstellen. Dazwischen finden sich bald mehr oder weniger zahlreich Riesenzellen, deren Kerne sowohl zentral als auch peripherisch und palisadenförmig nach dem Typus der LANGHANSschen Riesenzellen angeordnet sind. Plasmazellen, die nach JOEST und ZUMPE in den Actinomycesknötchen vom Rind in großer Zahl anwesend sind, sind hier nicht vorhanden. Kollagene und elastische Fasern befinden sich in der Hauptsache nur im Bereiche der gewucherten Bindegewebszellen.

Wenn auch die genannten Zellen eine bestimmte Anordnung nicht immer erkennen lassen, so trifft es doch im allgemeinen zu, daß die Bindegewebszellen und Leukocyten peripherisch, die Epitheloid- und Riesenzellen mehr zentral gelegen sind. Das Zentrum der Herde wird oft von einer kernlosen Masse eingenommen, in der Ansammlungen und Reste von Pilzfäden, zum Teil mit zugespitztem, zum Teil mit kolbig aufgetriebenem Ende zu erkennen sind. Letztere werden häufig in Epitheloid- und Riesenzellen eingeschlossen angetroffen. Diese scheinen bei der Phagocytose und Zerstörung der Mycelfäden eine besondere Rolle zu spielen. [Von anderer Seite wird ihnen, da auch bei ihrem Fehlen starker Zerfall und teilweise Zerstörung der Filamente beobachtet wird, weniger Bedeutung zugemessen (OBICI). SCHÖPPLER betrachtet sie als Konglutinations- und Fremdkörper-Riesenzellen, Abb. 48.]

Kleine, innerhalb der Knötchen und Herde gelegene Gefäße sind meist durch thrombotische Massen verschlossen. Entsprechend gelegene Bronchialäste enthalten geronnene Massen und desquamierte Epithelien.

An älteren Herden machen sich rückläufige Veränderungen in Form von Verfettung und Nekrose bemerkbar, denen sich als Endstadium eine allmählich vom Rande der Knötchen nach dem Zentrum zu fortschreitende bindegewebige Umwandlung anschließt. Die ganze Entwicklung der Herde (sowie das Auftreten von Eosinophilen und Pseudoeosinophilen) unterscheidet sich weitgehend von der Tuberkulose und kann gegenüber dieser differentialdiagnostisch herangezogen werden.

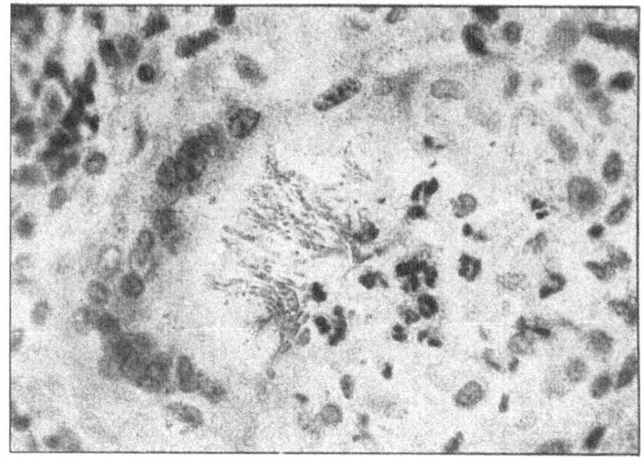

Abb. 48. *Pneumomycosis aspergillina.* Histologischer Schnitt durch ein Aspergillusknötchen. Im Zentrum Riesenzellen und Reste von Pilzfäden. [Nach HÖPPLI: Z. Inf.krkh. Haustiere 24, 39 (1923).]

In der Umgebung dieser Knötchen und herdförmigen Veränderungen findet sich in histologischen Schnitten entweder normales Lungengewebe oder das Bild einer Desquamativ-Pneumonie. An diesen pneumonischen Stellen lassen sich Pilzfäden sowohl in den Alveolen als auch im übrigen Gewebe nachweisen, in letzterem hauptsächlich in vielkernige Riesenzellen eingeschlossen.

Von geringen Abweichungen abgesehen, stimmen die histologischen Lungenveränderungen im allgemeinen mit denjenigen bei der Aspergillose anderer Tierarten überein.

Diagnose. Die Feststellung der Krankheit ist in der Mehrzahl der Fälle nur nach dem Tode möglich. Um eine sichere Unterscheidung gegenüber anderen Prozessen vornehmen zu können, empfiehlt es sich, die histologische Untersuchung von veränderten Lungenteilen durchzuführen. Da es auch Fälle gibt, bei denen die Pilze auf diesem Wege nicht einwandfrei nachgewiesen werden können (Fehlen der Fruktifikationsorgane), genügt diese oft nicht allein; es ist deshalb zweckmäßig, von vornherein auch Kulturen anzulegen. Endlich liefert die Untersuchung von ungefärbten Zupfpräparaten unter Zusatz von 50%igem Alkohol und einigen Tropfen Ammoniak günstige Ergebnisse.

Prophylaxe. Um den Ausbruch der Schimmelpilzerkrankung zu vermeiden, ist für trockene und luftige Unterbringung sowie für Verabreichung trockenen und einwandfreien Futters zu sorgen.

Eine **Behandlung** kranker Tiere ist wenig aussichtsreich. Sie sind am besten abzuschlachten. Die Stallungen sind zu desinfizieren, das pilzbefallene Futter ist zu vernichten.

Schrifttum.

HÖPPLI: Z. Inf.krkh. Haustiere **24**, 39 (1923). — SCHÖPPLER: Zbl. Bakter. I Orig. **82**, 559 (1919).

2. Erbgrind. Favus.

Wabengrind, Dermatomycosis achorina, Tinea favosa.

Der Erbgrind oder Favus ist eine beim Kaninchen und den übrigen Haussäugetieren nicht besonders häufig vorkommende, durch einen besonderen Pilz hervorgerufene, ansteckende Hautkrankheit, die durch das Auftreten von scheibenförmigen, dicken, in der Mitte vertieften und daher schüssel- oder schildförmigen Borken von schwefelgelber bis weißgelber Farbe gekennzeichnet ist.

Geschichtliches. Die Entdeckung des Favuspilzes beim Menschen fällt bereits in das Jahr 1839. Sie ist das Verdienst von SCHÖNLEIN. Später ist der Pilz von REMAK (1845) mit dem jetzt allgemein gebräuchlichen Namen Achorion Schönleinii belegt worden. Man hat ihn zuerst mit dem Trichophyton tonsurans gleich angesehen und erst später als eine von diesem verschiedene Pilzart erkannt.

Ätiologie. Die Favuskrankheit beim Kaninchen wird gewöhnlich durch *Achorion Schönleinii*, weniger durch die verschiedenen Abarten des Favuspilzes verursacht. Der Pilz ist in den schildförmigen Hautauflagerungen enthalten, und zwar in Form von homogenen oder leicht gekörnten, wellig verlaufenden Hyphen, die bisweilen dichotomisch verzweigt sind und eine Dicke von 3—5 μ besitzen. Die Fadenstücke zeigen an ihren Enden und teilweise auch in ihrem Verlaufe keulen- oder kolbenförmige, nicht selten knorrig aussehende Verdickungen. Die doppelt konturierten 3—6 μ großen Sporen besitzen die Form einer Kugel, eines Eies, Biskuits und häufig diejenige eines Rechteckes.

Die künstliche Züchtung gelingt auf Gelatine, Kartoffeln, 30%igem Fleisch-, peptonagar, Traubenzuckeragar u. a. Das Temperaturoptimum liegt bei 30° C. Der Pilz bildet von dem meist grauweißen oder verschiedenartig gefärbten und gewulsteten Rasenrand ausgehende, moosartige Ausläufer und neigt zum Tiefenwachstum. Je nach Alter und Beschaffenheit des Nährbodens besitzen die Favuskulturen eine den Trichophytiepilzen ähnliche Vielgestaltigkeit, zu denen sie im übrigen nahe verwandtschaftliche Beziehungen unterhalten. Der Achorionpilz weist durch Anpassung an die verschiedenen Haustierarten eine Reihe von mit bestimmten morphologischen, kulturellen und pathogenen Eigenschaften ausgestattete Abarten auf, die aber durch fortgesetzten Durchgang durch andere Hautarten wieder in die ursprüngliche Form übergeführt werden können.

Die **natürliche Übertragung** der Krankheit erfolgt mit großer Wahrscheinlichkeit durch unmittelbare oder mittelbare Berührung. Die Gefahr der Verschleppung durch kranke Tiere (Mäuse) oder durch Gegenstände, die mit diesen in Berührung gekommen waren, ist außerordentlich groß. Nach den im Schrifttum niedergelegten Erkrankungsfällen scheinen junge Tiere für eine Favusansteckung besonders veranlagt zu sein. Auch die infolge eines schlechten Ernährungszustandes eingetretene Lockerung der Haut soll die Entstehung der Krankheit begünstigen.

Was die **Pathogenität** des Kaninchenfavus anbetrifft, so gelingt die Übertragung auf dieselbe Tiergattung am leichtesten. Aber auch andere Tiergattungen und der Mensch können durch das Kaninchen angesteckt werden, wie auch umgekehrt die Möglichkeit einer Ansteckung des Kaninchens durch andere favuskranke Tiere besteht. So ist beispielsweise der Kaninchenfavus von SAINT-CYR auf den Menschen, der Hundefavus von SABRAZÈS auf Kaninchen mit Erfolg übertragen worden. Nach FELTEN entwickelt sich nach intravenöser Einverleibung einer Reinkultur des Favuspilzes beim Kaninchen eine mykotische Lungenentzündung.

Der **Verlauf der Krankheit** ist in der Regel gutartig; die häufig von selbst erfolgende Abheilung kann durch geeignete Behandlung (s. später) beschleunigt werden. Ein Todesfall infolge Verlegung der Mastdarmöffnung durch eine Favusborke ist von MÉGNIN verzeichnet.

Pathogenese. Die primäre Ansiedlung des Favuspilzes erfolgt in der Regel im Haarbalgtrichter, von wo aus er sowohl in das Innere des Haarbalges als auch in den extrafollikulären Teil des Haares weiterwuchert und dabei auch zwischen die Zellen der Epidermis (Hornschicht) flächenförmig eindringt. Ob er auch die MALPIGHIsche Schicht und die Subcutis durchdringen kann, ist nicht erwiesen. In den Haaren befindet sich der Sitz der Pilze hauptsächlich zwischen Haaroberhäutchen und Haarrinde, sowie in dieser selbst. Die Pilzwucherung kann sogar bis in die innere Wurzelscheide reichen; die Haarzwiebel wird jedoch nur selten und ausnahmsweise befallen (UNNA, MIBELLI, WÄLSCH, JARISCH).

Klinische Symptome und pathologische Anatomie. Auf dem Boden dieser so beginnenden Pilzwucherungen kommt es allmählich zur Bildung kleiner, gelber bis schwefelgelber Pünktchen, die nach und nach zu linsengroßen und noch größeren, bis pfennigstückgroßen, erhabenen und scheibenförmigen, in der Mitte vertieften und am Rande wulstig erhabenen Borken (Scutula) heranwachsen. Der Grund für diese Vertiefung liegt nach UNNA in den im Zentrum ungünstigen Ernährungsbedingungen, während die Entwicklung des Pilzlagers in den Randteilen viel lebhafter vor sich geht.

Beim Kaninchen sind diese Scutula, zuweilen mit mittelständigem Haarbüschel, in der Regel gut entwickelt; sie haben ihren Sitz in der Hauptsache im Bereiche des Kopfes (Angesicht, Augenbrauen, Grund der Ohren, Abb. 49) sowie an den Pfoten. Auch an anderen Stellen des Körpers (Brust, Rücken) kann es vielleicht infolge Kratzens (es besteht bisweilen leichter Juckreiz) mit den infizierten Pfoten (SUSTMANN) zur Entstehung solcher Veränderungen kommen. Bei den von

SAINT-CYR beobachteten Fällen waren Favusherde nahezu über den ganzen Körper verteilt nachzuweisen, die teils in Form von gelben, trockenen Platten, teils von größeren Herden sich vorfanden. Neben den typischen Scutula sind in manchen Fällen auch nur flachkugelige und bröckelige, mörtelähnliche, zerklüftete und rissige Borken von grauweißer bis gelblichweißer Farbe und weißlichem, staubförmigem Inhalt (Sporen) anzutreffen. Besonders an den stärker behaarten Körperteilen pflegt die Schildbildung auszubleiben. (SCHLEGEL hat bei Feldhasen ebenfalls das Vorkommen von Favusborken und in einem Falle dadurch eine eitrig-gangränöse Zerstörung des Auges beobachtet.)

Die Scutula und Krusten lassen sich von ihrer Unterlage verhältnismäßig leicht abheben. Sie zeigen auf der Schnittfläche häufig eine schwefelgelbe Farbe. Der darunter liegende Papillarkörper ist leicht vertieft, naß und mehr oder weniger stark gerötet. Die erkrankte Haut und besonders die Borkenmasse verbreitet einen eigentümlichen Geruch nach Schimmel oder Mäuseharn. Heilung erfolgt durch Epithelneubildung nach Abstoßung der Krusten. An der Stelle der so entstehenden Narben bleibt das Haarwachstum aus.

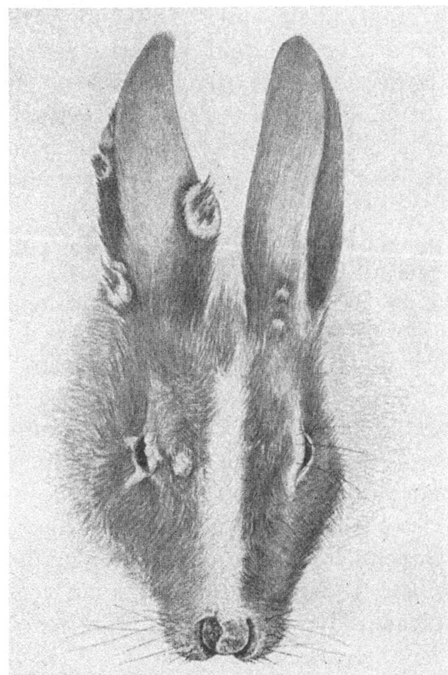

Abb. 49. *Favus*. Typische Favusschildchen an der rechten Ohrmuschel, Borken an den Lidern des rechten Auges und am rechten inneren Nasenflügel. (Nach HUTYRA-MAREK: Spezielle Pathologie und Therapie der Haustiere, Bd. 3. Jena 1922.)

Histologisch bestehen die Scutula fast aus Reinkulturen des Achorion Schönleinii, wobei die Pilzelemente eine bestimmte Anordnung in der Art erkennen lassen, daß das Zentrum im wesentlichen von Conidienhaufen eingenommen wird, während sich am Rande nur Hyphen befinden, die wurzelähnlich in die Tiefe vordringen. Zwischen den Pilzelementen befindet sich ein aus Exsudat und Zellresten bestehender Detritus. Die Scutula sind stets von einem Leukocytenwall umgeben, über den hinaus die Pilze in der Regel nicht vordringen. Im Papillarkörper und im subpapillären Bindegewebe (im Bereiche dieser Scutula) zeigen die Gefäße starke Erweiterung und perivasculäre Infiltration. Viel stärker als die entzündliche Reaktion tritt aber die toxische Wirkung des Achorion auf die Epithelzellen und das Bindegewebe in Erscheinung. Sie äußert sich in Auflösung der Zellen und Fasern und gibt zur Entstehung von Narben Veranlassung (JESIONEK).

Die **Diagnose** des Favus gründet sich vor allem auf den Nachweis der schüsselförmigen Borken (Scutula) und der sie zusammensetzenden Pilzmassen und Pilzfäden. Letzterer ist durch mikroskopische oder histologische Untersuchung verhältnismäßig leicht zu erbringen. Schnittfärbung s. E. HEIDEGGER, Dermat. Wschr. **1928**, 1112.

Die **Behandlung** besteht in der Absonderung der gesunden von den kranken Tieren, gründlicher Desinfektion der Stallungen und Behandlung der erkrankten Tiere mit pilztötenden Mitteln (Salicylsalbe, Jodtinktur, Perubalsam, Sublimatspiritus, HELMREICHsche Salbe, Formalinpaste, Aphlogol, Derrilavol u. a. m.) nach Entfernung und vorheriger Erweichung der Borken.

Schrifttum.

FELTEN: Inaug.-Diss. Hannover 1912. — FRANK: Wschr. Tierheilk. **1891**. — FRÖHNER-ZWICK: Lehrbuch der speziellen Pathologie und Therapie. Organkrankheiten, Bd. 1. 1922. — GUNST: Jber. Vet.med. **35/36** (1917). — .HELLER: Vergleichende Pathologie der Haut. Berlin 1910. — HIERONYMI: Joests Handbuch der speziellen pathologischen Anatomie der Haustiere, Bd. 3. Berlin 1924. — HUTYRA u. MAREK: Spezielle Pathologie und Therapie der Haustiere. Jena 1920. — JARISCH: Hautkrankheiten, 1900. — JESIONEK: Biologie der gesunden und kranken Haut. Leipzig 1910. — KITT: Bakterienkunde und pathologische Mikroskopie. Wien 1908. — MÉGNIN: Bull. Soc. centr. Méd. vét. **1880**. — MÉGNIN et HEIM: Soc. de biol. **1894**. — SABRAZÈS: Ann. de Dermat. **1893**. — SAINT-CYR: (a) J. Méd. vét. LYON 1868/69. (b) Ann. de Méd. vét. **1868**. (c) Rec. Méd. **1869**, 1881. (d) Ann. de Dermat. **1869**. — SCHINDELKA: Hautkrankheiten bei Haustieren. Wien u. Leipzig 1908. — SCHLEGEL: Z. Tiermed. **16**, 308 (1912). — SUSTMANN: Dtsch. tierärztl. Wschr. **1918** I, 295. — UNNA: Histopathologie der Hautkrankheiten. Berlin 1894. — WÄLSCH: Zbl. Bakter. I Orig. **18**, 138 (1895); **23** (1898).

3. Glatzflechte. Herpes tonsurans.

Dermatomycosis tonsurans, Trichophytia, Ringflechte,
Borkenflechte.

Die Glatzflechte ist eine durch einen Pilz, das *Trichophyton tonsurans* verursachte infektiöse Hauterkrankung, die durch Haarausfall und Bildung von rundlichen, kahlen Stellen gekennzeichnet ist.

Die Krankheit kommt beim Kaninchen sehr selten vor.

Ätiologie. Die Trichophytiepilze bilden 1—4 μ dicke, längliche, gestreckt oder wellig verlaufende Mycelfäden oder Hyphen, die bald gegliedert, bald ungegliedert verlaufen und gabelförmige Verzweigungen aufweisen. Aus den Hyphen gehen durch Abschnürung kleine, kugelige bis längsovale, stark lichtbrechende Sporen oder Conidien hervor, die entweder in Ketten angeordnet oder unregelmäßig verstreut in großen Mengen vorkommen. Der Pilz bildet hauptsächlich in den Haarbälgen und im Haar dichte Mycelien. Er dringt auch in die Haarwurzel ein und ruft in den Haarfollikeln Entzündungszustände hervor, die zur Lockerung und zum Ausfallen der Haare führen.

Die **künstliche Züchtung** des Pilzes gelingt auf kohlehydratreichen und eiweiß-
armen Nährstoffen sowohl bei Zimmer- als auch bei Körpertemperatur. Das
Temperaturoptimum liegt bei 33° C. Er wächst in Form von weißen, oft radiär
gefalteten, sternförmigen, samtartigen, flaumigen Rasen oder von filzigen, haut-
artigen, gelblichen oder rötlichen Belägen. Die Kulturen zeigen oft große Ähnlichkeit mit denjenigen des Favus und außerdem weitgehende Verschiedenheit in
ihrem Aussehen.

Die **natürliche Ansteckung** erfolgt sowohl durch unmittelbare Berührung als auch durch Vermittlung von Zwischenträgern (Streu, Wände
des Stalles u. dgl.). Auch **künstlich** läßt sich die Glatzflechte der verschiedenen Haustiere auf Kaninchen und Meerschweinchen übertragen.
Ratten besitzen erhebliche Widerstandsfähigkeit.

Klinische Symptome und pathologische Anatomie. Am häufigsten
befällt die Glatzflechte den Kopf, Hals und die Extremitäten, seltener
die übrigen Teile des Körpers. Bei längerer Dauer der Krankheit findet
man über die ganze Haut verstreut scharf begrenzte, haarlose Stellen
von zum Teil rundlicher, zum Teil länglich-ovaler Form von 1—2 cm
Durchmesser. Nicht selten verläuft die Glatzflechte lediglich unter dem
Bilde des Haarausfalles; häufig gehen aber entzündliche Veränderungen
an der Haut mit dem Haarausfall einher. Man findet dann die haar-
losen Stellen mit Schuppen und Krusten bedeckt, unter denen die
geschwollenen Haarfollikel als hirsekorngroße Knötchen von stark roter
Farbe hervortreten. Bisweilen zeigen die Veränderungen auch mehr
papulösen Charakter. In diesem Stadium können sich auch sekundäre
Eiterungen einstellen. In ganz alten Fällen ist die Haut dagegen völlig
glatt und nur mit kleieartigen Auflagerungen versehen.

Diagnose. Zum mikroskopischen Nachweis werden an den erkrankten
Körperteilen die Epidermisschuppen mit dem scharfen Löffel abgetragen,
oder die Haare am Rande der kahlen Stellen vorsichtig ausgezogen und
zur Aufweichung einer Behandlung mit Kalilauge unterworfen. Unter
Umständen ist es notwendig, das Untersuchungsmaterial vorher in
Alkohol, Chloroform oder Äther zu entfetten. Bei negativem Ausfall
der Untersuchung der Borken und Haare empfiehlt sich nach TRÖSTER
die Excision kleiner Hautstücke, in denen die Haarbälge mit Sporen
angefüllt sind. Bei hochgradiger Vereiterung der Follikel gelingt der
Nachweis der Pilze schwer oder überhaupt nicht. Beim Menschen wird
in solchen Fällen die cutane Trichophytieprobe (ähnlich wie die Tuberkulinprobe) auf der Haut angewendet (Quaddelbildung).

Endlich geben die pilzbefallenen Haare auch noch eine makroskopische Reaktion: Wenn man sie mit Chloroform behandelt und dieses
dann verdunsten läßt, werden sie kreideweiß. Bei nachheriger Be-
feuchtung mit Öl erlangen sie jedoch ihre ursprüngliche Farbe wieder
(DYCE, DUCKWORTH und BEHREND).

Prophylaxe und Behandlung. Wie bei Favus.

Schrifttum.

BRAUN-BECKER: Kaninchenkrankheiten. Leipzig 1919. — FRÖHNER-ZWICK: Spezielle Pathologie und Therapie der Haustiere, 1922. — HUTYRA-MAREK: Spezielle Pathologie und Therapie der Haustiere, Bd. 3. 1922. — KITT: Bakterienkunde und pathologische Mikroskopie, 1908. — SCHINDELKA: Hautkrankheiten bei Haustieren. Wien u. Leipzig 1908. — SUSTMANN: Kaninchenseuchen. Leipzig: Michaelis. — ZÜRN: Kaninchenkrankheiten, 1894.

D. Protozoen und die durch sie verursachten Seuchen.

1. Entamoeba cuniculi (BRUG).

In den Jahren 1918 und 1919 fand BRUG im Kote des Kaninchens (Lepus cuniculus) Amöbencysten. Bis jetzt sind nur diese bekannt. Sie messen 8,8—18,4 μ, im Durchschnitt 12—15 μ, besitzen 8 Kerne, keine Vakuolen und keine besonderen Einschlüsse und sind durch eine deutliche „doppeltkonturierte" Membran ausgezeichnet. (Echte Entamöben wurden auch im Blinddarm von Feldhasen gefunden [RUDOWSKY und BÖHM]).

Schrifttum.

BRUG: Geneesk. Tijdschr. Nederl.-Indie **1918**. Zit. nach NÖLLER: Die wichtigsten parasitischen Protozoen des Menschen und der Tiere. I. Teil. Berlin 1922. — WIRTH, BÖHM u. RUDOWSKY: Wien. tierärztl. Mschr. **10** (1923). — PROWAZEK-NÖLLER: Handbuch der pathogenen Protozoen. Leipzig 1928.

2. Flagellaten.

Von den Flagellaten wird beim Kaninchen die mit einem Saugnapf ausgestattete *Lamblia intestinalis* (Megastoma entericum, Ceremonas intestinalis, Giardia intestinalis) angetroffen.

Kennzeichnung. Rübenförmiges Geißelinfusor, 10—12 μ lang, 5 bis 12 μ breit. An der Bauchseite vorne eine tiefe Sauggrube. 8 Geißeln: 1 Paar an der vorderen, 2 Paar an der hinteren Seite der Grube, 1 Paar an der hinteren Spitze. 2 Kerne mit Karyosom in einer Kernsaftzone, durch bogenförmigen Faden verbunden. Protoplasma hyalin, stellenweise fein gekörnt. Vermehrung in Cysten.

Sie bewohnt in der Regel den Magen und Dünndarm und kann unter Umständen zu tödlich verlaufenden Magen- und Darmentzündungen Veranlassung geben (SARTIRANA, PERRONCITO). Sie soll sich aber auch bei entzündlichen Darmerkrankungen anderen Ursprungs stark vermehren, so daß der Beweis für ihre pathogene Bedeutung im Einzelfalle schwer zu erbringen ist.

In der Schleimhaut des Magens und Darmes sitzen die Parasiten den Epithelien mit dem Saugnapf auf, während der übrige Körper frei beweglich ist.

Die Lamblien der verschiedenen Tiere stellen alle eigene Arten dar. Diejenige des Kaninchens wird als Lamblia cuniculi (BENSE) bezeichnet.

Sonstige apathogene Darmflagellaten: Chilomastix cuniculi (FONSECA), Entrichomastix cuniculi (TANABE), Embadomonas cuniculi (COLLIER und BOECK), Trichomonas cuniculi. Alle diese Flagellaten können künstlich gezüchtet werden[1].

Schrifttum.

DOFLEIN u. REICHENOW: Protozoenkunde, 6. Aufl. 1929. — FIEBIGER: Tierische Parasiten der Haus- und Nutztiere sowie des Menschen, 3. Aufl. 1936. — GALLI-VALERIO: Zbl. Bakter. I Orig. 84 (1925). — HUTYRA-MAREK: Spezielle Pathologie und Therapie der Haustiere, 6. Aufl., Bd. 2. 1922. — PROWAZEK-NÖLLER: Handbuch der pathogenen Protozoen. Leipzig 1928.

3. Leishmaniose. Kala-azarähnliche Erkrankung.

Bei einer unter ähnlichen Erscheinungen wie diejenigen der menschlichen Kala-Azar verlaufenden Krankheit beim Kaninchen hat SPLENDORE ein neues Protozoon nachgewiesen, das große Ähnlichkeit mit Leishmania tropica besitzt. Der Parasit wird hauptsächlich in der Leber der erkrankten Tiere beobachtet; er ist für Kaninchen stark pathogen.

Pathologische Anatomie. Bei der Sektion findet sich die Leber stark vergrößert, von erhöhter Konsistenz. Histologisch sind perivasculäre Rund- und Plasmazelleninfiltrate, Wucherungen des periportalen Bindegewebes sowie Blut- und Gallepigment festzustellen. Die Leber enthält zahlreiche Leishmanien, die zum Teil in Capillaren und Gefäßendothelien, zum Teil in mononukleären und Leberzellen eingeschlossen sind (W. FISCHER).

Schrifttum.

SPLENDORE: Bull. Soc. Path. exot. Paris 2 (1909).

4. Trypanosoma nabiasi.

Trypanosoma cuniculi, Trypanosoma leporis sylvatici.

Dem beim zahmen und wilden Kaninchen bisweilen anzutreffenden *Trypanosoma cuniculi* kommt in der Regel eine pathogene Bedeutung nicht zu. Es besitzt weitestgehende Ähnlichkeit mit den bei anderen Nagern vorkommenden apathogenen Trypanosomenarten sowie mit dem Trypanosoma lewisi und kann morphologisch von diesen nicht mit Sicherheit unterschieden werden. Im Schrifttum sind noch verschiedene Formen beschrieben, die sich hauptsächlich durch ihre Größe voneinander unterscheiden (BOSC, BETTENCOURT und FRANÇA, ASHWORTH, McGOWAN und RITCHIE, LAVERAN, MANCA u. a.).

Kennzeichnung. Mittlere Länge etwa 15 μ (ohne Geißel), Breite 2—3 μ. Lanzettförmige Gestalt, Hinterende gleicht einem schnabelähnlichen Fortsatz. Die Geißel besitzt etwa dieselbe Länge wie der Zellleib und nimmt ihren Ursprung am Hinterende des Parasiten neben

---

[1] NÖLLER, W.: Handbuch der pathogenen Protozoen. 1928.

dem quergestellten Blepharoplasten; sie verläuft am Rande der undulierenden Membran nach dem Vorderende, wo sie frei endigt. Der ziemlich große ovale Kern liegt in der vorderen Körperhälfte. Das Entoplasma ist feinkörnig. Die Vermehrung geschieht durch Längsteilung (auch Teilung unter Rosettenbildung in zahlreiche Individuen), sowie durch Knospung.

Die **natürliche Ansteckung** geschieht durch den Kaninchenfloh, der als Überträger anzusehen ist.

Auch die **künstliche Übertragung** von Kaninchen zu Kaninchen gelingt durch intraperitoneale und intravenöse Impfung mit Blut, während Meerschweinchen, Ratten und Mäuse nicht infiziert werden können (Schuckmann und Worms). Sowohl bei spontan als auch bei künstlich infizierten Tieren verschwinden die Trypanosomen verhältnismäßig rasch wieder aus dem Blute.

Von Cazalbou ist beim Kaninchen ein Trypanosoma gigas (80 μ lang) beschrieben worden. Es besitzt eine breite undulierende Membran und einen ovalen, in der Mitte gelegenen Kern. In dem von ihm gegebenen Überblick über die bis jetzt beim Kaninchen gefundenen Trypanosomen befinden sich auch Hinweise auf solche, die mit pathogenen Eigenschaften ausgestattet waren.

Schrifttum.

Cazalbou: Rec. Méd. vét. **90**, 155 (1913). — Doflein: Lehrbuch der Protozoenkrankheiten, 4. Aufl. 1916. — Fiebiger: Die tierischen Parasiten der Haus- und Nutztiere, 1934. — Laveran et Mesnil: Trypanosomes et trypanosomiases. Paris 1912.

5. Kaninchencoccidiose. Coccidiosis cuniculi.

Unter allen Kaninchenkrankheiten gilt die Coccidiose als eine der verbreitetsten und gefährlichsten Seuchen. Sie kommt hauptsächlich in Form der Darm- und Gallengangscoccidiose, die häufig miteinander vergesellschaftet sind, vor und führt in vielen Kaninchenzuchten alljährlich zu akut und chronisch verlaufenden Massenerkrankungen, denen in der Hauptsache die jungen Tiere, aber auch viele ältere zum Opfer fallen. Nach den Beobachtungen von Sustmann entfallen von den Verlusten an Kaninchenseuchen 85% auf die Coccidiose.

Ätiologie. Alle Formen der Coccidiose beim Kaninchen werden durch das *Coccidium oviforme s. cuniculi* (Eimeria Stiedae) verursacht, dessen eirunde Oocysten in zwei verschiedenen Größen vorkommen (genaue Größenverhältnisse s. später).

Entwicklungsgang. Die mit der Nahrung und dem Trinkwasser aufgenommenen Oocysten verlieren im Darm des befallenen Wirstieres ihre Schale infolge Auflösung durch den Pankreassaft. Dadurch werden die in ihnen enthaltenen Sporozoiten frei und dringen kraft ihrer Bewegungsfähigkeit in die Epithelzellen der Darmzotten ein, um dort eine Umwandlung in etwas größere Gebilde, die sog.

Schizonten durchzumachen. Diese bringen auf dem Wege der ungeschlechtlichen Vermehrung (Schizogonie, Agamogonie) viele spindelförmige, ebenfalls aktiv bewegliche sog. *Merozoiten* hervor, die dadurch, daß die von ihnen befallenen Epithelien unter ihrer Einwirkung zugrunde gehen, frei werden und Gelegenheit finden, sich in neuen, bisher freien Epithelzellen anzusiedeln, wo sie ebenfalls wieder zu Schizonten heranwachsen. Dieser Vorgang wiederholt sich vielmals in rascher Folge, so daß in kürzester Zeit sämtliche Drüsenepithelien des betroffenen Darmabschnittes befallen werden. Nach und nach erschöpft sich aber die Vermehrung der Parasiten durch Schizogonie, und aus den in die Epithelzellen eingedrungenen Merozoiten entwickeln sich nicht mehr neue Schizonten, sondern zwei voneinander verschiedene Geschlechtsformen des Parasiten, die sog. *Makro- und Mikrogameten.* Die letzteren schwärmen in das Darmlumen aus und befruchten dort die ebenfalls freigewordenen Makrogameten. Durch diese Art der Vermehrung, der sog. Sporogonie oder Gamogonie, entstehen wiederum Oocysten, die sich meist in großer Menge in den Drüsenlichtungen, im Darminhalte und den Knoten in der Leber als ovoide Gebilde mit doppelt konturierter Schale und ziemlich stark lichtbrechendem, kugelig zusammengezogenem, granuliertem, kernhaltigem Protoplasma vorfinden. Nach Ablauf dieser *endogenen Entwicklung* gelangen die Oocysten mit dem Kot des Wirtstieres ins Freie, wo unter günstigen Bedingungen (Wärme, Feuchtigkeit, Licht und Sauerstoff) innerhalb der Oocysten die Bildung von *Sporoblasten, Sporocysten* und *Sporozoiten* vor sich geht. Mit dieser *exogenen Entwicklung,* die meist nur wenige Tage in Anspruch nimmt, findet der Kreislauf der Entwicklung seinen Abschluß (Abb. 50).

Morphologie. Die Oocysten des beim Kaninchen schmarotzenden *Coccidium oviforme* s. cuniculi (Eimeria Stiedae) stellen eirunde, am Pole etwas abgeflachte Gebilde dar, die mit einer verhältnismäßig dicken, doppelt konturierten, für Farbstoffe undurchlässigen Schale versehen sind und verschiedene Größe besitzen (Abb. 50). Die im Durchschnitt etwa 16—25 μ lange, 14—18 μ breite kleinere Form (auch *Coccidium perforans* genannt) kommt hauptschlich im Darme vor, während dagegen die größere, etwa 30—49 μ lange und 22—28 μ breite Form in der Regel in den Gallengängen nachgewiesen wird. Die Größenverhältnisse sind außerordentlich großen Schwankungen unterworfen. Außer diesen beiden Formen ist neuerdings von PÉRARD (1925) aus dem Darm eine neue, *Eimeria magna n. sp.,* beschrieben worden. Die von RUDOWSKY und BÖHM bei zwei Wildkaninchen beobachteten Coccidien weichen völlig von Eimeria Stiedae ab und sind vielleicht eine Spielart von *E. falciformis.* Von YAKIMOFF, MATSCHOULSKY und SPARTANSKY ist neuerdings in Rußland eine weitere, neue Coccidienart Eimeria septentrionalis n. sp. beschrieben worden. Sie unterscheidet sich von allen bekannten Coccidienarten bei Kaninchen und Hasen durch das Fehlen von Restkörpern in Oocysten und Sporocysten.

Die **natürliche Ansteckung** erfolgt durch das mit oocystenhaltigem Kot kranker Tiere beschmutzte Trinkwasser und Futter. Die Infektion wird durch Verabreichung stark wasserhaltigen Grünfutters besonders begünstigt; außerdem wirken schwächende Einflüsse (schlechte Ernährung, Bahntransporte, plötzlicher Temperatur- und Futterwechsel) disponierend für die Entstehung der Krankheit. Besonders hohe Empfänglichkeit zeigen junge Tiere; diese erkranken vorwiegend, während die älteren, unter denselben Bedingungen gehaltenen Tiere weniger leicht angesteckt werden und auch gewöhnlich krankhafte Erscheinungen nicht darbieten.

Die Einschleppung der Seuche in gesunde Bestände sowie ihre Weiterverbreitung geschieht nicht nur durch offensichtlich kranke Tiere, sondern

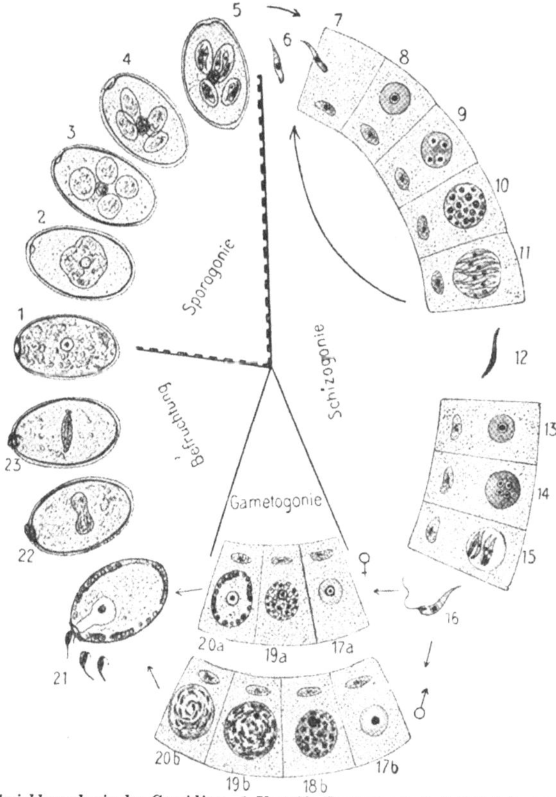

Abb. 50. *Entwicklungskreis der Coccidien.* 1 Unreife Oocyste; 2, 3, 4 Entstehung von 4 Sproblasten nebst Restkörpern in der Oocyste; 5 Entstehung von 2 Sporozoiten in jedem Sporoblasten; 6 Sporozoit auf dem Wege zur Darmschleimhautzelle; 7 Darmschleimhautzelle mit Zellkern, in die ein Sporozoit im Begriffe ist einzudringen; 8—11 Heranwachsen des eingedrungenen Sporozoiten zum Schizonten und Bildung von Merozoiten; 12 Freigewordener Merozoit; 13—15 Letztes Schizontenstadium, aus welchem je 4 Merozoiten sich entwickeln, die nach Eindringen in neue Zellen entweder zu weiblichen oder zu männlichen Formen heranwachsen; 16 Freigewordener Merozoit; 17a, 19a, 20a Entwicklung der Makrogameten; 17b, 18b, 20b Entwicklung der Mikrogameten; 21 Befruchtung eines Makrogameten durch Mikrogameten; 22, 23 Entwicklung des befruchteten Makrogameten zur Oocyste. [Nach REICH: Arch. Protistenkde **28**, 1 (1913), verkleinert.]

— was besonders beachtenswert ist — nicht selten auch durch Coccidienträger, die selbst nicht krank erscheinen, aber angesteckt sind und Coccidien mit dem Kote ausscheiden.

Nach RUDOWSKY soll die Wanderratte, bei der neben Eimeria falciformis auch Eimeria Stiedae vorkommt, als Überträgerin der Coccidiose auf das Kaninchen eine wichtige Rolle spielen. Die künstliche Übertragbarkeit der Rattencoccidiose auf das Kaninchen ist tatsächlich einwandfrei erwiesen. Eine Verschleppung der Krankheit kann auch durch cystenhaltigen Kot an Schuhen, Kleidern und Händen des Wartepersonals erfolgen (KRIJGSMAN).

Die Krankheit ist in hohem Maße *ansteckend* und rafft meist ganze Zuchten und Laboratoriumsbestände in kürzester Zeit dahin. Eine unmittelbare Übertragung der Krankheit von Tier zu Tier kommt nach ZICHLIN nicht vor.

Künstliche Übertragungsversuche mit Oocysten von Kaninchen haben bei Kaninchen, Kücken und jungen Tauben zu einem positiven Ergebnis geführt. Nach den Versuchen ECKARDTs treten die ersten Krankheitszeichen bei Kücken schon 3—6 Tage nach der Infektion in Erscheinung.

Da die Coccidien unter natürlichen Verhältnissen per os aufgenommen werden, so befallen sie als Epithelschmarotzer in erster Linie den Darm, wo sie mehr oder weniger schwere Veränderungen hervorrufen. Außer den Darmepithelien bevorzugen sie beim Kaninchen auch noch die Epithelien der in der Leber gelegenen Gallengänge, wo unter ihrer Einwirkung umfangreiche chronische Veränderungen zustande kommen. Die Kaninchencoccidiose tritt demnach sowohl in Form der *Darm- als auch der Gallengangscoccidiose* in Erscheinung. Häufig sind beide miteinander vergesellschaftet. Seltener trifft es zu, daß gleichzeitig auch noch *Nasencoccidiose* (Rhinitis coccidiosa) vorhanden ist (s. S. 137).

Klinische Symptome. Die Ansiedlung der Parasiten im Darme führt nicht nur zu einem schweren, unstillbaren Durchfall (der bei der Lebercoccidiose fehlt), sondern sie zieht auch, besonders bei chronischem Verlauf, Allgemeinerscheinungen wie Anämie, Abmagerung und Erschöpfung nach sich. Sowohl bei Darm- als auch bei Lebercoccidiose ist der Leib entweder infolge von Ascites oder starker Vergrößerung der Leber mehr oder weniger stark aufgetrieben. Häufig wird Speichelfluß, Ausfluß aus der Nase und wiederholtes Niesen beobachtet. Auch die Lidschleimhäute können entzündet und die Lider durch Schleim verklebt sein. Der oftmals gelungene Nachweis der Coccidien im Nasen- und Augenschleim hat dazu geführt, den Begriff der Coccidienrhinitis aufzustellen (s. S. 137).

Die *Sterblichkeitsziffer* ist außerordentlich hoch; 90—100% der mit Coccidiose behafteten Jungtiere fallen der Krankheit zum Opfer.

Pathologische Anatomie.

a) Darmcoccidiose.

Makroskopisches. Die Veränderungen am Darme, der starken Meteorismus zeigt, beschränken sich in der Regel auf den Dünndarm, bisweilen sogar nur auf das obere Duodenum. Sie bestehen im wesentlichen entweder in einem akuten, desquamativen oder schleimigen Katarrh mit deutlicher Rötung und Schwellung der Schleimhaut oder in einem ausgesprochen chronischen Katarrh mit starker Schleimhautverdickung und zähem, rötlichem Schleimbelag, seltener in hämorrhagischer Entzündung. Im Gegensatz zu anderen Tierarten ist beim Kaninchen der Befall der Darmschleimhaut meist diffus. Herdförmige Veränderungen werden seltener angetroffen. Außer den genannten katarrhalischen Erscheinungen am Darm treten in vielen Fällen auch pseudomembranöse Entzündungszustände auf. Hierbei und in solchen Fällen, in denen die Darmschleimhaut schwere diphtheroide, nekrotisierende und geschwürige Prozesse aufweist, spielen mit großer Wahrscheinlichkeit sekundäre bakterielle Infektionen eine Rolle.

In **histologischen Schnittpräparaten** sind die Epithelien sowohl der Darmzotten als auch der Darmeigendrüsen mit Coccidien dicht besetzt. Sie liegen neben den zur Seite gedrängten Kernen der befallenen Zellen und füllen deren Protoplasma nahezu völlig aus. Die Coccidien sind rund oder ovoid, fein granuliert und besitzen keine Hülle. Durch die immer mehr zunehmende Größe der Parasiten gehen die Zellen allmählich zugrunde. Sie werden mitsamt den freiwerdenden Parasiten in das Darmlumen oder die Drüsenschläuche abgestoßen. Dort werden außerdem auch noch freie Oocysten und andere Entwicklungsformen angetroffen. Die Zotten selbst sind in geringem Grade verlängert und zeigen leukocytäre Infiltration der Propria mucosa.

b) Gallengangscoccidiose.

Neben der Erkrankung des Darmes spielt bei der Kaninchencoccidiose diejenige der Leber infolge ihres ausgesprochen chronischen Verlaufes eine große Rolle. Sie ist meist die notwendige Folge des vorausgegangenen Befalles des Darmes mit Coccidien. Gewöhnlich wird das Mitergriffensein der Leber als Lebercoccidiose (Coccidiosis hepatis) bezeichnet; in Wirklichkeit handelt es sich jedoch um eine Erkrankung der intrahepatischen Gallengänge, so daß es sich empfiehlt, dafür die zutreffendere Bezeichnung „Gallengangscoccidiose" zu gebrauchen (JOEST).

Pathogenese. Der Befall der Gallenwege kommt dadurch zustande, daß die sog. Dauerformen der Coccidien (Oocysten) mit der Nahrung oder dem Trinkwasser aufgenommen werden und in den Dünndarm gelangen. Dort werden durch Auflösung der Oocystenschale die in ihr enthaltenen Sporozoiten frei und gelangen mit großer Wahrscheinlichkeit auf dem Wege des Ductus choledochus in das Gallengangsystem der Leber. In den Gallengängen selbst besiedeln sie die Epithelien und beginnen dort ihr Zerstörungswerk.

Es steht noch nicht einwandfrei fest, in welcher Weise das Aufwärtswandern der Parasiten im Ductus choledochus und in den Gallengängen vor sich geht. Mit großer Wahrscheinlichkeit geschieht dies dadurch, daß die Sporozoiten aktive Bewegungsfähigkeit besitzen. Eine andere Möglichkeit ist die fortgesetzte Weiterwanderung der Infektion von Epithelzelle zu Epithelzelle in proximaler Richtung während der zunächst ungeschlechtlichen Vermehrung der Parasiten (Schizogonie), bei der aktiv bewegliche Merozoiten gebildet werden. Die dritte Möglichkeit endlich, daß Sporozoiten oder Merozoiten vom Darmepithel aus in die Schleimhaut eindringen und mit dem Pfortaderblut der Leber zugeführt werden, ist mit Rücksicht darauf, daß die Lebercoccidiose des Kaninchens eine „Gallengangscoccidiose" darstellt, von vornherein auszuschalten.

Die in die Epithelien der Gallengänge eingedrungenen Coccidien vermehren sich zunächst durch Schizogonie, später auch noch durch Sporogonie (Gamogonie). Die letztere Entwicklungsform wird hauptsächlich in den makroskopisch sichtbaren, herdförmigen Veränderungen der Gallengänge beobachtet. Die neben der Sporogonie meist noch längere Zeit sich fortsetzende Schizogonie führt immer wieder zur Infektion der an die Stelle von zugrunde gegangenen Epithelien tretenden neugebildeten Zellen sowie der neugebildeten Gallengänge. Diesem doppelten Vermehrungsvorgange ist es zuzuschreiben, daß die Gallengangscoccidiose in der Regel durch solch schwere chronische Veränderungen ausgezeichnet ist, wie beim Kaninchen. Wahrscheinlich ist aber die längere Zeit andauernde Sporogonie (Gamogonie) in erster Linie für die Entstehung der schweren Gallengangsveränderungen verantwortlich zu machen.

Makroskopisches. Die Leber der mit Gallengangscoccidiose behafteten Kaninchen ist in den meisten Fällen etwas vergrößert und zeigt an ihrer Oberfläche grauweißliche bis graugelblichweiße Herde, die in der Mehrzahl auftreten und die Größe eines Hirsekornes bis zu der einer Linse, ja sogar einer Haselnuß besitzen. Die

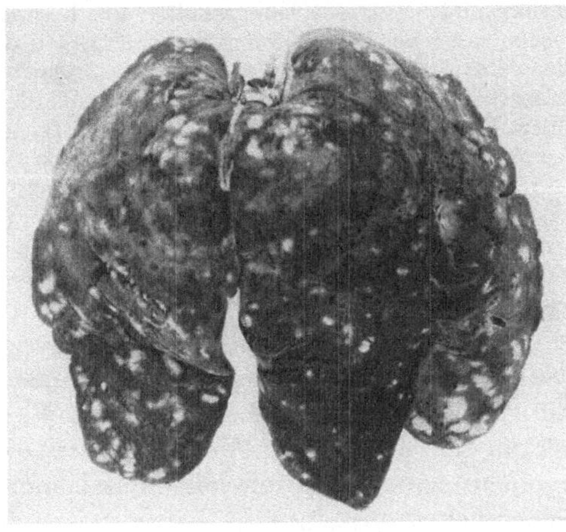

Abb. 51. *Gallengangscoccidiose.* Leber mit zahlreichen Coccidienknoten.

Herde sind von glatter Serosa überzogen und treten nur wenig über die Oberfläche hervor. Bisweilen sind sie anscheinend regellos über die ganze Leberoberfläche verteilt, häufiger lassen sie jedoch eine ganz bestimmte Anordnung in der Art erkennen, daß sie reihenförmig nebeneinander liegen. In vielen Fällen sieht man solche reihenförmig angeordnete Herde zusammenfließen, so daß kurze, gangartige Stränge unter der Leberkapsel sichtbar werden. Die Herde besitzen geringeren Härtegrad als die des umgebenden Lebergewebes (Abb. 51).

Auf Durchschnitten durch so veränderte Lebern läßt sich feststellen, daß die beschriebenen Herde in den oben genannten Größen sowohl unmittelbar unter der Leberkapsel als auch zerstreut im Lebergewebe liegen und daß sie mit einer festen Bindegewebswand versehene Gänge und Höhlen darstellen, die mit einer grauweißen bis graugelben, schmierigen, dickrahmigen, eiterähnlichen oder käseartigen Masse angefüllt sind. Durch die umgebende Bindegewebskapsel werden die mit Abscessen oder erweichten tuberkulösen Veränderungen zum Verwechseln ähnlichen Herde scharf gegen das umgebende Lebergewebe abgegrenzt.

Dieselben eiterähnlichen Massen finden sich häufig auch in den großen Gallengängen und sogar in der Gallenblase.

Histologische Schnitte durch Coccidienknoten ergeben kennzeichnende Bilder. Sie zeigen, daß es sich bei den genannten Knoten und gangartigen Strängen unter der Leberserosa um örtlich erweiterte Gallengänge handelt, deren Wand durch eigenartige Wucherung sowohl des Epithels als auch der bindegewebigen Anteile mehr oder weniger stark verdickt ist. Die epithelialen Wucherungen führen zur Entstehung von papillären Vorsprüngen, die in zum Teil weitverzweigten Ver-

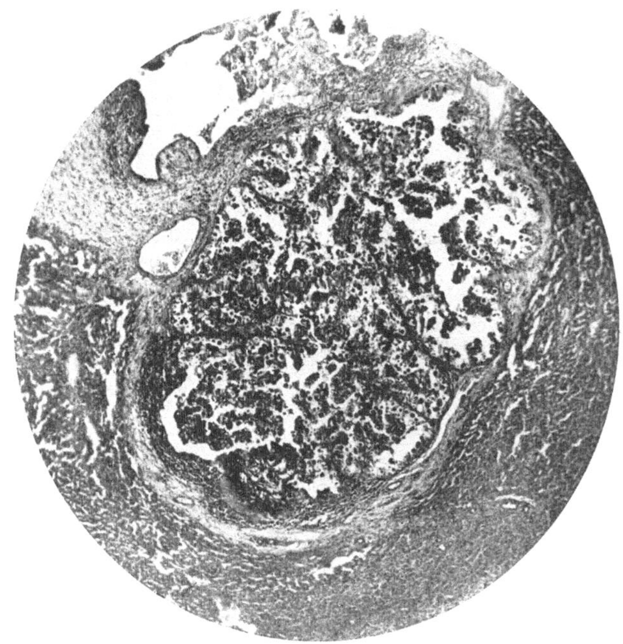

Abb. 52. *Gallengangscoccidiose.* Schnitt durch einen örtlich erweiterten Gallengang (Coccidienknoten) mit bindegewebig verdickter Wand und papillären Wucherungen der Gallengangswand. Der Inhalt der Gallengangslichtung besteht aus Oocysten und jüngeren Entwicklungsstadien von Eimeria Stiedae.

ästelungen in das Lumen der Gallengänge von allen Seiten hineinragen oder dieses in Form von Scheidewänden durchziehen, so daß mehrkammerige Räume entstehen. Durch diese papillären Vorsprünge erhalten die Coccidienknoten ein dem Cystadenoma papilliferum durchaus ähnliches Aussehen, als welches sie früher auch angesehen wurden (SCHWEIZER, JOEST, Abb. 52 und 53).

Das Bindegewebe der Gallengangswand, aus dem der Grundstock der papillären Vorsprünge gebildet wird, läßt ziemlich dichten fibrillären Bau und in der Regel eine bald mehr, bald weniger starke zellige Infiltration erkennen. In der Wand und ihrer Umgebung können nach HEINDL Riesenzellen vorkommen. Dagegen bildet das Vorhandensein von eosinophilen Zellen unter den infiltrierenden Bestandteilen eine Seltenheit (HEINDL). In sämtlichen Epithelzellen der Coccidienknoten, im besonderen derjenigen, die die papillären Wucherungen bekleiden, lassen sich mit großer Regelmäßigkeit Coccidien nachweisen, und zwar entweder in Gestalt von Schizonten oder von Makro- oder Mikrogametocyten (den Vorstufen der Makro-

und Mikrogameten). Bei jüngeren Knoten sind die Schizonten, bei älteren die Gametocyten in der Überzahl. Sie treten innerhalb der Zellen gewöhnlich in der Einzahl, seltener in der Mehrzahl auf, und zwar in Form von verhältnismäßig großen, kugeligen und ovoiden, fein oder grobgranulierten, mit undeutlichem bläschenförmigem Kern ausgestatteten, membranlosen Gebilden. Sie liegen im Zelleib der stark vergrößerten Zellen über dem Kern, der basalwärts verdrängt ist.

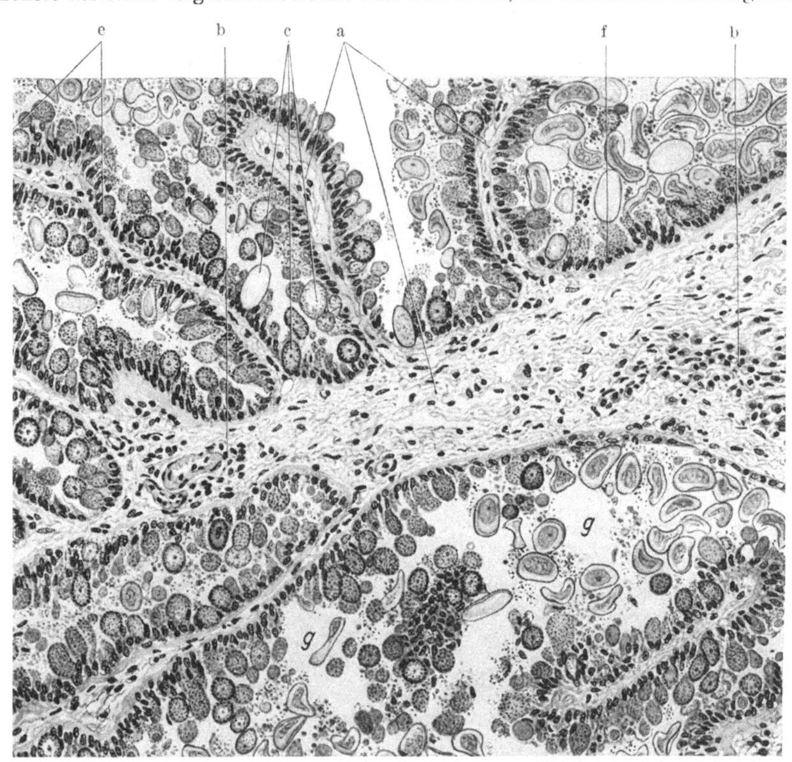

Abb. 53. *Papilläre Gallengangswucherung bei Coccidiose.* 240 ×. a Epitheltragende, von der Gallengangswand ausgehende Bindegewebspapillen, b fibrillärer Bau und perivaoouläre (entzündliche) Zellinfiltrate der papillären Vorsprüge, c Coccidienentwicklungsstadien in den die Bindegewebspapillen bekleidenden Epithelzellen bei e und f deren Kerne basalwärts verdrängend und zur Entartung bringend, g freigewordene Coccidienentwicklungsstadien, hauptsächlich Oocysten im Lumen des Gallenganges. (Nach SEIFRIED: Lehrgang der Histopathologie. Berlin: Julius Springer 1934.)

An den so befallenen Epithelzellen machen sich im Laufe der Zeit entweder infolge der immer mehr zunehmenden Größe der Parasiten selbst oder der von ihnen gebildeten Stoffwechselprodukte Zerfallserscheinungen an den Kernen bemerkbar (Pyknose und Karyorrhexis). Auch der Zelleib und die Zellmembran verfallen dem Untergang. Auf diese Weise wird der von ihr eingeschlossene Parasit frei. Es kommt auch vor, daß die befallenen Epithelzellen abgestoßen werden und dann zerfallen. Daneben wird stellenweise auch eine Nekrose der Epithelien beobachtet.

Die auf diese Weise frei gewordenen Gametocyten wandeln sich nun nach stattgefundener Befruchtung in Sporonten und Oocysten um, die die Coccidienknoten in Massen ausfüllen und unter dem Mikroskop im ungefärbten Präparat deutlich hervortreten. Sie bilden neben Schizonten, freien Gametocyten und zerfallenden Epithelien den Hauptanteil des käsigen oder eiterähnlichen Inhalts der Coccidienknoten. Im Verhältnis zu den Oocysten werden die Mikrogameten, Sporozoiten und Merozoiten sehr viel spärlicher angetroffen. Eiterzellen kommen im Inhalt der Coccidienknoten nicht vor.

Die infolge des Parasitenbefalles abgestoßenen und zugrunde gegangenen Epithelien der Gallengangswände werden in der Regel rasch wieder durch neugebildete ersetzt. Diese Epithelerneuerung geht besonders in jüngeren Coccidienknoten über das gewöhnliche Maß weit hinaus, so daß stellenweise kugelförmige Epithelhyperplasien entstehen. In älteren Knoten dagegen ist dies nicht der Fall. In diesen werden die untergegangenen Epithelien nicht mehr ersetzt, so daß oft umfangreiche Epithelverluste entstehen. Die in den jüngeren Knoten neugebildeten Zellen werden innerhalb kurzer Zeit ebenfalls wieder von Coccidien befallen dadurch, daß Merozoiten in diese eindringen, um sich in ihnen zu Gametocyten umzuwandeln und sich zu Sporonten und Oocysten heranzubilden.

Von den Gallengängen aus gelangen die letzteren durch den Ductus choledochus in den Darm und von diesem mit dem Kot ins Freie, wo sie wieder zur Ansteckung anderer Tiere Veranlassung geben können.

Zusammenfassend handelt es sich bei der Gallengangscoccidiose um eine in der Regel chronische Cholangitis mit Erweiterung der betroffenen Abschnitte und kennzeichnenden Wucherungsvorgängen an der erkrankten Gallengangswand. Wenn die Erkrankung einen chronischen Verlauf nimmt, so wird sekundär auch noch das Lebergewebe in Mitleidenschaft gezogen dadurch, daß die Bindegewebsneubildung im Bereiche der chronisch entzündeten Gallengangswände auch auf das benachbarte Interstitium übergreift. Auf diese Weise entsteht bisweilen eine oft erhebliche Vermehrung des interlobulären, besonders des periportalen Bindegewebes mit dem Bilde einer *chronischen interstitiellen Hepatitis.*

Obwohl es nach den Untersuchungen von HEINDL hierbei zur Ausbildung einer echten Cirrhose nicht kommt, so wird doch in dem neugebildeten interlobulären Bindegewebe eine Neubildung von Gallenkanälchen beobachtet, die mit hohem Zylinderepithel ausgestattet sind und das Aussehen von Drüsenquerschnitten besitzen. Auch die Epithelien dieser neugebildeten Gallengänge werden von Coccidien befallen und erleiden dieselben Veränderungen wie die oben beschriebenen. Mit der Erweiterung der betroffenen Gallengänge und der Bindegewebsneubildung in deren Wand und im interlobulären Gewebe geht zwangsläufig Druckatrophie des benachbarten Lebergewebes Hand in Hand.

Mit dem Aufhören der Schizogonie kann es in seltenen Fällen zur Rückbildung der Coccidienknoten und zur Heilung der Krankheit kommen. Nach dem Verschwinden der hüllenlosen Parasiten enthält der die Knoten ausfüllende Gewebsstaub nur noch beschalte und entartende Parasitenformen. Während der Inhalt der Knoten sich mehr und mehr eindickt und sogar verkalken kann, wandelt sich ihre Wand in ein dickschwieliges Narbengewebe um, das mehr oder weniger breite Züge auch zwischen die benachbarten Läppchen hineinsendet. Zum Schluß enthalten so veränderte Knoten überhaupt keine Parasiten mehr. Nach HEINDL kann ein solcher Heilungsvorgang auch durch einen

Zerfall des Epithels und des angrenzenden Bindegewebes der Gallengangswand angebahnt werden. In diesen Fällen entwickelt sich von den erhaltenen Wandbestandteilen aus Granulationsgewebe, das nach dem Lumen zu in die nekrotische Masse hinein- und vordringt und schließlich eine vollständige Verlegung des erkrankten Gallengangsabschnittes herbeiführt.

Meningo-Encephalomyelitis bei Coccidiose. Bei mit Darmcoccidiose behafteten jungen Kaninchen werden neben den allgemeinen Krankheitssymptomen nicht selten konvulsive und paralytische Erscheinungen beobachtet. Nach GALLI-VALERIO soll die Obduktion solcher Kaninchen neben dem Vorliegen einer starken Darminfektion mit Eimeria Stiedae Hyperämie und Ödem der Meningen sowie des Gehirns und Rückenmarks ergeben. Kulturell und in Schnitten können nach GALLI-VALERIO Keime nicht ermittelt werden.

Histologisch ist die Pia nach GALLI-VALERIO mit Rundzellen infiltriert. Im Gehirn und Rückenmark sind die Gefäße stark erweitert, mit roten Blutkörperchen angefüllt und zum Teil von Rundzelleninfiltrationen umgeben. Daneben finden sich stets auch noch kleine Hämorrhagien. Die Veränderungen sind in den Vorderhörnern des Rückenmarks offenbar am stärksten ausgeprägt. Sie sollen sehr an diejenigen bei der Hundestaupe und bei der Poliomyelitis infectiosa acuta erinnern.

Die Ursachen dieser Meningo-Encephalomyelitis führt GALLI-VALERIO auf die Einwirkung der den Coccidien zukommenden toxischen Eigenschaften zurück. Solange nicht umfassende Nachprüfungen dieser Untersuchungsergebnisse vorliegen, werden sie mit Vorsicht aufzunehmen sein. Bis jetzt ist jedenfalls von einer toxischen Wirkung der Coccidien nichts bekannt, sie müßte sonst auch bei der Lebercoccidiose zum Ausdruck kommen. Die Entzündung des Gehirns und seiner Häute könnte höchstens in der Weise erklärt werden, daß durch die Veränderungen der Darmschleimhaut dort befindlichen bakteriellen Toxinen oder Bakterien der Eintritt in die Blutbahn eröffnet wird (REICHENOW). Zu weiterer Vorsicht bezüglich der Deutung encephalitischer Veränderungen im Zusammenhange mit Coccidiose mahnen eigene Untersuchungen. Im Gehirn von 5 an Darmcoccidiose verendeten jungen Kaninchen fanden sich bei 4 ausgeprägte Encephalitis, die aber als Granulomencephalitis (S. 145) erkannt und durch intracerebrale Verimpfung von Gehirnmaterial in Reihen beim Kaninchen weitergeführt werden konnte. Wahrscheinlich handelt es sich dabei also um eine Aktivierung des Erregers der Granulomencephalitis (S. 146).

Diagnose. Da die pathologisch-anatomischen Veränderungen bei der Coccidiose sowohl im Darm als auch in der Leber vielgestaltig sind, so empfiehlt es sich durch die histologische Untersuchung dieser Teile oder durch den mikroskopischen Nachweis der Coccidien im Einzelfalle die Diagnose zu sichern. Für den mikroskopischen Nachweis der Coccidien ist es zweckmäßig, sich u. U. der Kochsalzanreicherungsmethode zu bedienen, die nach den Untersuchungen von FÜLLEBORN, NÖLLER und OTTEN sowie HOBMAIER auch für den Coccidiennachweis, besonders im Kot günstige Ergebnisse liefert. Erwähnt soll noch werden, daß PATTERSON mit der Komplementbindungsmethode bei Verwendung von Kochsalzextrakten aus coccidienhaltigen Lebern zur Erkennung der Coccidiose während des Lebens günstige Ergebnisse erzielt hat.

c) Die durch Coccidien verursachte Nasenentzündung. Rhinitis coccidiosa.

Die Rhinitis coccidiosa ist in vielen Fällen mit der Darm- und Lebercoccidiose vergesellschaftet. Nicht selten soll sie als selbständige Krankheit auftreten, die enzootischen Charakter besitzt und durch hochgradige Entzündung der Schleimhaut der Nase und der Lider, seltener der Kopfhöhlen gekennzeichnet ist.

Geschichtliches. Früher wurden alle enzootischen Nasenentzündungen, die beim Kaninchen vorkommen, unter der Bezeichnung „bösartiger Schnupfen" zusammengefaßt, ohne Rücksicht auf die Ätiologie dieser Krankheiten. Später, nachdem ZÜRN auf die durch Coccidien verursachte Nasenentzündung hingewiesen hatte, wurden alle infektiösen Nasenentzündungen dieser zugezählt. Diese Zuzählung geschah aber zu Unrecht, denn es ist durch die neueren Forschungen erwiesen worden, daß der größte Teil aller infektiösen Rhinitiden beim Kaninchen bakterieller Natur ist. Trotzdem spielt die Coccidienrhinitis eine nicht untergeordnete Rolle.

Ätiologie und Pathogenese. Wie die Darm- und Lebercoccidiose, so wird auch die durch Coccidien verursachte Rhinitis durch das *Coccidium oviforme s. cuniculi* (Eimeria Stiedae) hervorgerufen. In der Hauptsache findet man in der Nasenhöhle die auch als *Coccidium perforans* bezeichnete kleinere Form des Coccidium oviforme. In neuerer Zeit wird in Abrede gestellt, daß die Coccidien an der Entzündung der Nasenschleimhaut ursächlich beteiligt seien. Der Coccidienbefund wird vielmehr lediglich auf eine Verschmutzung von außen her zurückgeführt. Die *Einwanderung* der Coccidien in die Nasenhöhle erfolgt mit großer Wahrscheinlichkeit durch beim Niesen und Ausprusten verspritzte Nasensekrettröpfchen kranker Tiere. Außerdem können bei der Aufnahme von mit Coccidien verunreinigtem Futter die Parasiten in die Nasenhöhle gelangen. Feuchtigkeit der Aufbewahrungsräume, besonders der Streu, scheint auch hier dem Zustandekommen und Umsichgreifen der Krankheit weitgehend Vorschub zu leisten. Wie bei der Darm- und Lebercoccidiose zeigen die jungen Tiere eine ganz besondere Empfänglichkeit; während diese hauptsächlich daran erkranken, kommen Erkrankungen bei älteren Tieren sehr viel seltener oder gar nicht zur Beobachtung.

Klinische Symptome. Sie besitzen große Ähnlichkeit mit denjenigen bei der durch Bakterien verursachten ansteckenden Nasenentzündung (s. dort). Zunächst zeigt sich um die Nasenlöcher geringes Nässen, aus dem sich in kürzester Zeit geringgradiger, schleimiger Nasenausfluß entwickelt. Gleichzeitig beobachtet man häufiges, oft andauerndes Niesen und Ausprusten.

Auch Greifbewegungen mit den Vorderpfoten nach der Nase werden nicht selten wahrgenommen. Das Allgemeinbefinden der Tiere ist anfänglich keineswegs gestört; die Tiere sind zu Beginn der Krankheit munter und zeigen gute Freßlust. Aber schon nach wenigen Tagen fangen sie zu trauern an, verlieren den Appetit oder verweigern die Nahrungsaufnahme ganz. Als Ausdruck des Schmerzes knirschen sie häufig mit den Zähnen. Mit zunehmender Erkrankung wird auch der Nasenausfluß reichlicher, er ist nicht mehr klar und schleimig, sondern zeigt eitrige Beschaffenheit.

In vielen Fällen bleibt die Erkrankung nicht allein auf die Nasenhöhle beschränkt, sondern greift auch auf die *Lidbindehaut* und die *Mundhöhle* über, an denen ebenfalls katarrhalische und eitrige Entzündungsvorgänge sich abspielen. In selteneren Fällen kann es endlich auch zur *Miterkrankung des Mittelohres* kommen. Eine solche zeigt sich durch schiefe Kopfhaltung, Taumeln, Rollbewegungen und Krämpfe bei Einwirkung äußerer Reize an. Gegen Ende der Krankheit wird, wenn dies nicht von vornherein der Fall ist, auch der Darm mitergriffen (durch Abschlucken schleimig-eitriger Massen aus der Nasen-, Mund- und Rachenhöhle). Es entsteht schwerer unstillbarer Durchfall, der, verbunden mit allgemeinem Kräfteverfall, in kürzester Zeit den Tod der befallenen Tiere zur Folge hat.

Pathologische Anatomie. Bei der Sektion von an Coccidienrhinitis verendeten Tieren ist die Schleimhaut der Nasenhöhle, in fortgeschritteneren Fällen auch die der Mund- und Rachenhöhle hochgradig gerötet, bei chronischem Verlauf auch geschwollen und mit umfangreichen, schleimig-eitrigen Massen, die oft die ganze Nasenhöhle und den Rachenraum ausfüllen, belegt.

Diagnose und Differentialdiagnose. Die Feststellung der Coccidienrhinitis wird durch den mikroskopischen Nachweis der Coccidien in dem eitrig-schleimigen Sekret der Nase und der Augen gesichert. Ein weiteres Unterscheidungsmerkmal von der *bakteriellen Rhinitis* (Brustseuche) ist durch die zu Beginn der Krankheit nur geringgradige Störung des Allgemeinbefindens, den geringen Temperaturanstieg sowie durch das Fehlen von Lungenentzündungen gegeben. Beim *Speichelfluß*, der beim Kaninchen ebenfalls als selbständige Krankheit auftreten kann, entleert sich schaumiger Speichel nur aus dem Munde. Coccidien sind nicht nachweisbar. Auch finden sich an den Lippen und zum Teil auf der Mundschleimhaut kleine, weißliche Knötchen und Bläschen; die übrigen Schleimhäute, besonders die Nasenschleimhaut, zeigen aber hierbei keine Veränderungen. Bei der *Ohrräude*, die in letzter Linie differentialdiagnostisch in Betracht zu ziehen ist, fehlen katarrhalische und eitrige Entzündungen an den Kopfschleimhäuten vollständig. Sie kann auch durch den Nachweis der Milben in den übrigens sehr charakteristischen Veränderungen des Gehörganges leicht von der Coccidienrhinitis unterschieden werden (s. bei Ohrräude).

Prophylaxe und Behandlung der Coccidiose. Durch die Kenntnis der natürlichen Ansteckungsquellen sind die vorbeugenden Maßnahmen bereits vorgeschrieben. In erster Linie ist zu verhindern, daß Futter, das reichlich Coccidienoocysten enthält, verabreicht wird. Die Aufnahme von geringen Mengen wird in der Regel ohne Schaden vertragen. Weiterhin ist der Tilgung von Ratten in Kaninchenstallungen größere Beachtung zu schenken wie bisher. (Neuere Erfahrungen von KRIJGSMAN.) Beim Ausbruche der Krankheit in einem Bestande haben sich als weitere Maßnahmen zweckentsprechend erwiesen: Absonderung der kranken Tiere, gründliche Reinigung und Desinfektion (Viscojod, Chem. F. Marienfelde) des Stalles und der Stallgeräte, Futterwechsel (Übergang zur Trockenfütterung) (REICHENOW).

Feststellung der kranken Tiere bzw. der Dauerausscheider durch Kotuntersuchung. Zur Vermeidung der ständigen Infektionsmöglichkeit durch mit dem Kot ausgeschiedene Oocysten hat es sich als vorteilhaft erwiesen, die Tiere auf Lattenrosten oder Drahtgittern zu halten, durch die der infizierte Kot hindurchfällt (USA.). Coccidienträger können durch regelmäßige Kotbeseitigung coccidienfrei gemacht werden (Unterbindung der Reinfektion).

Sämtliche *Versuche, die Krankheit mit Arzneimitteln zu heilen*, haben bis jetzt zu praktisch brauchbaren Ergebnissen nicht geführt.

Neuerdings sind jedoch von KRIJGSMAN umfangreiche Untersuchungen über die Chemotherapie der Coccidiose veröffentlicht worden, aus denen hervorgeht, daß Atoxyl und Kreolin als wirksame Mittel gegen Coccidiose gelten können. Am besten eignet sich folgendes Kreolingemisch, das an Stelle des Trinkwassers zu verabreichen ist: Creol. pur. 2,5 ccm; Natriumbicarb. 4 g; Sirup. simpl. 400 ccm; Aqua 2000 ccm; Ol. Anis IV gtt. Im ganzen sollen 75 ccm davon möglichst innerhalb von 3 Tagen aufgenommen werden. Dies gelingt am ehesten, wenn den Tieren keine sonstige Flüssigkeit und möglichst trockenes Futter verabreicht wird. Nach den Untersuchungen von ENIGK sind die bisher gebräuchlichen Desinfektionsmittel gegen Coccidienoocysten praktisch unwirksam. Heißes Wasser wirkt nur, wenn es siedend heiß auf die zu desinfizierende Fläche gebracht wird. Der Schwefelkohlenstoff mit Zusatz von Phenolderivaten (2%iges Schwefelkohlenstoff-Phenolgemisch) bewirkt eine schnelle Abtötung. Das Mittel ist bis jetzt noch nicht in eine praktisch anwendbare Form gebracht worden. Es besitzt auch den Nachteil, daß es auf Grünflächen nicht zu gebrauchen ist, da es die Grasnarbe zerstört.

Immunität. KRIJGSMAN hat den experimentellen Beweis erbracht, daß junge Kaninchen nach überstandener Krankheit keine Immunität erlangen.

Schrifttum.

ALTARA: Nuova Vet. **1924**, 144. — AUGWIN: Vet. Rec. **20**, 248 (1908). — BRAULT et LOEPER: J. Physiol. et Path. gén. **6**, 821 (1907). — BRÜGGE u. HEINKE: Dtsch. tierärztl. Wschr. **1921 I**, 41. — CHAPMAN: Amer. J. Hyg. **9**, 389 (1929). — DÉLAMARE: Bull. Soc. Path. exot. Paris **18**, 633 (1925). — ENGEL: Tierärztl. Rdsch. **1919**, 225. — ENIGK: Arch. Tierheilk. **70**, 439 (1936). — FELSENTHAL u. STAMM: Virchows Arch. **132**, 36 (1893). — FEUERSTEIN: Berl. tierärztl. Wschr. **1935 I**,

86. — FLAD: Inaug.-Diss. Gießen 1920. — FREYTAG: Sächs. Vet.-Ber. 1920, 65. — FÜLLEBORN: Arch. Schiffs- u. Tropenhyg. 24, 174 (1920). — GALLI-VALERIO: Zbl. Bakter. I Orig. 76, 511 (1915). — GROSSE: Dtsch. tierärztl. Wschr. 1921 I, 414. — GUILLEBEAU: Schweiz. Arch. Tierheilk. 58, 596 (1926). — HADLEY: Arch. Protistenkde 23, 7 (1911). — HARDENBERGH: Zbl. Bakter. I Ref. 77, 474 (1924). — HARTMANN: Praktikum der Protozoologie, 2. Aufl. Jena 1911. — HEINDL: Inaug.-Diss. Bern 1910. — JOHNE: Sächs. Vet.-Ber. 1881, 60. — KAUPP: J. amer. med. Assoc. 56, 194 (1920). — KITT: Dtsch. landw. Presse 1917, 25. — KÖNIGS: Der Kaninchenzüchter 27, 801. — KRIJGSMAN: Zbl. Bakter. I Orig. 101, 108 (1927). — LABBÉ: Arch. de Zool. 4, 517 (1896). — LUCET: (a) C. r. Acad. Sci. Paris 157, 1091 (1913). (b) Bull. Soc. centr. Méd. vét. 67, 446 (1913). — MARTOU: Rev. vét. 1909, 201. — McCARTNEY: J. of exper. Med. 39, 1 (1924). — METZNER: Arch. Protistenkde 2, 13 (1903). — NIESCHULZ: Dtsch. tierärztl. Wschr. 1923, 245. — NOELLER u. OTTEN: Berl. tierärztl. Wschr. 1921, 481. — OTTOLENGHI u. PABIS: Zbl. Bakter. I Orig. 69, 538 (1913). — PANIZZA: Clin. vet. rez. prat. settim. 1910, 81. — PATTERSON: (a) Brit. J. exper. Path. 4, 1 (1923). (b) Zbl. Bakter. I Ref. 77, 288 (1924). — PÉRARD: (a) C. r. Acad. Sci. Paris 178, 2131 (1924); Zbl. Bakter. I Orig. 79, 172 (1925). (b) C. r. Acad. Sci. Paris 179, 1436 (1924); Zbl. Bakter. I Ref. 80, 225 (1925/26). (c) Ann. Inst. Pasteur 39, 952 (1925); Zbl. Bakter. I Ref. 82, 123 (1926). — PFEIFFER: Die Kokzidienkrankheit der Kaninchen. Berlin: August Hirschwald 1892. — RAEBIGER: (a) Dtsch. tierärztl. Wschr. 1918 I, 379. (b) Z. Ziegenzucht 1920, 261. — RAEBIGER u. SPIEGL: (a) Dtsch. tierärztl. Wschr. 1919 I, 270. (b) Kaninchenzucht Sachsen-Anhalt, 1919, S. 20. — RAILLIET et LUCET: Bull. Soc. zool. France 16, 246 (1891). — RAUTMANN: Dtsch. tierärztl. Wschr. 1915, 193. — REICH: Arch. Protistenkde 28, 1 (1913). — REICHENOW: Prowazek- Nöllers Handbuch der pathogenen Protozooen. Leipzig 1928. — REMY: Ann. Méd. vét. 39, 465 (1890). — REUTER: Geflügelbörse 1919, 795. — RUDOWSKY: Zbl. Bakter. I Orig. 87, 427 (1922). — SAUL: Zbl. Bakter. I Orig. 88, 548 (1922). — SCHLEGEL: Z. Inf.krkh. Haustiere 20, 310 (1920). — SEEBANDT: Inaug.-Diss. Hannover 1920. — SEIFRIED: Z. Inf.krkh. Haustiere 36, 18 (1929). — SIMOND: Ann. Inst. Pasteur 5, 545 (1897). — SMITH: J. med. Res. 23, 407 (1910). — SPREHN: In TÄNZER, Das Angorakaninchen. Hannover: M. u. H. Schaper 1932; Dtsch. tierärztl. Wschr. 1928, 763. — SUSTMANN: (a) Tierärztl. Rdsch. 1912, 432; 1919, 225. (b) Münch. tierärztl. Wschr. 1914 II, 1001. (c) Berl. tierärztl. Wschr. 1917 I, 375. (d) Kaninchenzüchter 1918, 370. Ref. Tierärztl. Rdsch. 1918. (e) Dtsch. tierärztl. Wschr. 1921 I, 248. — TYZZER: J. med. Res. 7, 3 (1902). — WASIELEWSKY, V.: Studien und Mikrophotogramme zur Kenntnis der pathogenen Protozoen. Leipzig 1904. — WIEDEMANN: Münch. tierärztl. Wschr. 1916 I, 872. — ZÜRN: (a) Die kugel- und eiförmigen Psorospermien als Ursache von Krankheiten bei Haustieren. Leipzig 1878. (b) Vortrag Tierärzte 1878, 2.

6. Toxoplasmose.

Die Toxoplasmose ist eine, namentlich in tropischen und subtropischen Ländern bei Kaninchen und anderen Säugetieren sowie bei Vögeln beobachtete Infektionskrankheit, die durch Toxoplasmen hervorgerufen wird. Sie spielt in Brasilien eine bedeutende Rolle und bildet dort für die Kaninchenbestände eine Gefahr wie die Coccidiose oder die Rhinitis contagiosa (KRAUS).

Geschichtliches. Im Jahre 1908 wurde von SPLENDORE eine ansteckende Krankheit bei Kaninchen in Brasilien beschrieben, bei der ätiologisch eigenartige Parasiten nachgewiesen werden konnten. In demselben Jahre fanden NICOLLE und Manceau (1908) beim Ctenodactylus gondi, einem Nagetier in Tunis, ähnliche Parasiten, die sie mit dem Namen Toxoplasma gondii belegten. In den folgenden Jahren ist die Krankheit beim Kaninchen von verschiedenen Autoren beobachtet und beschrieben worden (Carini 1909, Bourret 1911, Saceghem 1916, Kraus 1926 u. a.).

Vorkommen. Toxoplasmose beim Kaninchen wurde bis jetzt festgestellt: in Brasilien, Argentinien, in Senegal und im Kongostaat. Über ihr Auftreten bei Kaninchen in Deutschland liegen Mitteilungen nicht vor, obwohl sie hier bei Vögeln (Mayer, Nöller) wiederholt beobachtet wurde. In England ist sie bei wildlebenden Nagern (1914) festgestellt worden.

Ätiologie. *Toxoplasma cuniculi* (Splendore) besitzt die größte Ähnlichkeit mit Toxoplasma gondii. Es weist eine Länge von 5—9 μ und eine Breite von 2—4 μ auf. Die bei den übrigen Tieren nachgewiesenen Toxoplasmenformen zeigen, was ihre Größe und ihre äußeren Merkmale anbetrifft, solch weitgehende Ähnlichkeiten, daß ihre Unterscheidung nicht möglich ist. Ob es sich bei diesen verschiedenen Formen um verschiedene Arten oder nur um Spielarten einer Art handelt, müssen weitere Forschungen ergeben.

Die Toxoplasmen leben frei oder in bestimmten Zellen der befallenen Tiere. Nach den Untersuchungen von Laveran kommt ihnen in frischem Zustande eine geringe Eigenbewegung zu, die sie befähigt, in Zellen einzudringen. Von diesen werden besonders die Monocyten und polynukleären Leukocyten, dann aber auch Bindegewebszellen und Zellen epithelialer Herkunft (Endothelzellen, Parenchymzellen) befallen. Die intracellulären Formen sind in der Regel etwas kleiner als die freien; im übrigen besitzen sie aber beide gemeinsame Eigenschaften. Sie sind rundlich oder länglich, im freien Zustande häufig bogen- oder halbmondförmig. Das eine Ende ist spitz, während das andere mehr abgerundet erscheint. Diesem genähert liegt auch in der Regel der runde, feste Kern, in dem selten das Kernkörperchen deutlich zu sehen ist. Neben den Einzelformen kommen auch zusammengeballte Gruppen von 2, 4, 8 und noch mehr Parasiten vor (schizogonisches Stadium). Der Durchmesser einer solchen Gruppe, die von manchen Autoren als „encystierte Formen" aufgefaßt werden, kann bis zu 25 μ betragen. In den Zellen liegen die Parasiten im Zelleib, wo sie ebenfalls in der Einzahl als auch gruppenweise angetroffen werden.

Bei Anwendung der Giemsafärbung färbt sich der Kern der Toxoplasmen rot, während ihr Zelleib blaue Farbe (bisweilen mit Chromatinpartikelchen) annimmt.

Die *Vermehrung der Toxoplasmen* geschieht sowohl durch einfache Längsteilung (Zweiteilung) als auch durch Schizogonie. Letztere soll nach Chatton und Blanc hauptsächlich in den ortsansässigen Zellen der inneren Organe, erstere besonders in den beweglichen Blutzellen angetroffen werden.

Die **künstliche Züchtung** der Toxoplasmen ist bis jetzt trotz mehrfacher Versuche nicht gelungen.

Widerstandsfähigkeit. Nach den Angaben von NICOLLE und CONOR sollen die Toxoplasmen in der Leiche rasch zugrunde gehen. MESNIL und SARRAILHÉ konnten dagegen mit der Peritonealflüssigkeit einer infizierten Maus noch 30 und 50 Stunden nach ihrem Tode eine Infektion erzielen. 2stündiges Erwärmen auf 48,5° C tötet die Parasiten sicher ab. Bei Einwirkung von destilliertem Wasser während der Dauer von 15 Minuten werden sie ebenfalls abgetötet, während sie bei Einwirkung artfremden Serums ihre Virulenz nicht verlieren. In Verdünnungen bis 1 : 100000 erweisen sich die Parasiten noch als infektiös.

Natürliche Ansteckung. Über die Art und Weise der natürlichen Übertragung sind bis jetzt sichere Tatsachen nicht bekannt. Es wird allgemein angenommen, daß Insekten *(Stomoxys-Arten)* dabei eine Rolle spielen. Auch Zecken sind als Vermittler der Infektion beschuldigt worden. Neuere Beobachtungen von KRAU sin São Paolo sprechen gegen die Übertragung durch fliegende Insekten; sie weisen vielmehr auf die Möglichkeit hin, daß Hautparasiten der Tauben, unter denen die Toxoplasmose weit verbreitet ist, als Überträger der Krankheit in Betracht kommen.

Die **künstliche Übertragung** gelingt sowohl durch subcutane, intravenöse und intraperitoneale Impfung mit Verreibungen der parasitenhaltigen Organe, sowie der meist reichlich vorhandenen Peritonealflüssigkeit an Toxoplasmose erkrankter und verendeter Kaninchen. MESNIL und SARRAILHÉ haben im Versuch den Nachweis erbracht, daß sie auch durch die gesunde, intakte Schleimhaut (Mundschleimhaut, Conjunctiva und Vaginalschleimhaut) eindringen können. Durch die äußere Haut vermögen die Parasiten dagegen nicht einzutreten. CARINI und MACIEL ist bei der Taube auch eine Fütterungsinfektion gelungen. Möglicherweise spielt diese unter natürlichen Verhältnissen eine Rolle.

Für die künstliche Ansteckung ist noch die Tatsache beachtenswert, daß sich nicht alle Tierarten, u. a. auch solche, die für eine natürliche Infektion empfänglich sind, anstecken lassen. Außerdem hängt der Erfolg der künstlichen Übertragung bisweilen von der Art und Weise der Einverleibung des Impfmaterials ab. So gelingt beispielsweise die Übertragung des Toxoplasma cuniculi wohl auf Tauben, nicht aber auf Meerschweinchen, weiße Ratten und Hunde (CARINI). Was den Einfluß der Art und Weise der Impfung auf das Haften der Infektion anbetrifft, so haben LAVERAN und MARULLAZ festgestellt, daß Kaninchen und Mäuse durch intravenöse Einverleibung des Toxoplasma gondii viel leichter infiziert werden können als durch intraperitoneale.

Beim Kaninchen nimmt die Krankheit nach der intravenösen Ansteckung einen sehr akuten Verlauf. Die Tiere zeigen Appetitmangel, blaße Verfärbung der Schleimhäute, Abmagerung und gegen Ende der Krankheit Lähmungen der Hinterhand. *Epidemiologisch* beachtenswert ist die von CHATTON und BLANC festgestellte Tatsache, daß die Erkrankung hauptsächlich an die kalte Jahreszeit, und zwar an die Monate Oktober bis Februar gebunden ist.

Nach intracerebraler Impfung mit dem Toxoplasma cuniculi erliegen die Tiere 6—8—12 Tage p. i. unter den ausgesprochenen Erscheinungen einer Encephalomyelitis (Nystagmus, rhythmische Kontraktionen der Kau- und Extremitätenmuskulatur, Opisthotonus, Paresen und Paralysen der hinteren Extremitäten). Einige Tiere bleiben länger am Leben (bis zu 23 Tagen). Menge und Virulenz des Erregers bestimmen weitgehend den Verlauf und die Dauer der Impfkrankheit. Mit der Zahl der Kaninchenpassagen nimmt die Virulenz für das Zentralnervensystem fortschreitend zu. Eine Infektion gelingt auch durch Impfung in den N. ischiadicus sowie in die vordere Augenkammer (LEVADITI, SCHOEN und SANCHIS-BAYARRI).

Klinische Symptome. Freßunlust, Abmagerung, blutarme Schleimhäute und im Endstadium Lähmungserscheinungen.

Pathologische Anatomie. Die an Toxoplasmose verendeten Kaninchen sind in der Regel auffallend abgemagert. In der Bauchhöhle finden sich meist größere Mengen seröser Flüssigkeit. Von den inneren Organen zeigen Leber, Milz und Darm die hauptsächlichsten Veränderungen. Die Leber ist oft erheblich geschwollen, von normaler Konsistenz. Bisweilen findet man ihre Oberfläche mit kleinen, weißlichen Knötchen bedeckt, die weitgehende Ähnlichkeit mit Miliartuberkulose besitzen. Bei älteren Kaninchen werden jedoch diese miliaren Herdchen häufig vermißt (LAVERAN und MARULLAZ); die Leber besitzt dann ein marmoriertes Aussehen. Die Milz befindet sich im Zustande hochgradiger Schwellung, sie kann um das Mehrfache vergrößert sein und einen weichen, ja sogar breiigen Härtegrad aufweisen. Die Darmwand ist stark hyperämisch, die Gefäße sind gefüllt und die verdickte Schleimhaut ist häufig mit linsengroßen Geschwüren bedeckt, in denen die Parasiten in großer Zahl nachgewiesen werden können. Auch die Gekröselymphknoten befinden sich im Zustande starker Blutfülle und Schwellung. Nieren und Pankreas lassen, abgesehen von mehr oder weniger stark ausgeprägtem Blutreichtum, abnorme Veränderungen nicht erkennen.

Auch in der Brusthöhle wird häufig blutig-seröses Exsudat angetroffen. In den blutreichen Lungen befinden sich bisweilen bronchopneumonische Herde und dieselben miliaren Knötchen wie in der Leber. Auch Knochenmark und Zentralnervensystem sollen mitunter in Mitleidenschaft gezogen sein.

Was die Veränderungen des letzteren anbetrifft, so haben LEVADITI, SCHOEN und SANCHIS-BAYARRI sowohl bei der Spontankrankheit als auch nach intracerebraler Impfung und solcher in den Nervus ischiadicus sowie in die vordere Augenkammer mit dem Toxoplasma cuniculi eine Meningoencephalitis beobachtet, bei der die Parasiten im Gehirn sich in verschiedenen Entwicklungsstadien vorfinden und bei der namentlich die Mikroglia, die Epithelien des Ependyms, die Zellen der Gefäßadventitia des Zentralnervensystems, des Plexus choreoideus und einige Gehirnnerven betroffen sind. Der entzündliche Prozeß im Bereiche der Plexus führt häufig zu Sekretionsstörungen des Liquor cerebrospinalis, zu Dilatation der Seitenventrikel und damit zur Hydrocephalie. Die Ansteckung scheint von den subarachnoidalen Räumen ihren Ausgang zu nehmen. Im Gegensatz zur Granulomencephalitis (Encephalitozoon cuniculi) liegen hier Veränderungen der Neurone vor.

Nach den von Laveran und Nattau-Larrier sowie von Walzberg (beim Zeisig) vorliegenden **histologischen Untersuchungen** der übrigen veränderten Organe handelt es sich bei den Leberknötchen um nekrotische Zellherde im Bereiche von thrombosierten Haargefäßen. Später beobachtet man eine Ansammlung von eosinophilen Leukocyten sowie das Auftreten fibrösen Gewebes in der Mitte der Herde. Im übrigen zeigen Leber und Milz starken Blutreichtum. Die Parenchymzellen und besonders die mononukleären Leukocyten dieser Organe beherbergen die Toxoplasmen in großer Zahl. Im Darm sind nach Walzberg die Lymphspalten der Tunica propria, der Submucosa, der Muscularis und der Subserosa mit Toxoplasmen angefüllt. Auch in den Lungen, deren Haargefäße ebenfalls häufig thrombosiert sind, sollen sie in großen Mengen enthalten sein.

Nach Arantes sind auch die Neurogliazellen sowie die Muskelfasern Sitz von zum Teil zahlreichen, in Nestern liegenden Parasiten; diese Befunde konnten von Walzberg bei mit Toxoplasmose behafteten Zeisigen in Deutschland nicht bestätigt werden.

Diagnose. Sie kann durch den Nachweis der Toxoplasmen, die in den genannten Organen und außerdem in Lymphknoten, Nieren und Knochenmark, im Herzblut (in geringer Zahl) und mit Leichtigkeit in Ausstrich-, Schnitt- und Abklatschpräparaten auffindbar sind, mit Sicherheit gestellt werden. Bei Abstrichen aus der Darmschleimhaut können sich unter Umständen Verwechslungen mit Coccidienmerozoiten ergeben.

Schrifttum.

Bourret: Bull. Soc. Path. exot. Paris 4, 373 (1911). — Carini: (a) Bull. Soc. Path. exot. Paris 2, 465 (1909). (b) Bull. Soc. Path. exot. Paris 4, 518 (1911). — Carini et Maciel: Bull. Soc. Path. exot. Paris 6, 681 (1913); 7, 112 (1914). — Chatton et Blanc: Arch. Inst. Pasteur Tunis 10, 1, 281 (1917/18). — Doflein: Lehrbuch der Protozoenkunde, 4. Aufl. Jena 1916. — Knuth u. du Toit: Tropenkrankheiten der Haustiere. Leipzig 1921. — Kraus: Seuchenbekämpfung 3, 150 (1926). — Laveran: (a) Bull. Soc. Path. exot. Paris 6, 294 (1913). (b) Bull. Soc. Path. exot. Paris 8, 58 (1915). — Laveran et Marullaz: (a) Bull. Soc. Path. exot. Paris 6, 249 (1913). (b) Bull. Soc. Path. exot. Paris 6, 460 (1913). — Laveran et Nattau-Larrier: Bull. Soc. Path. exot. Paris 6, 158 (1913). — Levaditi et Schoen: C. r. Soc. Biol. Paris 99, 1126 (1928); 100, 262 (1929). — Levaditi, Schoen et Sanchis-Bayarri: Presse méd. 1927, 1578; 1928, 151; C. r. Soc. Biol. Paris 97, 1692 (1927); 98, 292 (1928). — Mesnil et Sarrailhé: C. r. Soc. Biol. Paris 74, 325 (1913). — Nicolle et Conor: (a) Arch. Inst. Pasteur Tunis 2, 106 (1908). (b) Bull. Soc. Path. exot. Paris 6, 160 (1913). — Nicolle et Manceaux: Arch. Inst. Pasteur Tunis 2, 97 (1908). — Nöller: Prowazek-Nöllers Handbuch der pathogenen Protozoen, 1928. — Saceghem: Bull. Soc. Path. exot. Paris 3, 432 (1909). — Splendore: (a) Rev. Soc. Sci. Sao Paulo 3, No 10—12 (1908). (b) Bull. Soc. Path. exot. Paris 2, 462 (1909). — Walzberg: Z. Inf.krkh. Haustiere 25, 19 (1923).

7. Anaplasmenartige Gebilde bei normalen Kaninchen.

Anaplasmenartige Randkörperchen in den roten Blutzellen von gesunden Kaninchen und Meerschweinchen sind von Tibadi in Sardinien, sowie von Laveran und Franchini in Frankreich ermittelt worden. Sie besitzen in morphologischer und färberischer Hinsicht weitestgehende Ähnlichkeit mit dem Anaplasma marginale von THEILER. Solche Gebilde stellen auch bei anderen Nagetieren (Ratten und Mäusen) einen außerordentlich häufigen Befund dar (BRUCE und Mitarbeiter, JOWETT, KOIDZUMI, LAVERAN und FRANCHINI u. a.).

Sie wurden von JOEST und JÄHNICHEN auch bei an Osteomalacie, von SCHAAF bei an infektiöser und sekundärer Anämie leidenden Pferden angetroffen.

Sämtliche Untersucher sind sich darüber einig, daß diese Gebilde mit echten Anaplasmen und mit der Anaplasmose nichts zu tun haben. Wenn es sich hierbei überhaupt um belebte Gebilde handelt — was bis jetzt keineswegs erwiesen ist — so kommt ihnen beim Kaninchen eine pathogene Bedeutung jedenfalls nicht zu.

Künstlich ist es gelungen, bei Kaninchen durch Einspritzung von destilliertem Wasser ähnliche Gebilde zu erzeugen.

Nach fast allgemein geteilter Ansicht sind die genannten anaplasmenartigen Gebilde den zuerst von HOWELL (1890) bei Katzen und später von JOLLY (1905) bei anderen Tieren und besonders bei Embryonen gefundenen Körperchen (HOWELL-JOLLYsche Körperchen) gleichzustellen.

Schrifttum.

HOWELL: J. Morph. a. Physiol. 4 (1890). — JOEST u. JÄHNICHEN: Berl. tierärztl. Wschr. 1914 I, 149. — JOLLY: C. r. Soc. Biol. Paris 1905, 528, 593. — JOWETT: J. comp. Path. a. Ther. 24, 40 (1911). — KNUTH u. DU TOIT: Tropenkrankheiten der Haustiere. Leipzig 1921. — KOIDZUMI: Zbl. Bakter. I Orig. 65, 337 (1912). — LAVERAN et FRANCHINI: Bull. Soc. Path. exot. Paris 1914, 580. — SCHAAF: Arch. Tierheilk. 51, 512 (1924). — TIBADI: Pathologica (Genova) 1914, 261.

8. Enzootische Encephalomyelitis. Granulomencephalitis.

Ansteckende Gehirn- und Rückenmarksentzündung.

Die hier in Rede stehende Gehirnentzündung ist eine enzootisch auftretende, früher wohl schon beobachtete, ansteckende Erkrankung des Kaninchens, auf die man aber erst durch die experimentelle Encephalitis-, Herpes- und Poliomyelitisforschung erneut aufmerksam wurde und die in diesem Zusammenhang eine besondere Bedeutung erlangt hat.

Geschichtliches. Die ersten Beobachtungen über diese Krankheit sind bereits im Jahre 1917 von BULL aus London mitgeteilt worden. Dieser Mitteilung schließen sich an diejenigen von OLIVER in San Franzisco im Jahre 1922, von TWORT und ARCHER in England im gleichen Jahre, von BONFIGLIO in Rom im Jahre 1923/24 und von McCARTNEY in den Vereinigten Staaten von Amerika. Weiterhin wurde die Krankheit beobachtet und näher studiert von WRIGHT und CRAIGHEAD (im Zusammenhang mit Versuchen, die Poliomyelitis epidemica mit Hilfe von Flöhen auf Kaninchen zu übertragen), von LEVADITI und Mitarbeitern in Frankreich (1923), sodann von DOERR und ZDANSKY in der Schweiz, von JAHNEL und ILLERT, PETTE, PLAUT und MULZER, SEIFRIED u. a. in Deutschland, von BALO und GAL in Ungarn und von NISHIBE in Japan. Ob die neuerdings von JABOTINSKY in Leningrad beschriebenen Spontanlähmungen der Hinterextremitäten bei Kaninchen hierhergehören, ist nicht sicher zu entscheiden. Es fanden sich dabei zwar Encephalitis und Granulome, aber die Hauptveränderungen bestanden in Erweichung des Lendenmarks.

Wenn demnach die Krankheit in verschiedenen Gegenden des In- und Auslandes vorkommt, so scheint sie doch keineswegs die Verbreitung zu besitzen, die ihr von manchen Forschern zugesprochen wird. Sie müßte sonst an Stellen, an denen besonders umfangreich über experimentelle Encephalitis gearbeitet wird, auf Grund der zahlreichen histologischen Untersuchungen von Kaninchengehirnen bereits viel früher und wiederholt festgestellt worden sein. Dies ist aber nicht der Fall, denn in Paris, Basel und Stockholm ist sie jahrelang nicht beobachtet worden. Auch Spielmeyer, Nissl, Kling und Mitarbeiter, die Hunderte von Kaninchengehirnen histologisch untersucht haben, sind niemals auf spontane Gehirnentzündungen gestoßen. In gleicher Weise konnte Verfasser, der im Zusammenhange mit den gemeinsam mit Zwick und Witte ausgeführten experimentellen Arbeiten über die Bornasche Krankheit des Pferdes Hunderte von Kaninchengehirnen histologisch untersucht hat, nur ganz selten Spontanencephalitiden auffinden. Es muß allerdings zugegeben und in Rechnung gezogen werden, daß die Spontanencephalitis häufig einen stummen Verlauf nimmt, der eine Erkennung während des Lebens auf Grund der Krankheitszeichen nicht gestattet. Aus diesem Grunde ist es nicht ausgeschlossen, daß planmäßig durchgeführte Untersuchungen des Liquors (an dem bestimmte, wenn auch nicht regelmäßige Veränderungen vorkommen) in zahlreichen und größeren Kaninchenzuchten verschiedener Gegenden doch eine weitere Verbreitung ergeben könnten.

In Tierbeständen, in denen die Seuche einmal Eingang gefunden hat, scheint sie nur einen kleineren Prozentsatz der Tiere zu befallen. So fand sie Oliver in San Franzisco bei 20% seiner Tiere, Bonfiglio in Rom bei 25 unter 79 und Pette bei 5 unter 120 Tieren. Auch bei den von Jahnel und Illert sowie denjenigen von Plaut und Mulzer beobachteten Erkrankungen handelt es sich nur um vereinzelte Fälle während einer Beobachtungszeit von mehreren Jahren. Balo und Gal haben in 9% von aus verschiedenen Budapester Zuchten hervorgegangenen Kaninchen das Encephalitozoon cuniculi nachgewiesen.

Ätiologie. Bis jetzt ist noch nicht einwandfrei erwiesen, welcher Art der dieser Krankheit zugrunde liegende Infektionsstoff ist. Wright und Craighead ist es zuerst gelungen, in den bei der spontanen Encephalitis im Gehirn und in den Nieren auftretenden Veränderungen parasitäre Gebilde darzustellen, die sie für ein *Protozoon (Mikrosporid)* oder die Entwicklungsform eines solchen halten. Diese Gebilde sind später von Doerr und Zdansky, Levaditi und Mitarbeitern, Bonfiglio sowie von Cowdry, Goodpasture, Verratti, Sala und da Fano, Seifried, Balo und Gal u. a. ebenfalls beobachtet und näher beschrieben worden. Der mit der Bezeichnung **„Encephalitozoon cuniculi"** belegte Mikro-

organismus, der von Levaditi und Mitarbeitern als Erreger der Kaninchenencephalitis angesehen wird, findet sich nach Wright und Craighead,
Levaditi, Doerr und Zdansky besonders im Bereiche der subcorticalen Knötchen im Gehirn, in der Nähe von Epithelioid- und Riesenzellen (Abb. 54). Er ist häufig in größerer Zahl in cystenartige Hohl-
räume eingeschlossen, die zwar scharf begrenzt sind, eine eigentliche
Wand aber nicht erkennen lassen. Daneben wird er in Makrophagen
und zum Teil auch isoliert angetroffen. In gleicher Weise kann er auch

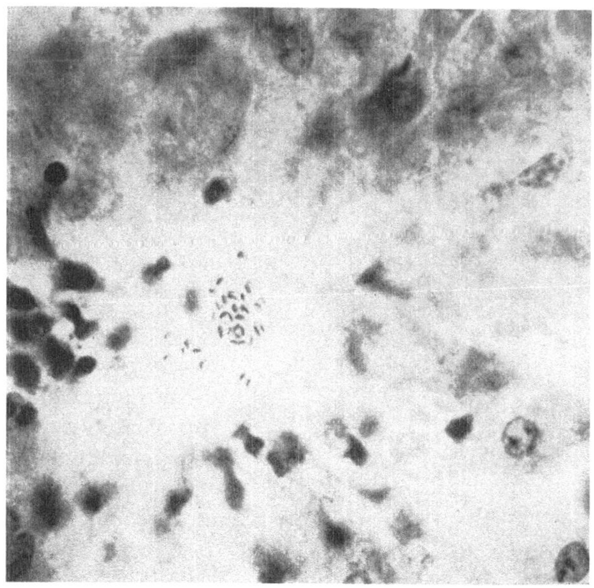

Abb. 54. *Enzootische Encephalitis.* Histologischer Schnitt durch ein entzündliches Granulom
im Gehirn. Im nekrotischen Zentrum zahlreiche Exemplare des „Encephalitozoon cuniculi".
(Nach Pette, Hamburg.)

in den Nieren angesteckter Tiere nachgewiesen werden (Smith und
Florence, Abb. 55).

Über die *Größe der Parasiten* gehen die Angaben auseinander. Ihre Länge
bewegt sich zwischen 1—4 μ; ihre Breite beläuft sich nach Levaditi auf 1—1,5 μ.
Im übrigen besitzen sie eine länglich-ovale, birnen-, sichel- oder kahnförmige
Gestalt mit runden oder konischen Ecken und scharfer, glatter, membranartiger
Begrenzung (Abb. 54 und 55).

Was ihre *Färbbarkeit* anbetrifft, so sind sie in Hämatoxylinpräparaten entweder gar nicht sichtbar oder treten sie nur als blaßblaue, bisweilen auch stärker
lichtbrechende Gebilde hervor. Löfflers Methylenblau nehmen sie dagegen
leicht an und färben sich damit nicht nur scharf, sondern gewähren auch einen
Einblick in ihre innere Struktur (Kern und Membran). Zur Darstellung in Schnittpräparaten eignet sich am besten eine Färbung mit Carbolfuchsin und Methylenblau
(Vorfärbung mit vierfach verdünntem Carbolfuchsin, Beizung und Entfärbung

mit unverdünntem Formalin, Gegenfärbung mit Methylenblau). Die Mikroorganismen färben sich hierbei rot bis violett, die Zellkerne blau. Im allgemeinen sind die Mikrosporidien nicht streng acidophil, denn bei Vorfärbung mit einem basischen Farbstoff wird auch dieser festgehalten. Bei der Färbung nach MANN, die sich ebenfalls gut eignet, treten die Parasiten als rote, bei der Färbung nach GIEMSA als blaugrüne Gebilde hervor. Der Gramfärbung gegenüber verhalten sie sich grampositiv bis gramnegativ.

Außer im Gehirn finden sich die Parasiten auch in den Knötchen der Nierenrinde innerhalb von Epithelien oder frei in Harnkanälchen und sogar im Harne.

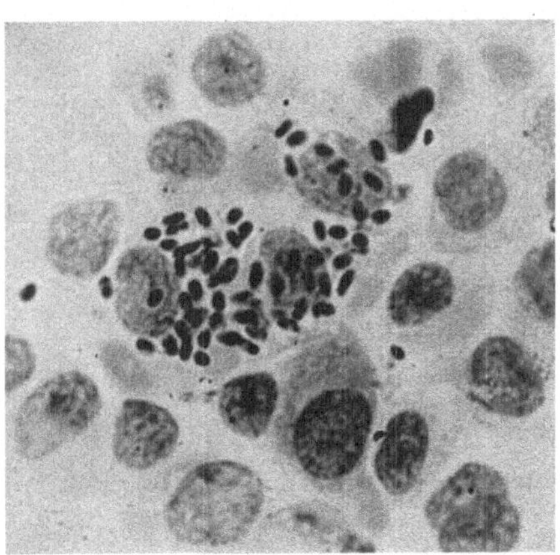

Abb. 55. *Enzootische Encephalitis.* Mikrosporidienhaufen aus der Niere. 1000 ×. Fuchsin-Pikrinsäure. [Nach SMITH und FLORENCE: J. of exper. Med. 41, 25 (1925).]

Züchtung. Versuche, den Erreger auf künstlichen Nährböden zu züchten, sind bis jetzt negativ verlaufen. Nach LEVADITI, NICOLAU und SCHOEN sollen sich nach Einsaat von mikrosporidienhaltigen Gehirnteilen in Spezialnährböden (deren Zusammensetzung leider nicht angegeben ist) die Sporen vermehrt haben.

Glycerinresistenz. Nach den Angaben von DOERR und ZDANSKY darf es als sicher erwiesen gelten, daß die beschriebenen Parasiten, in Hirnsubstanz eingeschlossen, monatelang der Einwirkung von Glycerin widerstehen können.

Wenn es auch nach dem Aussehen und der Färbbarkeit der genannten Parasiten sowie ihrem hauptsächlichen Vorkommen im Bereiche der pathologisch-anatomischen Veränderungen im Gehirn viel für sich hat, sie als Erreger der Krankheit anzusprechen, so steht der endgültige Beweis für ihre ursächliche Bedeutung bis jetzt noch aus. Es ist auch auffällig, daß die Parasiten bei weitem nicht in allen Fällen angetroffen werden. Indessen läßt sich dieser Umstand auch nicht als Beweis gegen ihre Erregernatur anführen, denn, da bis jetzt über den Entwicklungsgang der Parasiten so gut wie nichts bekannt ist, ist es fraglich, ob alle ihre Entwicklungsstadien sichtbar gemacht werden können.

Die endgültige Lösung dieser Frage könnte allein durch die künstliche Kultur des vermeintlichen Erregers herbeigeführt werden.

Es ist eine im Interesse der gesamten Encephalitisforschung liegende Aufgabe der nächsten Zeit, das Wesen der spontanen Kaninchenencephalitis weiter zu erforschen und einer völligen Klarstellung zuzuführen.

In **epidemiologischer Hinsicht** verdient erwähnt zu werden, daß PETTE die Krankheit nur während der Frühjahrsmonate beobachtet hat. JAHNEL und ILLERT begegneten ihren Fällen im September. Leider liegen in den Arbeiten der übrigen Forscher Angaben über die Zeit des hauptsächlichsten Auftretens der Krankheit nicht vor, so daß bestimmte Anhaltspunkte in der Richtung der Epidemiologie nicht gewonnen werden können.

Natürliche Ansteckung. Die Ansichten über die natürliche Ansteckungsweise gehen dahin (LEVADITI und Mitarbeiter), daß die Erreger mit dem Harn in die Außenwelt gelangen, dort das Futter befeuchten und mit diesem — also auf dem Fütterungswege — auf andere Kaninchen übertragen werden. Diese Annahme der Verbreitung durch den Harn ist zwar einleuchtend, nachdem es LEVADITI und Mitarbeitern gelungen ist, die Mikrosporidien in den Nieren und im Urinsediment nachzuweisen. Nach eigenen Untersuchungen erscheint es aber zweifelhaft, ob die Gefahr der Verschleppung der Krankheit auf diesem Wege wirklich so groß ist, denn die intracerebrale Verimpfung von Harn kranker Tiere auf andere Kaninchen verlief stets negativ. Eine Kontaktinfektion scheint nach PETTE, SEIFRIED, BONFIGLIO, KLING nicht in Frage zu kommen. Es ist aber die Möglichkeit in Betracht gezogen worden, daß die Erreger häufig latent im Gehirn vorkommen und erst bei Einwirkung besonderer Reize ihre Wirkung entfalten. (In diesem Sinne müssen auch die JAHNEL-ILLERTschen Fälle verwertet werden, bei denen erst nach Zuführung größerer Mengen von Proteïnsubstanzen die Encephalitis zur Entwicklung kam.) Diese Auffassung erhält durch die Untersuchungen von SEIFRIED eine wesentliche Stütze. Er konnte histologisch dieselbe Meningoencephalitis mit typischen Granulomen auch als Begleitbefund bei anderen Krankheiten, so bei hämorrhagischer Septicämie, bei chronischer Rhinitis contagiosa, sowie bei Darmcoccidiose, und zwar in einem ziemlich hohen Prozentsatz der Fälle feststellen. Auch dieser encephalitische Prozeß ließ sich durch intracerebrale Verimpfung von Gehirnmaterial bei Kaninchen in Passage bringen.

Die histologischen Veränderungen dieser Spontanencephalitis wurden von SEIFRIED außerdem festgestellt nach intracerebraler Einverleibung einer Reihe von Virusarten mit ausgesprochener Affinität zum Zentralnervensystem. Es wurde verimpft: Material von Bornascher Krankheit des Pferdes, bösartigem Katarrhalfieber des Rindes, enzootischer Schafencephalitis, Tollwut, Pseudowut, Hundestaupe, Hühnerpest und Vaccine. In diesem Zusammenhange wurden die histologischen Veränderungen der Spontanencephalitis festgestellt nach intracerebraler Einverleibung von Bornavirus, Tollwutvirus, Pseudowutvirus und Hundestaupevirus. Auch hier konnte der encephalitische Prozeß durch intracerebrale Verimpfung von Gehirnemulsion auf weitere Kaninchen unter Entstehung derselben histologischen Veränderungen übertragen werden.

Zur Kontrolle wurde eine größere Anzahl von Kaninchen mit nicht-infektiösem Material intracerebral geimpft, so mit physiologischer Kochsalzlösung, mit Gehirn und Liquor von gesunden Kaninchen und Pferden, mit Gehirn von Pferden, die mit Plexuscholesteatomen behaftet oder an irgendwelchen Organkrankheiten verendet waren, mit Gehirn von an Hitzschlag verendeten Kaninchen, ferner mit arteigenem und artfremdem Serum und endlich mit Bouillonkulturen von aus Bornapferden und

Bornakaninchen gezüchteten apathogenen Diplo-Streptokokken. Alle diese Versuche haben bis jetzt nur in einem Falle, nämlich nach intraspinaler Einverleibung von Normalpferdeserum, zu einem positiven Ergebnis geführt.

Die histologischen Befunde aller dieser auf so verschiedene Weise entstandenen Gehirnentzündungen sind so übereinstimmend, daß dafür mit großer Wahrscheinlichkeit ein einheitliches Agens zu beschuldigen ist. Es ist anzunehmen, daß dieses Agens spontan im Kaninchenorganismus — allerdings nicht sehr verbreitet — vorkommt und durch Einflüsse endogener oder exogener Art krankmachende Eigenschaften erlangt. Es ist wohl denkbar — wie dies auch von PETTE dargelegt wurde —, daß durch Einverleibung infektiösen Materials der labile immunbiologische Gleichgewichtszustand des Organismus entweder zugunsten des bereits stumm vorhandenen oder aber des einverleibten Erregers verschoben wird. Gerade das häufige Vorkommen der „Spontanencephalitis" im Zusammenhange mit den genannten bakteriellen Krankheiten vermag diese Annahme zu stützen. Vielleicht genügen auch schon Einverleibung anderer, nichtinfektiöser Substanzen oder gar sterile Verletzungen, um einen solchen latenten Prozeß in Gang zu bringen. In diesem Zusammenhange gewinnt die neuerdings von GISATULLIN bejahte Frage des Vorkommens einer „sterilen Encephalitis" nach intracerebraler Verabreichung bestimmter Substanzen bei Laboratoriumstieren besondere Bedeutung.

Die **künstliche Übertragung** der Krankheit auf Kaninchen gelingt nach intracerebraler Einverleibung von Harnsediment oder Rückenmarksemulsion von kranken Kaninchen (WRIGHT und CRAIGHEAD). Durch Verimpfung von Hirnsubstanz bzw. Liquor auf Kaninchen konnte auch PETTE auf intratestikulärem Wege bei diesen wiederum Veränderungen im Liquor hervorrufen und den Prozeß in Reihen unter Entstehung des kennzeichnenden Krankheitsbildes weiterführen. Außerdem ist es LEVADITI und Mitarbeitern gelungen, durch intraperitoneale Verimpfung von mikrosporidienhaltigem Kaninchengehirn die Krankheit auf Mäuse zu übertragen. Sie vermochten nach 2 Wochen im Peritonealexsudat der Mäuse, in den Zellen des Peritoneums sowie in den KUPFFERschen Sternzellen der Leber die Mikrosporidien wiederum nachzuweisen. Nachdem aber bei einem nicht unbeträchtlichen Prozentsatz von unvorbehandelten Mäusen sich ebenfalls mikrosporidienhaltige Cysten von ganz ähnlichem Aussehen wie diejenigen bei der Kaninchenencephalitis vorfinden (COWDRY und NICHOLSON, LEVADITI und Mitarbeiter), wird diesen Übertragungsversuchen auf Mäuse Bedeutung nicht zukommen.

Erwähnenswert ist, daß die künstliche Übertragung auch mit Material von solchen Tieren gelingt, bei denen histologisch die genannten protozoären Gebilde vermißt werden.

In **klinischer Hinsicht** ist die spontane, ebenso wie die künstlich erzeugte Kaninchenencephalitis eine Krankheit, die in einem großen Teil der Fälle einen latenten Verlauf nimmt. Auf der anderen Seite werden aber Fälle beobachtet, die ausgesprochen chronisch und schleichend verlaufen, zunächst aber mit Symptomen einhergehen, die ebenfalls nicht im geringsten den Verdacht auf eine Erkrankung des Zentralnervensystems hinlenken. So finden sich Tiere, bei denen nur subnormale Temperaturen, Haarausfall, katarrhalische Erscheinungen sich vorfinden, Symptome, die auch im Zusammenhange mit anderen Krankheiten vorkommen können. Nur bei einem verhältnismäßig kleinen Prozentsatz treten besonders gegen Ende der Krankheit cerebrale Erscheinungen hervor, und zwar in Form allgemeiner Trägheit, Freßunlust, fortdauernder Schläfrigkeit, Tremor des Kopfes, Zittern, Krämpfen und schlaffen Paresen, die mehr oder weniger aus-gesprochen und sowohl allgemein als auch lokalisiert sein können.

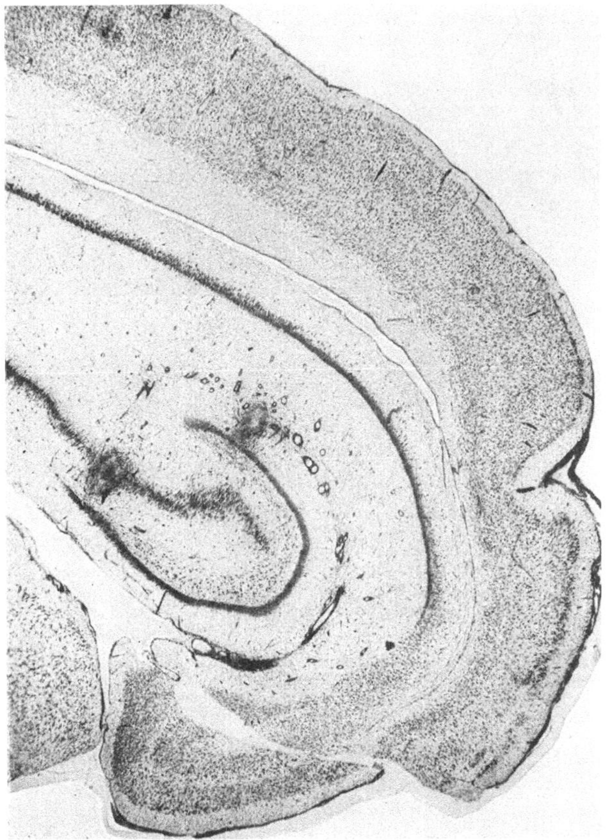

Abb. 56. *Enzootische Encephalitis.* Histologischer Schnitt durch das Gehirn (Übersichtsbild). Vasculäre und perivasculäre Infiltrate. Entzündliche Granulome. (Nach PETTE, Hamburg.)

Während die Mehrzahl der Autoren von einem chronischen, gutartigen, nicht zum Tode führenden Verlauf der Krankheit berichtet, sprechen WRIGHT und CRAIGHEAD von einem akuten, mit hoher Sterblichkeitsziffer, und TWORT und ARCHER geben an, daß ihre Tiere meist unter den Erscheinungen der Urämie verendeten. Solche Beobachtungen sind von SEIFRIED nicht gemacht worden, wohl aber solche, die zeigen, daß Tiere mit keinerlei Krankheitszeichen bei der histologischen Untersuchung doch die Veränderungen der Spontan-Encephalitis erkennen ließen.

Pathologische Anatomie. Während mit bloßem Auge weder im Zentralnervensystem noch in anderen Organen Veränderungen feststellbar sind, ist der **pathologisch-histologische Befund** außerordentlich kennzeichnend.

Im Gehirn und Rückenmark lassen sich entzündliche Veränderungen nachweisen, die in allen Fällen ziemlich gleichartig sind und sich nur in ihrer Stärke voneinander unterscheiden. Sie bestehen in der Mehrzahl der Fälle in meningealen Infiltraten von vorwiegend lymphocytärem Charakter, die sich bald mehr, bald weniger diffus über das ganze Gehirn verteilt vorfinden. Die Gehirn-, weniger die Rückenmarksgefäße, zeigen von Fall zu Fall in wechselnder Intensität adventitielle

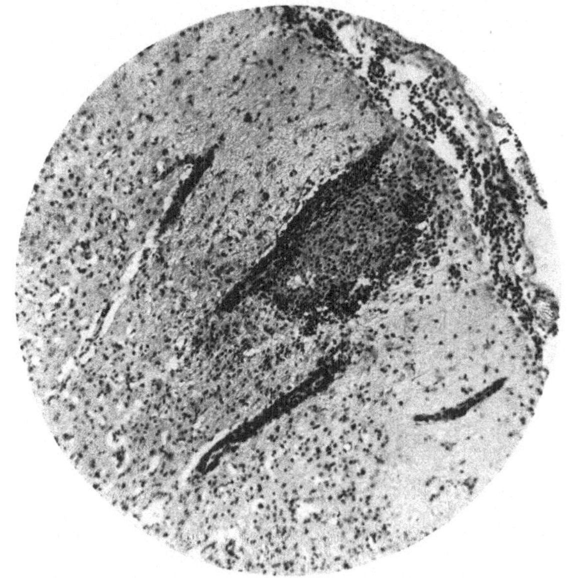

Abb. 57. *Enzootische Encephalitis.* Infiltration der Cortexgefäße und der benachbarten Meningen. Mit der Gefäßwand im Zusammenhange stehendes Granulom, bestehend aus großen epithelioiden Zellen und einem peripherischen Wall von lymphocytären und gliogenen Elementen. (Nach SEIFRIED: Z. Inf.krkh. Haustiere **36**, 18 (1929).]

und zum Teil auch perivasculäre Rundzelleninfiltrate, durch die das Bild einer regelrechten Einscheidung der Gefäße hervorgerufen wird (Abb. 56, 57). Auch bei diesen vasculären und perivasculären Infiltraten beherrschen mononucleäre Elemente das Bild. Dem Charakter der zugrunde liegenden Gehirnentzündung nach besteht hier völlige Übereinstimmung mit der epidemischen Encephalitis und der Bornaschen Krankheit, wenn auch die topischen Verhältnisse der Entzündung von jenen in manchem abweichen. So sollen nach OLIVER die entzündlichen Veränderungen in der Hirnrinde besonders stark ausgeprägt sein und nach dem Hirnstamm zu allmählich abnehmen.

Von BALO und GAL wird noch die Eigentümlichkeit vermerkt, daß um die vasculären und perivasculären Herde herum eine starke Wucherung der Gliafasern und allgemein eine Verdickung der kleinen Gefäße durch Vermehrung der Adventitialzellen nachweisbar ist.

Es ist — was nebenbei erwähnt sein soll — bei der spontanen Kaninchenencephalitis eine auffallende Beobachtung, daß die entzündlichen Veränderungen im Gehirn sehr stark sein können in Fällen, bei denen die klinischen Erscheinungen ganz zurücktreten. Entzündliche Veränderungen im Gehirn und klinische Hirnbefunde zeigen keinerlei Parallelismus. Im Gegenteil ist die klinische Reaktionsfähigkeit im Verhältnis zur pathologisch-histologischen Grundlage eine oft auffallend geringe.

Die pathologisch-histologischen Veränderungen des Gehirns beschränken sich nun nicht auf das Gefäßsystem allein. Einen besonders charakteristischen Befund bilden neben den Gefäßveränderungen kleine, eigentümliche Knötchen, die hauptsächlich in der Rinde und im subcorticalen Mark sowohl in den vorderen als auch in den hinteren Abschnitten verstreut auftreten und die bei Toluidinbehandlung bereits mit bloßem

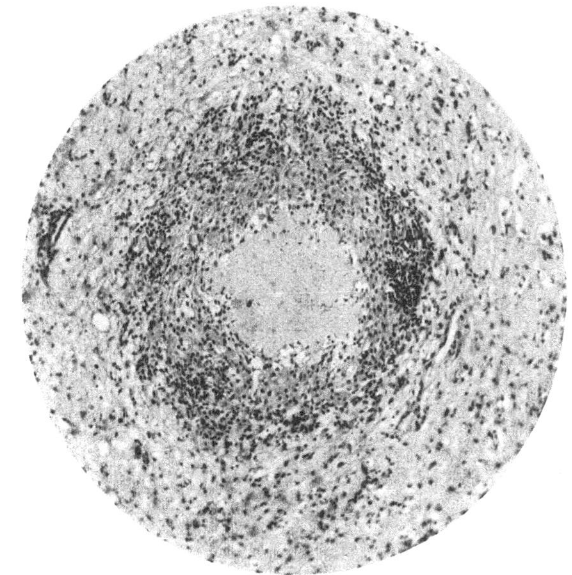

Abb. 58. *Enzootische Encephalitis.* Älteres Granulom mit zentraler Nekrose. Nach außen folgt eine Zone von epithelioiden Zellen, die peripherisch von einem Wall von Lymphocyten, Fibroblasten und gliösen Elementen begrenzt wird (Ammonshorn). [Nach SEIFRIED: Z. Inf.krkh. Haustiere **36**, 18 (1929).]

Auge erkennbar werden. Histologisch handelt es sich bei diesen Knötchen um *entzündliche Granulome*, die einen typischen Zellaufbau erkennen lassen. Sie liegen stets in unmittelbarer Nähe von kleinsten Gefäßen, so daß bestimmte Beziehungen zwischen ihnen und dem Gefäßsystem zu bestehen scheinen. Die feinere Struktur der Granulome läßt einen peripherischen Ring aus Lymphocyten erkennen, auf den nach innen eine Zone von gleichförmigen, großen, epithelioiden Zellen folgt, die nach Ansicht von VERATTI und SALA sowie von STERN vorzugsweise aus wuchernden Gefäßwandzellen hervorgegangen sind. Auch SEIFRIED schließt sich auf Grund seiner histologischen Untersuchungen dieser Auffassung an und vertritt damit die mesodermale Herkunft der Granulomzellen (Abb. 57). Wenn der Vorgang längere Zeit besteht, kommt es nicht selten zur Entstehung von zentralen Nekrosen (Abb. 58).

Die Trennung der einzelnen Gewebsbestandteile läßt sich nicht in allen Fällen in solch strenger Weise durchführen. Im einzelnen Falle werden Granulome in den verschiedensten Entwicklungsstadien angetroffen, von beginnenden Zellanhäufungen bis zu den in der Mitte nekrotischen Herden. In unmittelbarer Nachbarschaft dieser eigentümlichen Granulome, die allem Anschein nach mesodermaler Herkunft sind, lassen sich häufig auch noch Veränderungen des ektodermalen Gewebes sowohl abwehrender als auch rückläufiger Art feststellen. In diesen Granulomen werden auch die oben beschriebenen Parasiten (Encephalitozoon cuniculi) am häufigsten angetroffen (Abb. 54). Seltener kommen sie frei außerhalb der Granulome vor.

Ähnliche Veränderungen wie die beschriebenen finden sich außer im Gehirn hauptsächlich auch in der Leber und in den Nieren, besonders in der Nierenrinde, wo sie zwischen den abführenden Tubuli gelegen sind (Wright und Craighead, Smith und Florence, Pette, Twort u. a.). Auch bei diesen handelt es sich um herdförmige und streifenförmige Zellansammlungen lymphocytären Charakters. In denjenigen der Nieren sind von Wright und Craighead, Smith und Florence u. a. ebenfalls die Parasiten in den Epithelien und Harnkanälchen nachgewiesen worden. In den übrigen Organen der Brust- und Bauchhöhle ist der Nachweis der Granulome bis jetzt nicht gelungen.

Die beschriebenen Granulome kommen nicht in allen Fällen von Spontanencephalitis vor. Sie werden im Gegenteil nur in einem verhältnismäßig kleinen Prozentsatz angetroffen.

Diagnose und Differentialdiagnose. Sowohl die Krankheitszeichen als auch der Krankheitsverlauf sind so wenig charakteristisch, daß ständige Anhaltspunkte für eine *sichere Krankheitsermittlung nicht* gewonnen werden können. Dagegen wird eine Erkennung der Spontanencephalitis häufig ermöglicht durch die Plautsche Methode der Liquoruntersuchung (Suboccipitalstich). Im Liquor von an Spontanencephalitis erkrankten Kaninchen findet sich nämlich nach den Untersuchungen von Twort, Bonfiglio, Jahnel und Illert, Pette u. a. auffallende Pleocytose und Globulinvermehrung. Da aber diese Liquorveränderungen, wie Jahnel und Illert gezeigt haben, außerordentlich großen Schwankungen unterworfen sind, so besitzen auch sie für die Diagnose während des Lebens nur bedingten Wert.

So stellte sich unter anderem heraus, daß monatelang unter Liquorkontrolle gestandene Tiere mit stets negativem Befund plötzlich Liquorveränderungen aufwiesen, ohne daß sie in der Zwischenzeit mit encephalitiskranken Stallgenossen in nähere Berührung gekommen waren. Auch wurden Tiere beobachtet, die stets einen normalen Liquorbefund gezeigt hatten, bei denen aber die histologische Untersuchung des Gehirns trotzdem das Vorhandensein entzündlicher Veränderungen ergab.

Ein solches *Verhalten des Liquors* ist nicht verwunderlich, wenn man berücksichtigt, daß eine entzündliche Zellvermehrung in diesem nur als Ausdruck einer Meningitis angesehen werden kann. Wenn zwar diese Meningitis in einer großen Zahl der Fälle einen regelmäßigen Begleitbefund bei der Spontanencephalitis darstellt, so kann sie zweifellos — worauf beispielsweise McCartney hinweist — bisweilen auch fehlen. Beim Vorliegen eines rein encephalitischen Prozesses ohne Ergriffensein der Meningen darf aber eine Liquorveränderung im Sinne einer Lymphocytose nicht erwartet werden. [Das Fehlen von meningitischen und dementsprechend von entzündlichen Liquorveränderungen kommt übrigens sowohl bei der epidemischen Encephalitis des Menschen (Stern) als auch bei der Bornaschen Krankheit des Pferdes (eigene Beobachtungen) nicht selten vor.]

Auch die Untersuchung des Liquors encephalitiskranker Kaninchen in anderer Richtung (Gesamteiweißgehalt, Globulinwerte, kolloidchemisches Verhalten, Zuckergehalt u. a.) ergibt keinerlei regelmäßige oder kennzeichnende Werte, im Gegenteil ziemliche Unregelmäßigkeiten, so daß es bis jetzt nicht gelungen ist, ein für die spontane Kaninchenencephalitis auch nur einigermaßen zuverlässiges Liquorsyndrom aufzufinden. Auf Grund eines negativen Liquorbefundes darf demnach das Vorliegen der Spontanencephalitis keineswegs ausgeschlossen werden. Ihr Nichtvorliegen kann höchstens vermutet werden, wenn in dem betreffenden Bestande Spontanansteckungen bisher nicht vorgekommen sind.

Im übrigen erweisen sich auch gelegentliche Steigerungen der Körperwärme sowie das Auftreten einer Blutleukocytose als unregelmäßig und diagnostisch nicht verwertbar (Jahnel und Illert).

Um nach Möglichkeit zu vermeiden, daß bereits spontan hirnkranke Kaninchen zu Encephalitisversuchen herangezogen werden, ist es aber trotzdem ratsam, den Liquor der Tiere vor Einstellung in den Versuch fortlaufend zu kontrollieren.

Auch die *histologische Feststellung der Krankheit* stößt auf Schwierigkeiten. Da die kennzeichnenden Granulome auch fehlen können, so ist es vorläufig nicht möglich, auf ihnen eine Abgrenzung gegenüber etwaigen anderen Encephalitisformen beim Kaninchen aufzubauen. Wenn auch auf Grund des jeweiligen Vorhandenseins oder Fehlens der beschriebenen Veränderungen sowie gewisser klinischer Unterschiede und des Verlaufs der Krankheit die Möglichkeit nahe gelegt wird, daß es sich hierbei vielleicht um ursächlich und anatomisch verschiedene Spontanencephalitiden handelt, so liegen doch bis jetzt zwingende Gründe für eine solche Annahme nicht vor. Solange nicht durch weitere umfassende Untersuchungen über die Spontanencephalitis sichere Anhaltspunkte für das Vorkommen verschiedener Hirnentzündungen beim Kaninchen gewonnen werden können, ist es viel naheliegender, eine ursächlich einheitliche Erkrankung anzunehmen, die nur in verschiedenen Stadien oder Abarten in Erscheinung tritt.

Dadurch wird jedoch nichts an der Tatsache geändert, daß die Spontanencephalitis bis jetzt nicht in allen Fällen mit Sicherheit von Encephalitiden anderer Ursachen unterschieden werden kann, im besonderen von solchen experimenteller Natur. (Es sei denn, daß die letzteren durch besondere spezifische Veränderungen ausgezeichnet sind, wie z. B. die Bornasche Krankheit durch Ganglienzelleinschlüsse, durch die die Spezifität der erzeugten Impfkrankheit beim Kaninchen einwandfrei erwiesen ist.) Da in allen anderen Fällen, bei denen solche spezifische und pathognomonische Veränderungen vermißt werden, nicht die Möglichkeit besteht, die spontane Kaninchenencephalitis im Einzelfalle mit Sicherheit auszuschließen, so kann diese unter Umständen für die experimentelle Bearbeitung der verschiedensten Fragestellungen (Übertragung menschlicher und tierischer Infektionskrankheiten, experimentelle Vergiftungen usw.) eine nicht zu unterschätzende Fehlerquelle abgeben. So wäre es beispielsweise bei diagnostischen Tollwutimpfungen beim Kaninchen möglich, daß durch das Dazwischentreten der Spontanencephalitis das Bild der experimentellen Tollwut vorgetäuscht und eine falsche Diagnose gestellt würde. Die gleichzeitige Impfung von Meerschweinchen sowie die histologische Untersuchung des Gehirns der verendeten Tiere ist deshalb in Zukunft eine unerläßliche Forderung. (Toxoplasmenencephalitis s. S. 143.)

Verwandtschaftliche Beziehungen der Kaninchenencephalitis zu anderen Encephalitiden.

Ähnliche Gebilde wie das „Encephalitozoon cuniculi" haben F. H. LEWY und KANTOROWICZ auch bei der *nervösen Hundestaupe* beobachtet und beschrieben. Neuerdings wird sogar auch die *Tollwut* zu dieser Erregergruppe, den Mikrosporidien („Encephalitozoon rabiei, Glugea lyssae") gerechnet (MANOUÉLIAN und VIALA, LEVADITI, NICOLAU und SCHOEN). PETERS und YAMAGIVA haben dieselben Gebilde ebenfalls bei der Hundestaupe sowie bei einer enzootischen Encephalitis des Silberfuchses festgestellt. Über ähnliche Befunde berichten BULL und OLIVER, WRIGHT und CRAIGHEAD bei Ratten, COWDRY und NICHOLSON bei Mäusen. Ein abschließendes Urteil über diese Befunde kann erst auf Grund umfangreicher Nachprüfungen gefällt werden.

Schrifttum.

BALO u. GAL: Virchows Arch. **256**, 386 (1927). — BENDER: Zbl. Hyg. **12**, 627 (1926). — BONFIGLIO: (a) J. of Policlinico **1923/24**; Boll. Accad. med. Roma **1850**. — (b) Estr. dal. Policlinico **1923**. — BULL: J. of exper. Med. **25**, 557 (1924). — McCARTNEY: J. of exper. Med. **39**, 1. — COWDRY: J. of exper. Med. **43**, 725 (1926). — COWDRY and NICHOLSON: J. amer. med. Assoc. **82**, 545 (1924). — DOERR: Ref. 11. Tagg dtsch. Ver. Mikrobiol. Frankfurt. Zbl. Bakter. **97**, H. 4/7 (1926). — DOERR u. ZDANSKY: Schweiz. med. Wschr. 1926 I, 349. — GISATULLIN: Dtsch. tierärztl. Wschr. **1936** I, 244. — GOODPASTURE: J. inf. Dis. **34**, 428 (1924). —

HOFF: Z. exper. Med. **44**, H. 3/4. — JABOTINSKY: Z. Inf.krkh. Haustiere **49**, 105 (1936). — JAHNEL: (a) Psychiatr.-neur. Wschr. **1925 II**. (b) Z. Neur. 1 e, H. 1/2 (1925). — JAHNEL u. ILLERT: Klin. Wschr. **1923 I**; **1923 II**; **1924 I**. — JOEST: Klin. Wschr. **1926 I**. — LEVADITI et NICOLAU: C. r. Soc. Biol. Paris **89**, 775. — LEVADITI, NICOLAU et SCHOEN: (a) C. r. Soc. Biol. Paris **89**, 984, 1157; C. r. Acad. Sci. Paris **178**, 256 (1924); C. r. Soc. Biol. Paris **90**. (b) C. r. Acad. Sci. Paris **177**, 985. (c) Bull. Inst. Pasteur **19** (1921). (d) J. amer. med. Assoc. **82**, 545 (1924). — MANOUÉLIAN et VIALA: Ann. Inst. Pasteur **38**, 258 (1924). — MISCH: Virchows Arch. **172**, 158. — OLIVER: J. inf. Dis. **30**, 91 (1922). — PETERS u. JAMAGIVA: Arch. Tierheilk. **70**, 138 (1936). — PETTE: (a) Ärztl. Ver. Hamburg, Sitzgsber. 9. Dez. 1924; Ref. Zbl. Neur. **11** (1925). (b) 20. Jahresvers. nordd. Psychiater, Kiel 25. Okt. 1924; Zbl. Neur. **11**, 345 (1925). (c) Klin. Wschr. **1925 II**. (d) Klin. Wschr. **1925 I**. (e) Klin. Wschr. **1925 I**. (f) Dtsch. Z. Nervenheilk. **89** (1926). — PLAUT: Z. Neur. **66** (1921). — PLAUT, MULZER u. NEUBURGER: Münch. med. Wschr. **1923 II**; **1924 II**. — SEIFRIED: Z. Inf.krkh. Haustiere **36**, 18 (1929). — SCHUSTER: Klin. Wschr. **1925 I**. — SMITH and FLORENCE: J. of exper. Med. **41**, 25 (1925). — STERN: Ref. 11. Tagg dtsch. Ver. Mikrobiol. Frankfurt. Zbl. Bakter. I. Orig. **97**, Beih. 94 (1926). — TWORT: Vet. J. **78**, 194 (1922). — TWORT and ARCHER: Vet. J. **78**, 367 (1922). — VERATTI e SALA: Ref. Zbl. Hyg. **9**, 33, 244 (1924). — WRIGHT and CRAIGHEAD: J. of exper. Med. **36**, 135. — ZWICK u. SEIFRIED: Berl. tierärztl. Wschr. **1925 I**; Z. Inf.krkh. Haustiere **36**, 18 (1929). — ZWICK, SEIFRIED u. WITTE: Z. Inf.krkh. Haustiere **30**, 42 (1926).

II. Invasionskrankheiten.

A. Innenschmarotzer (Entozoen) und die durch sie hervorgerufenen Krankheiten.

1. Leberegelkrankheit. Distomatose.

Nach früheren Mitteilungen von FRANCESCO REDI, CINI und RAILLIET sowie neueren von DE DOES, SOHNS, SZINITZIN, BRAUN, ZÜRN u. a. kommt die unter den Haustieren sehr verbreitete Leberegelkrankheit auch bei Kaninchen (und besonders bei Feldhasen) vor. In Gegenden, in denen die Krankheit unter den größeren Haustieren gehäuft auftritt, sollen nach SZINITZIN auch Massenerkrankungen bei Kaninchen beobachtet werden.

Mit dem **Vorkommen** der Leberegelkrankheit ist überall zu rechnen, besonders aber in feuchten und sumpfigen Gegenden mit Ausnahme von an der Meeresküste liegenden Weiden, deren salzhaltiges Wasser gewisse Entwicklungsformen der Distomen abtötet. Die Verbreitung des großen Leberegels deckt sich im allgemeinen mit dem Vorkommen einer gewissen Schneckenart (Limnaea truncatula), die der Leberegelbrut als Zwischenwirt dient und nur in feuchten und sumpfigen Gegenden lebt. Aus diesem Grunde erlangt die Krankheit in nassen Jahrgängen eine stärkere Verbreitung als in trockenen. Außer Limnaea truncatula kommen auch noch andere Schnecken als Zwischenwirte in Frage, so Limnaea peregra (LEUCKART), Limnaea stagnalis, Limnaea palustris, Limnaea ovata (NÖLLER und SPREHN).

Die *Leberegel* gehören zu der Familie der Trematoden (Plattwürmer); sie besitzen längliche Form, am Vorderende zwei Saugnäpfe und sind zwittergeschlechtig. Die beim Kaninchen auftretende

Krankheit wird hauptsächlich durch Fasciola hepatica *(Distomum hepaticum)* hervorgerufen. Das Auftreten von *Dicrocoelium lanceatum* (Fasciola lanceolata dentriticum) muß außerdem in Betracht gezogen werden.

Was die *Größenverhältnisse* anbetrifft, so ist *Fasciola hepatica* 20 bis 30 mm lang und 8—13 mm breit, von blattförmiger Gestalt, mit rückwärts gerichteten Stacheln. (Nach Sohns soll er beim Kaninchen in kleinerer Form vorkommen. Das größte Exemplar war 20 × 4 mm. Die Eier sind bräunlich oder grünlich-gelb, oval, 130—140 μ lang, 70 bis 90 μ breit und an einem Pole mit einem kleinen Deckel versehen.)

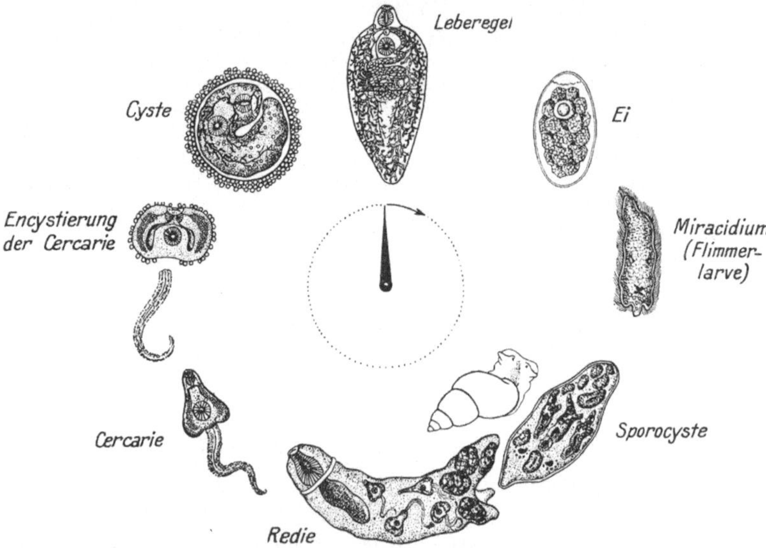

Abb. 59. *Entwicklungskreis des großen Leberegels* (Fasciola hepatica). (Nach Nöller, Berlin.)

Dicrocoelium lanceatum ist dagegen nur 8—10 mm lang und 1,5 bis 2,5 mm breit, schlank und lanzettförmig; seine schwarzbraunen, ebenfalls mit einem Deckel aufspringenden Eier besitzen eine Länge von 37 bis 40 μ und eine Breite von 22—30 μ.

Der **Entwicklungsgang von Fasciola hepatica** ist kurz folgender (Abb. 59):

1. *Ei* (im Endwirt in großer Zahl abgelegt und mit dem Kot ins Freie entleert).

2. *Miracidium.* Bewimperte freilebende Larve, die in einen geeigneten Zwischenwirt (am besten die Süßwasserschnecke Limnaea truncatula) gelangt, dort ihr Wimperkleid abwirft und dann

3. eine *Sporocyste* (darmloser Keimschlauch) darstellt, aus deren Keimballen in 2—4 Wochen

4. *Redien,* d. h. mit Darm versehene Zwischenformen hervorgehen.

Aus diesen bilden sich im Verlaufe von weiteren 4—6 Wochen

5. kaulquappenähnliche *Cercarien,* die bereits mit zwei Saugnäpfen, einem verzweigten Darm und einem langen Ruderschwanz ausgestattet sind. Nach Verlassen der Redie und der Zwischenwirtsschnecke schwimmen sie entweder frei im Wasser oder heften sich an feuchte Gegenstände (Blätter, Grashalme usw.), wo sie sich

6. zu *sandkörnerähnlichen Cysten* umwandeln. Diese werden mit dem Wasser oder Futter von einem geeigneten Wirtstier aufgenommen, in dem die Entwicklung

7. zum *geschlechtsreifen Leberegel* stattfindet.

Die von einem einzelnen Leberegel während seiner Lebensdauer abgelegte Zahl von Eiern beläuft sich nach LEUCKART auf viele Tausende.

Der **Entwicklungsgang des Lanzettegels** verläuft nach neuesten Untersuchungen von MATTES und NEUHAUS folgendermaßen: Aus den im Vorderdarm von xerophilen Landschnecken (Hericella ericetorum, H. candidula, Zebrina detrita) aus der Eihülle schlüpfenden Mirazidien entwickeln sich Sporocysten erster und zweiter Ordnung. Die aus den Sporocysten auswandernden und in die Atemhöhle der Schnecken eindringenden Cercarien bilden gemeinsame kugelige Gallertsammelcysten, die 200—400 Larven enthalten und durch die Atembewegungen der Schnecken ausgestoßen werden. Die Sammelcysten bleiben an Pflanzen und Gegenständen haften und sind zur Aufnahme durch den pflanzenfressenden Endwirt bereit; eine Weiterentwicklung kann nur stattfinden, wenn die Gallertcysten möglichst bald in den Endwirt gelangen, da sie in der Trockenheit rasch schrumpfen und schon nach 4tägigem Aufenthalt in solcher Atmosphäre die Cercarien absterben.

Widerstandsfähigkeit. Die Leberegeleier können ihre Keimfähigkeit in der freien Natur von einem Jahr zum anderen behalten, weil sie durch den sie beherbergenden Dünger, Mist und Kot, gegen zu starke Kälteeinwirkungen und zu starkes Austrocknen geschützt sind. Letztere Einwirkung sowie Fäulnis töten sie in wenigen Tagen ab. Die eingekapselten Cercarien sind gegen Kälte widerstandsfähiger. Sie vertragen 4—6° C Kälte und bleiben mehrere Wochen, ja sogar Monate, an feuchten Orten entwicklungsfähig. Vollständige Austrocknung tötet sie dagegen in kürzester Zeit. Indessen sollen sie sich am Heu invasionstüchtig erhalten können. Nach ERCOLANI und PERRONCITO sind Kochsalzlösungen für Embryonen und Cercarien stark giftig. Durch eine 2%ige Lösung werden sie in 5 Minuten, durch eine 1%ige in 20 bis 35 Minuten und durch eine $^1/_4$%ige in 20 Minuten getötet. Noch giftiger wirkt der gelöschte Kalk; nach den Untersuchungen von RAILLIET, MOUSSU und HENRY sollen Miracidien selbst in 5%igen Lösungen, nach denjenigen von MAREK in Kalkwasser augenblicklich abgetötet werden (HUTYRA und MAREK).

Natürliche Ansteckung. Da Kaninchen in seltenen Fällen freier Auslauf gewährt wird, so sind die Möglichkeiten der Weideansteckung gering. Es darf daher angenommen werden, daß in der Mehrzahl der Fälle die Ansteckung im Stalle erfolgt, wo sie gewöhnlich durch Verfütterung von cercarienhaltigem Grünfutter, unter Umständen auch durch frisches, von sumpfigen und moorigen Wiesen gewonnenes Heu vermittelt wird. In normalen Jahrgängen ist für die Ansteckung nur solches Grünfutter gefährlich, das von nassen, sumpfigen Wiesen und der Umgebung von langsam fließenden und stillstehenden Gewässern stammt. In feuchten Jahrgängen dagegen wird nicht nur die Ansteckungsfähigkeit solcher Wiesen erhöht, sondern es werden auch noch bisher verschonte Gebiete dadurch angesteckt, daß mit dem Regen- und Überschwemmungswasser Leberegeleier, Cercarien sowie Schnecken dorthin verschleppt werden.

Was die *Jahreszeit* anbetrifft, in der die Verhältnisse für eine Ansteckung am günstigsten liegen, so entwickeln sich in *normalen Jahren* aus den den Winter überdauerten oder durch den im Frühjahr erfolgten Weidegang anderer Leberegelträger (Rinder, Schafe, Hasen) verstreuten Eiern erst etwa zwischen Juli und

August ansteckungsfähige Cercarien, deren Entwicklung aber bei Trockenheit große Störungen erfährt. Erst bei reichlichen Niederschlägen in der Herbstzeit sind die günstigsten Bedingungen für die Entwicklung der Egelbrut und damit auch für die Ansteckung durch Vermittlung des Grünfutters gegeben. In sehr *nassen Jahren* befinden sich aber bereits im Juni eingekapselte Cercarien in großen Mengen an den Wiesengräsern und Pflanzen.

Künstliche Ansteckung. Aus den künstlichen Ansteckungsversuchen, die von Szinitzin an Kaninchen angestellt wurden, geht hervor, daß die mit der Nahrung aufgenommenen, eingekapselten Cercarien im Darm von ihrer Hülle befreit werden und selbsttätig die Darmwand durchbohren. In der Bauchhöhle kriechen sie zunächst auf den verschiedenen Organen 4—14 Tage lang umher, wobei sie sich aus den oberflächlich liegenden Blutcapillaren der Organe ernähren. Vom 4. Tage an sammeln sie sich nach und nach auf der Oberfläche der Leber an, bohren sich in diese ein und dringen in die Gallengänge vor. 14 Tage nach der Fütterung sind sämtliche Cercarien aus der Bauchhöhle verschwunden. In den ersten 4 Tagen wurden nie junge Distomen in der Leber angetroffen, sondern nur in der Bauchhöhle, ähnlich wie bei den von Sohns beschriebenen spontanen Fällen von Leberegelseuche bei Kaninchen und Meerschweinchen. Aus dieser Tatsache läßt sich auch der Befund Leuckarts erklären, dem es nicht gelang, die Leberegelbrut in der Leber kurz nach der Verfütterung nachzuweisen.

Über die **Pathogenese** der Distomatose sind die Meinungen geteilt. Auf Grund des Ausfalls der künstlichen Ansteckungsversuche scheint die Berechtigung vorzuliegen, auch unter natürlichen Verhältnissen einen solchen Weg — wenigstens beim Kaninchen — anzunehmen. Die nachher zu beschreibenden pathologisch-anatomischen Veränderungen bei der spontanen Kaninchendistomatose sprechen für diese Annahme. Im Gegensatz dazu steht die allgemein verbreitete Ansicht, daß das Eindringen der jungen Parasiten in die intrahepatischen Gallengänge in der Hauptsache auf dem Wege des Ductus choledochus erfolgt. Wie bereits von Joest erwähnt wird, bilden die neuen Versuche von Ciurea für diese Auffassung eine wesentliche Stütze.

Ciurea konnte bei seinen Fütterungsversuchen mit Cysten von mehreren Distomidenformen (Opisthorchis felineus usw.) feststellen, daß Larven dieser Distomen bereits 3 Stunden nach der Fütterung in der Gallenblase der Versuchstiere anzutreffen sind, von wo aus sie ihre Wanderungen nach den intrahepatischen Gallengängen beginnen, in denen sie nach kurzer Zeit (bei Clonorchis sinensis schon in 12 Tagen) zu geschlechtsreifen Parasiten heranwachsen.

Die Tatsache des schnellen Hineingelangens der Parasiten in die Gallenblase läßt sich nicht anders erklären als durch Einwanderung auf dem Wege des Ductus choledochus. Eine weitere Möglichkeit der Invasion ist die, daß die jungen Parasiten beim Einbohren in die Darmwand in kleine Venen gelangen und mit dem Pfortaderblut der Leber zugetragen werden. Dieser Weg hat am meisten für sich und ist wohl auch am besten begründet (Lutz, Compes).

Welche der drei genannten Möglichkeiten unter natürlichen Bedingungen nun auch die am meisten zutreffende sei, wichtig ist jedenfalls zu wissen, daß die Leberegelseuche des Kaninchens in einer besonderen Form sich darbietet, die bis zu einem gewissen Grade von der Distomatose der übrigen Haustiere abweicht.

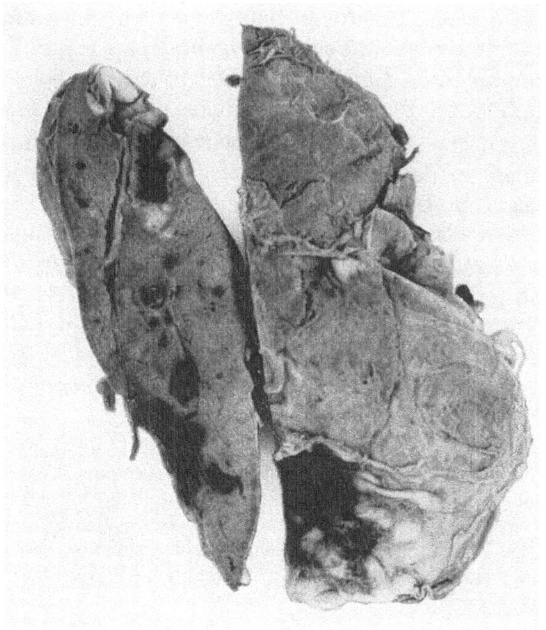

Abb. 60. *Distomatose*. Cholangitis und Perihepatitis. In den erweiterten Gallengängen links Leberegel.

Die **klinischen Symptome** sind in der Regel wenig ausgesprochen und beschränken sich vielfach auf Verdauungsstörungen und Abmagerung. Blässe und ikterische Verfärbung der Lidschleimhäute sowie ödematöse Anschwellungen im Bereiche der äußeren Haut sind keine Seltenheiten.

Pathologische Anatomie. Nach Braun-Becker beobachtet man bei an der Egelkrankheit verendeten Kaninchen Abmagerung, Bauch- und Brusthöhlen-Wassersucht, bisweilen auch ödematöse Anschwellungen und ikterische Verfärbung der Schleimhäute sowie Hepatitis, Veränderungen, wie sie auch bei der Leberegelseuche der übrigen Haustiere vorkommen. Auch nach den Angaben von Sohns besteht meistens, besonders wenn die Tiere zu Beginn der Krankheit verenden oder getötet werden, eine mehr oder weniger ausgebreitete Hepatitis. Die Leberoberfläche ist bisweilen mit Exsudatflockenmembranen bedeckt.

Bei näherem Zusehen und besonders unter dem Mikroskop finden sich in diesen junge Distomen von 1—3 mm Länge und etwa $^1/_2$ mm Breite (Abb. 60). Wenn sich im Leberparenchym selbst Distomen angesiedelt haben, so sind neben diesen kleinen Formen fast stets auch größere anwesend.

Neben den Leberveränderungen finden sich beim Kaninchen ausgesprochene Blutaustritte in der Brust- und Bauchhöhle sowie in der Subcutis, die sich vom Kinn bis zur Schambeinfuge erstrecken können. In der Cutis können außerdem Bohrgänge von einer Länge von 6 bis 7 cm festgestellt werden. Sie sind durch eine Reihe von Blutungen gekennzeichnet, die an ihren Enden stets Egelembryonen beherbergen. Auch im Bindegewebe im Bereiche der Wirbelsäule werden Egel angetroffen.

Die Lungen sind häufig Sitz erbsengroßer, mit Luft oder Blut gefüllter Höhlen, in denen der Nachweis der Egel nur in den seltensten Fällen gelingt. Sohns führt dies als Beweis dafür an, wie schnell die Parasiten ihren Platz wechseln können. Die in den Lungen gegrabenen Bohrgänge setzen sich nicht selten auf den Thorax zwischen die Intercostalräume fort, wo ihre Spur in der Regel verlorengeht. Die beim Kaninchen im Verlauf der Egelseuche beobachteten Lähmungserscheinungen deuten darauf hin, daß die jungen Leberegel, wie beim Meerschweinchen, möglicherweise auch in das Zentralnervensystem (Gehirn und Rückenmark) verschleppt werden.

Histopathologisch handelt es sich nach den Untersuchungen von Rezek und Lauda bei den Veränderungen in der Leber um eine chronische Cholangitis mit cholangitischer Induration. Stellenweise treten große umschriebene Nekrosen auf, die durch Bindegewebe abgekapselt sind. Die Gallenwege sind durch Gallestauung infolge Verlegung der Gallengänge durch Parasiten, Egeleier und Exsudat erweitert und bieten stellenweise kavernomähnliche Bilder dar. Die Ursache der Nekrosen ist ungeklärt.

Die **Diagnose** muß durch den Nachweis der Parasiteneier im Kot oder der Parasiten selbst gesichert werden.

Prophylaxe. Nasses Gras und Heu von sumpfigen Wiesen und Weiden ist von der Verfütterung auszuschließen. Besondere Vorsicht ist geboten, wenn in den betreffenden Gebieten die Egelseuche der größeren Haustiere herrscht.

Behandlung kann mit einem der erprobten Leberegelmittel erfolgen. Abgemagerte Tiere sind zu töten und schadlos zu beseitigen, Stallungen und Buchten von Kot und Einstreu zu befreien (Verbrennen, Übergießen mit Kalkmilch und Vergraben) und gründlich zu desinfizieren.

2. Sonstige Distomen in der Leber.

Außer dem Leberegel (Fasciola hepatica) wird in der Kaninchenleber auch noch das Vorkommen von *Opisthorchis felineus* (Distomum felineum) beobachtet.

Als Zwischenwirte für Distomum felineum kommen nach den Untersuchungen von Ciurea eine Reihe von Süßwasserfischen in Betracht (Karpfen, Schleihe,

Barbe, Blei, Blicke, Plötze, Aland und Rotauge). Von diesen spielen Aland und Schleihe als Vermittler der Invasion die Hauptrolle. Die 26—30 μ langen Eier sind am einen Pol mit einem Deckel, am anderen mit einem kleinen Vorsprunge versehen.

Nach GUERRINI sind die durch *Opisthorchis felineus* hervorgerufenen Veränderungen beim Kaninchen durch ausgesprochene Cholangitis und Pericholangitis gekennzeichnet. Bei starker Invasion werden Erweiterung der Gallengänge sowie chronische interstitielle Hepatitis beobachtet.

Nach den von CIUREA an Hunden und Katzen angestellten *Fütterungsversuchen* sollen die Larven bereits von der 3. Stunde an in der Gallenblase nachzuweisen sein. In dieser sollen sie sich nach 10 Stunden massenhaft ansammeln und von dort aus in die Gallengänge der Leber einwandern.

Aus den spärlichen Angaben im Schrifttum darf der Schluß gezogen werden, daß der Opisthorchusinfektion beim Kaninchen eine untergeordnete Bedeutung zukommt.

Schrifttum.

BRAUN-BECKER: Kaninchenkrankheiten. Leipzig: Michaelis 1919. — CIUREA: Z. Inf.krkh. Haustiere 18, 301, 345 (1917). — FIEBIGER: Die tierischen Parasiten der Haus- und Nutztiere, 1936. — FRÖHNER-ZWICK: Spezielle Pathologie und Therapie der Haustiere, 1922. — GUERRINI: Z. Inf.krkh. Haustiere 14, 262 (1913). — HUTYRA u. MAREK: Spezielle Pathologie und Therapie der Haustiere, Bd. 2. 1922. — JOEST: Handbuch der speziellen Pathologie und Anatomie der Haustiere, Bd. 2. 1921. — MATTES u. NEUHAUS: Z. Parasitenkde 8, 371 (1936). — NÖLLER: Die Leberfäule (Leberegelkrankheit) unserer Haustiere. Jena: Gustav Fischer 1925. — REZEK u. LAUDA: Anatomie und Pathologie der Spontanerkrankungen der kleinen Laboratoriumstiere von Jaffé. Berlin: Julius Springer 1931. — SOHNS: Dtsch. tierärztl. Wschr. 1916, 130. — STILES u. HASSAL: Vet. mag. 1, 736 (1894). — SZINITZIN: Zbl. Bakter. 74, 280. — ZÜRN: Die Krankheiten des Kaninchens. Leipzig 1894.

3. Bandwürmer. Tänien. Bandwurmseuche. Taeniasis.

Bandwürmer werden beim Kaninchen nicht so häufig angetroffen wie beim Hasen. Bisweilen können sie jedoch — besonders wenn sie in größerer Zahl im Darm auftreten — auch beim Kaninchen zu seuchenhaften Erkrankungen und gehäuften Todesfällen Veranlassung geben.

An anoplocephalen Tänien kommen vor:

Cittotaenia denticulata (Taenia d., T. goezei, T. latissima, Cittotaenia goezei). 40—80 cm lang, ziemlich großer Kopf.

Cittotaenia ctenoides (C. leuckarti). Bis 80 cm lang. Breiter Hals, kleiner Kopf. Häufig pathogen.

Ein neuer Bandwurm beim Kaninchen, Cittotaenia mosaica, ist von HALL in Amerika beschrieben (1909).

Andrya c. (Anoplocephala c., Moniezia c.), 60—180 cm lang, 8 mm breit. Dünner Hals, kleiner Kopf. Geschlechtsöffnung etwas hinter der Mitte des Seitenrandes.

Paranoplocephala wimerosa (Anoplocephala w., Andrya w.), kaum 1 cm lang, 1,5 mm breit, kein Hals, dicker Kopf. Besitzt ungefähr

10 Glieder, die an ihrem hinteren Rande mit Fransen versehen sind. Geschlechtsöffnungen befinden sich seitlich. Sie münden am hinteren Winkel aus.

Cittotaenia pectinata (T. pect., Dipylidium p.), 18—40 cm lang, Kopf sehr klein, mit länglichen Saugnäpfen, Glieder breiter als lang.

Klinische Symptome und pathologische Anatomie. Die bei der Bandwurmseuche durch die genannten Bandwürmer hervorgerufenen Veränderungen bestehen in akuten und chronischen Darmkatarrhen, schweren Entzündungszuständen und Verstopfungen (durch Verlegung des Darmdurchganges). Bisweilen finden sich auch Tänien in der Bauchhöhle, ohne daß Durchstoßungsstellen nachzuweisen wären (RAILLIET). In anderen Fällen kommen aber im Anschluß an die Durchbohrung der Darmwandungen auch Bauchfellentzündungen zur Beobachtung. Nicht selten werden im Zusammenhange mit der Bandwurmseuche bei den damit behafteten Tieren epileptische und epileptiforme Krämpfe beobachtet. Die im Verlaufe der Krankheit immer mehr zunehmende Anämie und Kachexie, nicht selten vergesellschaftet mit allgemeiner Hydrämie führen in der Mehrzahl der Fälle zum Tode.

Die **Diagnose** muß durch den Nachweis von Tänienproglottiden im Kote, am besten aber durch die Obduktion eines verendeten Tieres, gesichert werden.

Wirksame **prophylaktische Maßnahmen** können nicht getroffen werden, da die Entwicklung der Kaninchenbandwürmer bis jetzt nicht bekannt ist.

Behandlung bandwurmbehafteter Tiere erfolgt mit den bewährten Wurmmitteln Kamala und Arekanuß 0,5—2,0 g. Gleichzeitige Behandlung einer etwa vorhandenen Darmentzündung.

Schrifttum.

Böhm: Tierheilkunde und Tierzucht von Stang-Wirth, Lief. 6, S. 101. 1926. — Braun-Becker: Kaninchenkrankheiten, 1919. — Fiebiger: Die tierischen Parasiten. Wien 1036. — Hall: Proc. U. S. nat. mus. **34**; Ref. Exper. Stat. Rec. 11, 84. — Hutyra-Marek: Spezielle Pathologie und Therapie der Haustiere, 6. Aufl. 1922. — Lucet: Rec. Méd. vét. 1897. — Neumann: Maladies parasitaires, 1892. — Railliet: Zool. méd. 1895.

4. Bandwurmfinnen.

a) Cysticercose (Cysticercus pisiformis).

Die Cysticercose des Kaninchens wird durch den *Cysticercus pisiformis*, der Finne der Taenia pisiformis des Hundes, hervorgerufen. Das Vorkommen dieses Blasenwurmes wird sowohl bei Feldhasen als auch bei in größeren Zuchten und Laboratorien gehaltenen Kaninchen häufig beobachtet. Er ist zuweilen harmlos, zuweilen ruft er bei diesen Tieren eine schwere, meist tödlich endigende Krankheit hervor, die dadurch, daß sie gehäuft auftritt, oft seuchenähnliches Massensterben junger Hasen und Kaninchen zur Folge hat.

Pathogenese. Der Cysticercus pisiformis gelangt dadurch in den Körper des Wirtstieres, daß der beschalte Embryo, die sog. Oncosphäre mit der Nahrung aufgenommen und vom Darme aus durch das Pfortaderblut der Leber zugeführt wird, in deren Capillaren er steckenbleibt. Die auf diese Weise in die Leber eingeschwemmten, nichthepatophilen Oncosphären bleiben nun nicht an der Stelle, an der sie sich in der Leber festgesetzt hatten, liegen, um dort die Umwandlung in den Blasenwurm *(Cysticercus pisiformis)* durchzumachen, sie suchen vielmehr — während bereits die Cysticercusbildung beginnt — durch selbständige Wanderung im Leberparenchym unter die Leberkapsel zu gelangen. Das subseröse Gewebe, und zwar nicht nur dasjenige der Leber, sondern auch benachbarter Organe, im besonderen des Netzes, des Mesenteriums, seltener des Bauchfells und des subpleuralen Gewebes, stellt nämlich die Lieblingssitze der Oncosphären dar, offenbar weil ihnen dort die günstigsten Bedingungen für ihre Weiterentwicklung geboten werden. Wenn es den Oncosphären gelingt, auf ihrer Wanderung im Lebergewebe die Leberkapsel zu erreichen, so siedeln sie sich teils unter dieser an, teils durchbohren sie diese, um frei in der Bauchhöhle aufzutreten oder in das subseröse Gewebe des Netzes, Mesenteriums und Bauchfells einzudringen und dort sich festzusetzen. Ein anderer Teil der Oncosphären geht aber, nachdem er kürzere oder längere Zeit vergebens das Lebergewebe durchwandert und dort örtliche Zerstörungen in Form von Bohrgängen hervorgerufen hat, zugrunde, ohne daß es zu völliger Ausbildung der Blasen kommt. Diese können innerhalb des Lebergewebes höchstens Hirsekorn- bis Hanfkorngröße erreichen.

Die von LEUCKART angestellten *Fütterungsversuche* gewähren besonders klaren Einblick in die **Entwicklungsverhältnisse des Parasiten** innerhalb des Kaninchenkörpers. Sie sollen deshalb kurz hier Erwähnung finden.

Nach diesen Versuchen können bereits 24 Stunden nach der Fütterung die Oncosphären der Taenia pisiformis im Pfortaderblut bei Kaninchen nachgewiesen werden. Am 4. Tage nach der Fütterung treten die länglichen, in der Entwicklung befindlichen jungen Parasiten, die in cystenähnlichen Höhlen und Gängen gelegen sind, in der Leber als multiple, submiliare, punktförmige, weiße Knötchen hervor. Diese vergrößern sich rasch, besitzen am 7. Tage bereits einen Durchmesser von 1 mm und verleihen der Leber ein der Miliartuberkulose ähnliches Aussehen.

Schon 15 Tage nach der Fütterung werden neben diesen Knötchen an der Leberoberfläche zahlreiche, subserös gelegene, 4—5 mm lange und $1/_3$ mm breite, geschlängelte, weißliche „Striemen" sichtbar, die den jungen Cysticercus als höchstens $1^1/_2$ mm langen Parasiten enthalten. Ein Teil dieser „Striemen", die nichts anderes darstellen als Bohrgänge, endigt mit einer Durchbrechung der Leberkapsel. Die Parasiten erreichen demnach schon nach der 3. Woche die Leberoberfläche (Abb. 61).

26 Tage nach der Futterung sind nach LEUCKART die Bohrgänge in der Leber nicht nur weiter und länger, sondern die Mehrzahl ist nach der Leberoberfläche zu durchgebrochen. Die Bohrgänge sind dann meist leer; einzelne der jungen Cysticercen werden beim Ausschlüpfen aus den Bohrgängen angetroffen, der größere

Teil läßt sich dagegen in Form von langgestreckten, 2—5 mm großen Gebilden ohne Saugnäpfe und ohne Haken frei in der Bauchhöhle nachweisen.

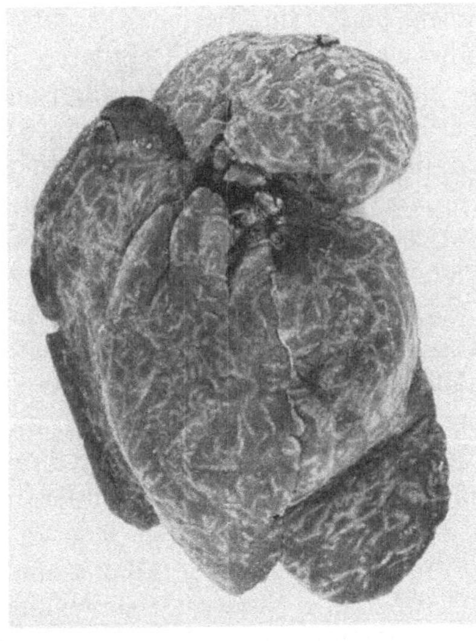

Abb. 61. *Cysticercus pisiformis-Bohrgänge* („Striemen") im Lebergewebe (Feldhase). (Nach STROH, Augsburg.)

32 Tage nach der Fütterung sind die Bohrgänge in der Leber größtenteils entleert, farblos und narbig zusammengezogen. Die in der Bauchhöhle sich befindlichen Cysticercen stellen bereits 6—8 mm große, langgestreckte, flaschenförmige Gebilde mit vollständig entwickeltem Kopf dar.

42 Tage nach der Fütterung werden sie mit vollständig ausgebildetem Kopf im Netz angetroffen, wo sie 75 Tage nach der Fütterung als fast haselnußgroße Blasen in Erscheinung treten.

Klinische Symptome sind bei mäßigem Befall im allgemeinen nicht zugegen. Bei starkem kann es zu Verdauungsstörungen, Darmverstopfung, Blutarmut und Abmagerung kommen.

Pathologische Anatomie. Bei fortgeschrittener Cysticercose kann in der Bauchhöhle ein sehr kennzeichnender Befund erhoben werden. Unter der Leberserosa, im Netz (Abb. 62 und 63), in seltenen Fällen auch am Mesenterium, am Bauchfell und in den Lungen, ausnahmsweise im Gehirn, finden sich multiple, erbsen- bis haselnußgroße,

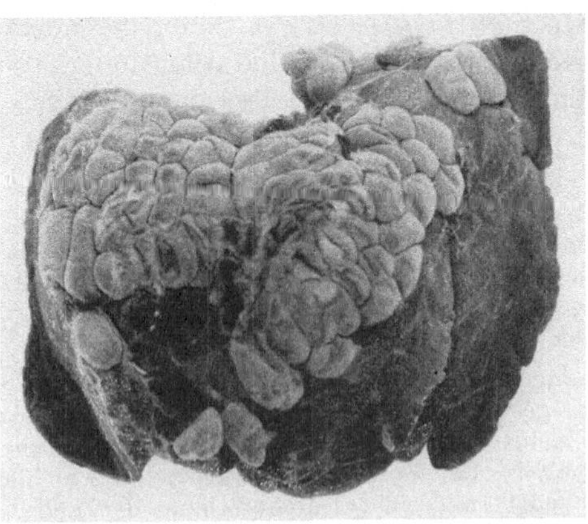

Abb. 62. *Traubenförmiger Haufen von Cysticercus pisiformis* unter der Leberkapsel. Im Lebergewebe selbst keine Blasen.

längliche, meist flaschenförmige, selten kugelige, 6 bis 13 mm lange und 4—6 mm breite, in traubigen Konglomeraten angeordnete Blasen, die nicht selten, sowohl am bauchseitigen Leberrand als auch besonders im Netz mit kurzen Stielen versehen sind. Nach vorsichtiger Entfernung der dünnen peritonealen Umhüllung kommt der eigentliche Cysticercus als zartwandige, glashelle, mit einer klaren Flüssigkeit schlaff gefüllte Blase zum Vorschein, an deren Innenseite der etwa hirsekorngroße, eingestülpte, dünnhalsige und weißlich aussehende Scolex erkennbar ist. Dieser läßt sich bei Anwendung von

Druck leicht ausstülpen. Er besitzt einen Hakenkranz vom Aussehen desjenigen der Taenia pisiformis (Abb. 64).

Die *Blasenwand* des Cysticercus pisiformis zeigt im allgemeinen denselben Aufbau wie diejenige des Cysticercus tenuicollis und des unilokulären Echinococcus. Sie besteht demnach aus zwei Schichten: einer äußeren, lamellär geschichteten, chitinartigen, stark ausgebildeten Cuticula und einer inneren Keim- oder Parenchymschicht. Diese unterscheidet sich von derjenigen des Echinococcus dadurch, daß sie stets *einen* einzelnen Scolex hervorbringt.

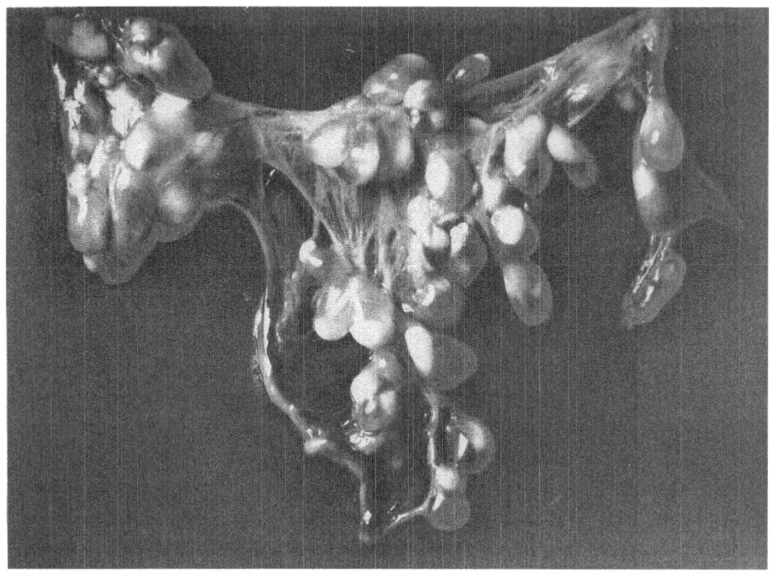

Abb. 63. *Multiples Auftreten des Cysticercus pisiformis im Netz.*

Die *Kapsel* (Wirtskapsel, „Balg") des Cysticercus pisiformis, die zum größten Teil vom subserösen Gewebe gebildet wird, verhält sich ebenfalls wie diejenige des Echinococcus unilocularis. Sie besteht auch hier aus drei Schichten (innere Fibroblasten- und Riesenzellenschicht, mittlere Rundzellenschicht und äußere Bindegewebsschicht), die sämtliche in regelloser, oft gruppenweiser Verteilung eosinophile Leukocyten enthalten. Zwischen dieser Kapsel und der Blasenwand der Finne befindet sich — ebenso wie bei der Echinokokkenblase — ein schmaler Spalt, der sog. „pericystäre Lymphraum", in dem eine geringe Menge seröser Flüssigkeit enthalten ist.

Bei starker Invasion führt die Erkrankung infolge der durch die jungen Parasiten im Lebergewebe hervorgerufenen Veränderungen (Blutungen, narbenartige Zustände, Druckatrophie des Lebergewebes),

sowie der im Anschluß an die Einwanderung der Parasiten in die Bauchhöhle entstandenen peritonitischen Erscheinungen zum Tode der befallenen Tiere. Sterben die infizierten Tiere aber nicht, so kommt es
zur Entwicklung mehr oder weniger zahlreicher ausgebildeter Finnen an
den beschriebenen Stellen, die ihrerseits höchstens durch ihren Größen-
umfang auf die benachbarten Organe schädigende Wirkung auszuüben
vermögen. Die durch die unter der Leberserosa sitzenden Blasen bedingten Veränderungen bestehen lediglich in örtlichen, muldenförmigen
Vertiefungen und Eindrücken der Leberoberfläche (Druckatrophie).

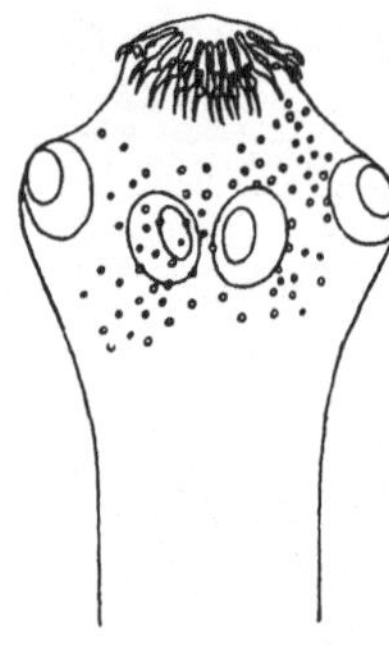

Abb. 64. *Kopf von Cysti-
cercus pisiformis.* (Aus
OLT-STRÖSE: Wildkrank-
heiten. Neudamm 1914.)

Daneben finden sich bei der ausgebildeten Cysticercose im Lebergewebe noch die Spuren der früheren
Bohrgänge der Cysticercen und außerdem lassen sich
bisweilen an der Leberkapsel (neben den ausgebildeten Blasenwürmern) auch noch Rückstände der
ehemaligen Durchbruchsstellen erkennen.

An den gestielten Cysticercusblasen kommt es
infolge Stieldrehung bisweilen zu hochgradiger Stau-
ungsblutfülle mit Absterben der Parasiten und
blutiger Veränderung der ganzen Blase, wodurch
diese hämatomähnliches Aussehen gewinnt. Eine
Eigenart der Einwirkung des Cysticercus pisiformis
ist aber besonders die, daß die Parasiten häufig absterben und dann zur Bildung von hanfkorn- bis
erbsengroßen und noch größeren käsigen oder käsig-kalkigen, von Serosa
und einer Bindegewebskapsel überzogenen Herden, nicht nur an der Leberoberfläche, sondern auch an den genannten übrigen Organen Veranlassung
geben. Einen solchen käsigen Herd von über Walnußgröße konnte Verfasser vor kurzem unter der der Leber zugewandten Serosa des Magens
bei einem mit hochgradiger Cysticercose behafteten Kaninchen feststellen.

Solche Herde werden leicht für Prozesse anderer Natur gehalten;
im besonderen besteht die Möglichkeit zur Verwechslung mit der Pseudotuberkulose. Früher wurde in solchen Fällen von „Zestodentuberkulose"
gesprochen.

Diagnose nur am toten Tier.

Prophylaxe. Vermeidung der Beschmutzung des Kaninchenfutters
mit Hundekot, der Taenia pisiformis bzw. dessen Eier enthalten könnte.
Eventuelle Entwurmung bandwurmbehafteter Hunde derselben Tierhaltung. Vermeidung der Aufnahme finnenhaltiger Organe des Kaninchens durch Hunde.

Behandlung kranker Kaninchen ist aussichtslos.

Schrifttum.

BRAUN: Die tierischen Parasiten des Menschen. Würzburg 1915. — FIEBIGER:
Die tierischen Parasiten der Haus- und Nutztiere. Wien u. Leipzig 1936. — JOEST:

(a) Z. Inf.krkh. Haustiere **2**, 10 (1906). (b) Handbuch der pathologischen Anatomie der Haustiere, 2. Aufl., Bd. 2. 1936. — JOEST u. FELBER: Z. Inf.krkh. Haustiere **4**, 413 (1908). — KITT: Spezielle pathologische Anatomie der Haustiere, Bd. 2. 1924. — LEUCKART: Die Blasenbandwürmer und ihre Entwicklung. Gießen 1856. Die Parasiten des Menschen. Leipzig 1879—1886. — SCHÖPPLER: Zbl. Bakter. I Orig. **82**, 468 (1919).

b) Coenurosis.

Coenurus serialis. Der *Coenurus serialis* ist beim Kaninchen und Hasen in Frankreich und in Italien ziemlich weit verbreitet. In Deutschland kommt er dagegen seltener vor. Es ist aber anzunehmen, daß, nachdem die Kaninchenzucht in der Nachkriegszeit eine weitere Verbreitung gefunden hat, in Zukunft häufiger wie bisher mit seinem Vorkommen auch in Deutschland zu rechnen ist. Er ist die Finne des Polycephalus serialis des Hundes.

Geschichtliches. Zum ersten Male wurde der Coenurus serialis des Kaninchens im Jahre 1828 von BLAINVILLE in Frankreich beobachtet. Später ist sein Vorkommen wiederholt in Frankreich und Italien beschrieben worden (GALLI-VALERIO, LUCET, HENRY u. a.), und in neuerer Zeit wurde er von ZIEGLER auch in Deutschland in einem Kaninchenbestande festgestellt.

Der *Coenurus serialis* unterscheidet sich dadurch vom Coenurus cerebralis, daß er — abgesehen von seinem Auftreten bei anderen Zwischenwirten — 3—4mal größere Scoleces besitzt, die meist eine reihenweise oder serienweise (daher die Bezeichnung „serialis") Anordnung an der Innenseite der Blasenwand erkennen lassen. Beim Coenurus cerebralis sind dagegen die kleineren Kopfanlagen entweder einzeln oder nur in kleineren, unregelmäßigen Gruppen, an der inneren Blasenwand verteilt, vorhanden.

Im besonderen sind die Oncosphären des Polycephalus serialis (Taenia s.) noch dadurch ausgezeichnet, daß sie im Gegensatz zu denjenigen von Polycephalus multiceps (T. coenurus, Multiceps multiceps) keine Neurophilie, sondern ausgesprochene Vorliebe für das intermuskuläre und subseröse Bindegewebe besitzen. Dort setzen sie sich fest und entwickeln sich zu Blasenwürmern von Haselnuß- bis Hühnereigröße.

Die natürliche Ansteckung geschieht in der Weise, daß mit der Nahrung oder dem Trinkwasser Eier des Polycephalus serialis, der im Darme des Hundes schmarotzt, in den Magen und Darm des Zwischenwirtstieres gelangen. Dort werden die Wurmembryonen (Oncosphären) frei, bohren sich in die Darmwand ein und kommen auf diese Weise auch in kleine venöse Gefäße (Pfortaderäste). Mit dem Lungenvenenblut werden sie dem linken Herzen und damit dem arteriellen Blutkreislauf zugetragen, auf welchem Wege sie rein mechanisch ihren Lieblingsstellen zugeführt werden. Es ist anzunehmen, daß die Oncosphären mit dem Blutstrom außer in diese auch in andere Organe gelangen und dort zurückgehalten werden. Allem nach gehen sie aber dort zugrunde, weil sie an jenen Stellen nicht den geeigneten Boden zu ihrer Entwicklung finden.

Dagegen wandeln sich die in das intermuskuläre und subseröse Bindegewebe gelangten Oncosphären in wenigen Wochen zu mehr oder weniger großen Blasenwürmern um.

Klinische Symptome. Der allgemeine Gesundheitszustand der mit Polycephalus serialis behafteten Tiere ist in der Regel nicht gestört.

Auch die Untersuchung des Blutes von an Polycephalus serialis leidenden Kaninchen ergibt keine Abweichungen vom gewöhnlichen, im besonderen keine Vermehrung der eosinophilen Leukocyten (ZIEGLER).

Pathologische Anatomie. Die Blasenwürmer finden sich zahlreich an den verschiedensten Körperstellen in Form von prall gefüllten, derben Cysten, die etwa Walnuß- bis Hühnereigröße besitzen. Sie liegen bald einzeln, bald dicht beisammen an der unteren Seite des Halses, . im Bereiche sowohl der Vorder- als auch der Hinterextremitäten und auch an anderen Stellen der Körper- und Bauchmuskulatur, wo sie die Haut, die über den Knoten leicht verschiebbar ist, stark vorwölben (Abb. 65).

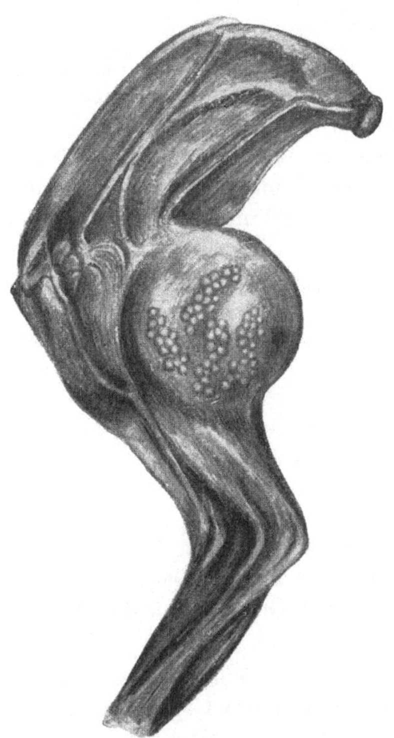

Abb. 65. *Coenurus serialis*. Coenurusblase auf der caudalen Fläche des Vorarms nach Entfernung von Haut, Hautmuskel und Bindegewebskapsel. Reihenförmige Anordnung der Scoleces. [Nach ZIEGLER: Z. Inf.krkh. Haustiere **24**, 140 (1933).]

An den abgezogenen Tieren läßt sich feststellen, daß die Cysten mehr oder weniger über die Oberfläche der Muskulatur hervorragen. Dies trifft besonders an den Stellen zu, an denen sie sich im Bindegewebe unter den Hautmuskeln oder den oberflächlichen Körpermuskeln entwickeln. Auf diese Weise wird häufig der Eindruck erweckt, als hätten sie in der Subcutis ihren Sitz; da aber die Cysten vom Grund bis ungefähr zur Mitte herauf mit dünnen Muskelschichten bedeckt sind (ZIEGLER), ist deutlich erkennbar, daß die Entwicklung zwischen den Muskeln, die stark auseinandergeschoben werden, stattfindet. An anderen Stellen liegen die Cysten tiefer in der Muskulatur; überall treten sie aber zwischen den auseinandergedrängten Muskelteilen zu einem größeren oder kleineren Teil an die Oberfläche. Nach ZIEGLER werden solche Cysten in beträchtlicher Größe auch im subperitonealen Gewebe, den Muskeln aufgelagert, angetroffen. HENRY fand bei einem Kaninchen ein kindskopfgroßes Exemplar von Coenurus serialis in der Lumbalgegend, durch das starke Vergrößerung des Bauchumfanges bedingt und Trächtigkeit vorgetäuscht wurde.

Die übrigen Organe der Brust- und Bauchhöhle sind frei von Veränderungen.

Die *Cysten* besitzen länglich-ovale Form und lassen sich verhältnismäßig leicht von der umgebenden Muskulatur loslösen. Nach Durchtrennung der äußeren bindegewebigen Cystenwand, der sog. Wirtskapsel, tritt die eigentliche, nicht sehr prall gefüllte Wurmblase, die dem Coenurus cerebralis sehr ähnelt, hervor. Sie liegt frei in der Wirtskapsel, deren innere Wand ebenso wie die Oberfläche der Blase eine glatte und feuchte Beschaffenheit aufweist. Die Wand der Blase selbst, die sehr dünn und leicht einreißbar ist, läßt die Scoleces, die in Reihen hintereinander und nebeneinander in Form von parallel und konvergierend verlaufenden Streifen angeordnet sind, meist deutlich erkennen. Ihr Auftreten beschränkt sich in der Regel auf das obere Drittel des Blasenumfangs. Je nach der Länge enthält ein solcher Streifen 30 bis 50 Scoleces hintereinander in der Längsrichtung, während in der Breite nur 2—5 nebeneinander liegen. Wenn auch die überwiegende Mehrzahl der Blasen diese streifenförmige Anordnung der Scoleces in deutlicher Weise zeigt, so kommt es doch bisweilen vor, daß diese weniger auffallend hervortritt und die Anordnung wie beim Coenurus cerebralis mehr haufen- oder gruppenförmigen Charakter besitzt (PERRONCITO).

Die *Scoleces* sind mit einem dünnen Hals versehen. Sie besitzen einen deutlichen Hakenkranz mit etwa 26—32 Haken und außerdem vier deutlich sichtbare Saugnäpfe. Die *Parasitenblase* enthält eine klare helle Flüssigkeit. Zur Bildung von Tochterblasen an ihr scheint es nicht selten zu kommen (RAILLIET, ZIEGLER). Diese entstehen zum Teil in beträchtlicher Zahl an der Außenseite der Mutterblasen, besitzen Erbsen- bis Bohnengröße und lassen ebenfalls bereits Scoleces erkennen. Diese Tochterblasenbildung, die beim Coenurus cerebralis nicht beobachtet wird, ist diesem gegenüber von RAILLIET als weiteres Unterscheidungsmerkmal herangezogen worden.

Histologisch besteht die Wirtskapsel aus einer dünnen Schicht wellig verlaufender Bindegewebsfasern; zwischen ihnen und den Bindegewebskernen finden sich in spärlicher Zahl eosinophile Zellen in unregelmäßiger, zum Teil gruppenförmiger Verteilung. Zwischen der Wirtskapsel und der Parasitenhülle ist nach den Untersuchungen von ZIEGLER ein schmaler Spalt vorhanden, den JOEST erstmalig auch bei den Echinokokken beobachtet und als pericystären Lymphraum bezeichnet hat. An der in der Nachbarschaft der Blasen gelegenen Muskulatur lassen sich außer geringem Druckschwund der unmittelbar anliegenden Muskelfasern wesentliche Veränderungen nicht feststellen.

Von ZIEGLER mit Blasenwürmern (von Polycephalus serialis) bei zwei 7 Wochen alten Hunden angestellte Fütterungsversuche ergaben bereits nach 4 Wochen das Vorhandensein zahlreicher Bandwürmer im ganzen Dünndarm. Sie besaßen eine Länge von 70—100 cm. Da die Proglottiden dieser Bandwürmer reife Eier noch nicht enthielten, blieb ein von ZIEGLER damit angestellter Fütterungsversuch ohne Ergebnis.

Nach den von HENRY und CIUCA bei Kaninchen angestellten Fütterungsversuchen mit Eiern von Polycephalus serialis siedeln sich die Finnen nicht nur in der Körpermuskulatur, sondern auch im Herzmuskel an. Schon im Beginn ihrer Entwicklung bringen sie ein Gift hervor, das auf das umgebende Gewebe eine abtötende Wirkung ausübt. Auch Fernwirkungen dieses Giftes sollen beobachtet werden. Sie äußern sich in allgemeinem Ödem des subcutanen und subserösen Bindegewebes.

Antikörper gegen die Cystenflüssigkeit (komplementbindende, anaphylaktische sowie Präcipitine) treten meist 19—25 Tage nach der Ansteckung auf, ausnahmsweise sind sie schon am 9. Tage nach der Ansteckung nachweisbar. Bei Tieren, die keine Parasiten mehr beherbergen, findet sich bisweilen ebenfalls ein antikörperreiches Serum. Hierbei handelt es sich um abgeheilte Fälle. Die Antikörper können aber auch ganz fehlen.

Prophylaxe wie bei Cysticercose, S. 168.

Behandlung chirurgisch.

Coenurus cerebralis. *Coenurus cerebralis,* die Finne des im Darme des Hundes (vor allem der Schäferhunde) schmarotzenden Polycephalus multiceps (Taenia coenurus, Multiceps multiceps) wird beim Kaninchen nur ausnahmsweise angetroffen. Der gewöhnliche Sitz der Coenurusblasen (Quesen) ist das Gehirn, seltener das Rückenmark.

Die **Einwanderung** dorthin geschieht auf dem Blutwege, und zwar in derselben Weise wie beim Coenurus serialis. Es finden indessen in der Regel nur die ins Zentralnervensystem gelangten Oncosphären des Polycephalus multiceps einen günstigen Boden für ihre Entwicklung. Die in anderen Organen abgelagerten gehen ausnahmslos zugrunde. Sie sind demnach ausgesprochen neurophil (JOEST).

Klinische Symptome. Schiefhaltung des Kopfes, Zwangs- und Kreisbewegungen.

Pathologische Anatomie. Die in die Hirnhäute oder ins Gehirn gelangten Oncosphären können vor ihrer Entwicklung zum Blasenwurm noch selbständig wandern und dabei Bohrgänge sowie örtliche entzündliche Veränderungen (zum Teil eitriger Natur) verursachen. Der ausgebildete Coenurus stellt eine Blase verschiedener Größe dar, die mit wasserklarer Flüssigkeit gefüllt ist und an der Innenfläche ihrer durchsichtigen Wand die hirsekorngroßen, in unregelmäßigen Gruppen gelagerten Scoleces beherbergt. Je nach Größe und Sitz der Blasen im Gehirn bedingen sie entsprechende Druckatrophie der umgebenden Hirnsubstanz, die sich klinisch in vielseitigen cerebralen Störungen äußern können. BYERLEY entfernte aus der Orbitalhöhle eines Kaninchens eine Cyste, die er als Coenurusblase bestimmte. Er nimmt an, daß die Ansteckung durch einen im Gehöft gehaltenen Hund vermittelt wurde.

Die Coenurusblasen können auch absterben und verkalken. Sie treten dann als käsig-kalkige, mörtelartige, weißliche oder grauweißliche Herde in Erscheinung.

Diagnose nur am toten Tier.

Prophylaxe wie bei Cysticercose.

Behandlung wenig erfolgversprechend.

Schrifttum.

Braun-Becker: Kaninchenkrankheiten. Leipzig 1919. — Byerley: Vet. Rec. 18, 234, 243 (1905). — Fiebiger: Die tierischen Parasiten der Haus- und Nutztiere. Wien u. Leipzig 1936. — Freund: Die Parasiten der Pelztiere. Hannover: M. u. H. Schaper 1930. — Gedoelst: Synopsis de Parasitologie de l'homme et des animaux domest. Brouxelles: Liem. 1911. — Henry: Bull. Soc. centr. Méd. vét. **1909**, 297. — Henry et Ciuca: Ann. Inst. Pasteur **1916**, 365. — Hutyra u. Marek: Spezielle Pathologie und Therapie der Haustiere, 6. Aufl. Jena 1922. — Joest: Handbuch der speziellen pathologischen Anatomie der Haustiere, Bd. 2. Berlin 1921. — Lucet: Rec. Méd. vét. **1897**, 633. — Neumann: Traité des maladies parasitaires et microbiennes des animaux domestiques. Paris 1892. — Railliet: Bull. Soc. centr. Méd. vét. **1889**. — Sprehn: In Tänzer: Das Angorakaninchen. Hannover: M. u. H. Schaper 1932; Dtsch. tierärztl. Wschr. **1928** I, 763. — Ziegler: Z. Inf.krkh. Haustiere **24**, 140 (1923). — Zürn: (a) Die tierischen Parasiten auf und in dem Körper unserer Haussäugetiere, S. 139. Weimar 1882. (b) Kaninchenkrankheiten, 1894.

c) Echinokokkenkrankheit (Echinococcosis).

Die Echinokokkenkrankheit wird nach den Angaben von Braun, Fiebiger und Zürn auch beim Kaninchen beobachtet. Ihr Vorkommen gehört jedoch ebenso wie dasjenige des Coenurus cerebralis zu den Seltenheiten.

Die Echinokokkose wird durch den *Echinococcus,* die Finne des dreigliedrigen Hundebandwurmes Echinococcus granulosus (Taenia echinococcus) hervorgerufen. Die mit dem Kote des Wirtstieres abgehenden reifen Glieder enthalten die entwicklungsfähigen, beschalten Oncosphären (Embryonen oder Eier).

Pathogenese. Nach Auflösung der die Oncosphären umgebenden Schale im Magen oder im Dünndarm, bohren sich diese selbsttätig unter Benutzung ihrer Haken in die Darmschleimhaut ein, gelangen in kleine Haargefäße und Venen und werden mit dem Pfortaderblut zunächst der Leber zugetragen, in deren Haargefäßen sie zum größten Teil stecken bleiben. Ein Teil der Oncosphären durchläuft jedoch die Pfortaderhaargefäße und gelangt durch das rechte Herz in die Lungen; selten werden Oncosphären in den großen Blutkreislauf verschleppt und in andere Organe (Gehirn) getragen.

Die **natürliche Ansteckung** wird durch Futter oder Trinkwasser vermittelt, das mit solchen Proglottiden oder Oncosphären verunreinigt ist. (Zur Aufnahme proglottiden- oder embryonenhaltigen Futters oder

Trinkwassers wird bei Kaninchen, die in größeren Züchtereien oder Laboratorien gehalten werden, im allgemeinen selten Gelegenheit gegeben sein.)

Klinische Symptome. Der durch die Echinokokken bedingte Druck auf die Gallengänge, Gallencapillaren und Blutgefäße kann Gelbsucht, wassersüchtige Zustände, Atemstörungen, Verdauungsstörungen mit anschließender Abmagerung bedingen.

Pathologische Anatomie. *Leber* und *Lungen* bieten den Oncosphären die günstigsten Bedingungen zu ihrer Weiterentwicklung. (Eine Wanderung in diesen Organen vor der Entwicklung wird nicht beobachtet.) Dort wandeln sie sich — wie aus den von DÉVÉ und LEUCKART an Schweinen ausgeführten Fütterungsversuchen hervorgeht — in 4 Wochen zu miliaren Knötchen, in 8 Wochen bereits zu Bläschen und nach etwa 20 Wochen zu haselnußgroßen, immer größer werdenden Blasen um. Deren Wand ist verhältnismäßig zart und besteht aus 2 Schichten: einer äußeren, lamellär gebauten Chitinschicht und einer inneren Keim- oder Parenchymschicht. Die ganze Blase ist von einer vom Wirtstier gebildeten Kapsel (Wirtskapsel) umgeben. Zwischen dieser und der Blasenwand befindet sich der pericystäre Lymphraum. Die in den Blasen enthaltene Flüssigkeit ist wasserklar oder gelblich. Innerhalb der Blase erzeugt die Parenchymschicht in vielen Fällen (nicht immer) Brutkapseln und Kopfanlagen (sterile und fertile Cysten). Außerdem entstehen zwischen den Schichten der Cuticula aus abgesprengten Teilen der Parenchymschicht Tochter- und sogar Enkelblasen, die sich entweder nach außen (in den pericystären Lymphraum) oder nach innen (in die Blasen oder Cysten hinein) entwickeln, sich ganz von der Mutterblase loslösen können und denselben Bau zeigen wie die Mutterblasen. (Näheres darüber JOEST [1]).

Die in Leber und Lungen sitzenden Echinokokkenblasen wölben meist die Oberfläche dieser Organe buckelig vor. Sie verursachen Störungen allgemeiner Art erst dann, wenn sie in diesen Organen in beträchtlicher Zahl auftreten und einerseits starke Abnahme der sie enthaltenden Organgewebe, anderseits durch ihre Größe Druckerscheinungen auf die benachbarten Organe im Gefolge haben.

Außer in den genannten Organen kommen Echinokokkenblasen in anderen Organen, so beispielsweise im Gehirn, höchst selten zur Beobachtung.

Durch intracerebrale Injektionen von Oncosphären in einen Seitenventrikel konnte DÉVÉ beim Kaninchen Echinokokkenblasen zur Entwicklung bringen, die auf den dritten Ventrikel, auf das Infundibulum und durch den Hypophysenschaft auf das Innere des Hinterlappens übergriffen.

Die **Diagnose** der Echinokokkenkrankheit beim Menschen und bei Tieren während des Lebens mit Hilfe der Präcipitation und Komplementbindung hat sich nicht als zuverlässig erwiesen.

---

[1] JOEST: Handbuch der speziellen pathologischen Anatomie der Haustiere, 2. Aufl., Bd. 2. 1936.

Der **mikroskopische Nachweis** der charakteristischen Echinokokken-Scoleces am toten Tier sichert die *Diagnose* in allen Fällen.

Prophylaxe und Behandlung. Wie bei den übrigen Bandwurmfinnen.

Schrifttum.

BRAUN-BECKER: Kaninchenkrankheiten. Leipzig 1919. — DÉVÉ: Zbl. Bakter. I Ref. 74, 534 (1923). — FIEBIGER: Die tierischen Parasiten der Haus- und Nutztiere. Wien u. Leipzig 1936. — FRÖHNER-ZWICK: Spezielle Pathologie und Therapie der Haustiere, 1922. — HUTYRA u. MAREK: Spezielle Pathologie und Therapie der Haustiere, 1922. — JOEST: Handbuch der speziellen pathologischen Anatomie der Haustiere, 2. Aufl., Bd. 2. 1936. — JOEST u. FELBER: Z. Inf.krkh. Haustiere 4, 413 (1908). — PFEILER: Z. Inf.krkh. Haustiere 11, 70 (1912). — SPREHN: In Tänzer: Das Angorakaninchen. Hannover: M. u. H. Schaper 1932. — ZÜRN: Kaninchenkrankheiten, 1894.

5. Rundwürmer. Nemathelminthes.

Aus der Gattung *Strongyloides* kommt beim Kaninchen im Darme *Strongyloides papillosus* (Trichosoma p.; Str. longus) vor. Wie alle Angiostomiden zeichnet sich die Gattung Strongyloides durch zwei Entwicklungsformen aus, nämlich eine parasitierende, hermaproditische und eine im Freien lebende, getrennt geschlechtliche Form.

Parasitische Form, bis zu 6 mm lang. Sehr dünner Körper, weiblicher Habitus. Vorderende etwas verschmälert; Hinterende in eine kurze Schwanzspitze auslaufend. Oberfläche quergestreift. Ösophagus lang ($^1/_5$ der Körperlänge); Vulva im hinteren Körperdrittel, von Papillen umgeben. Eier 40 µ lang, 20 µ breit.

Nach GRASSI und GONDER ist die **Entwicklung** besonders bei niedriger Wintertemperatur direkt, d. h. die aus den Eiern entschlüpften Larven wachsen direkt zur Filariidenform heran; während der Sommertemperatur tritt dagegen in der Regel die zweigeschlechtige Rhabditisgeneration auf.

Die **Ansteckung** geschieht entweder mit der Nahrungsaufnahme oder durch Eindringen der Larven in die unversehrte Haut, wie dies GONDER experimentell festgestellt hat. Auch die Untersuchungen und Versuche von LEICHTENSTERN und FÜLLEBORN sprechen für die letztere Ansteckungsweise. Die Larven gelangen dann auf dem Blutwege in die Lungen und von da über die Bronchien und den Kehlkopf in den Schlund und in den Magen und Darm.

Beim Kaninchen kommt Strongyloides papillosus eine große Bedeutung nicht zu. Massenbefall kann aber bisweilen zu schweren Darmkatarrhen mit anschließender Anämie und Kachexie Veranlassung geben. Auch können durch das Eindringen der Larven in die Haut Hautausschläge entstehen.

Die **Prophylaxe** spielt bei der Bekämpfung dieser Strongyloides-Erkrankung die Hauptrolle. Die dabei anzuwendenden Arbeitsweisen decken sich mit denjenigen, wie sie bei Coccidiose angegeben sind. Nach

SPREHN bewährt sich auch hier Viscojod als spezifisches Mittel zur Abtötung der nach der Reinigung im Stall verbliebenen Wurmeier.

Behandlung. Verabreichung verschiedener Wurmmittel, am besten mit der Magensonde.

Schrifttum.

FIEBIGER: Die tierischen Parasiten. Wien u. Leipzig 1936. — FÜLLEBORN: Arch. Schiffs- u. Tropenhyg. **1914**. — GONDER: Arb. Reichsges.amt Berlin **25**, 485 (1907). — LEICHTENSTERN: Zbl. Bakter. I Orig. **25**, 226 (1899). — REISINGER: Wien. tierärztl. Mschr. **1915** .— SPREHN: Das Angorakaninchen von Tänzer. Hannover: M. u. H. Schaper 1932.

6. Fadenwürmer. Filariidae.

Physocephalus sexalatus (Spiroptera sexal.).

Als Hauptwirtstier dieses Parasiten ist das Haus- und Wildschwein sowie der Esel und das Dromedar zu betrachten. Neuerdings ist er jedoch von HOBMAIER auch beim Feldhasen gefunden worden. Da die von HOBMAIER bei *Kaninchen* angestellten Fütterungsversuche zu einem positiven Ergebnis geführt haben, muß auch das Kaninchen als geeignetes Wirtstier für diesen Parasiten bezeichnet werden. Mit dessen spontanem Auftreten in diesem Wirtstier ist deshalb zu rechnen.

Physocephalus sexalatus ($\male$ 6—9, $\female$ 13—19 mm lang, Zwirnsfadendicke) lebt als Imago teilweise in die Magenschleimhaut eingebohrt. Auch im Anfangsteil des Dünndarms soll er auftreten können. Die Eier werden in embryoniertem Zustande abgelegt.

Über den **Entwicklungsgang** dieses Parasiten war bis vor kurzem nichts Näheres bekannt. Erst neuere Untersuchungen (HOBMAIER u. a.) haben ergeben, daß sich die Entwicklung der invasionsfähigen Larven nicht direkt, sondern in kotfressenden Käfern als Zwischenwirten vollzieht.

Durch Austrocknung werden die Larven schnell zerstört; in feuchter Umgebung und besonders im Wasser sind die reifen Embryonen dagegen befähigt, monatelang auszudauern.

Natürliche Ansteckung. Die reifen Larven gelangen meistens durch Aufnahme des sie enthaltenden Zwischenwirtes in den Körper der Endwirtstiere. Unter günstigen Bedingungen (Feuchtigkeit) vermag aber die Larve den Tod ihres Zwischenwirtes wochenlang zu überdauern und ist imstande, durch unmittelbare Aufnahme mit dem Futter oder Trinkwasser eine Ansteckung bei geeigneten Endwirtstieren herbeizuführen. Endlich können die Larven auch von *Gelegenheitswirten (falschen Wirten)* aufgenommen werden. In diesen unterbleibt ihre Weiterentwicklung; sie können sich in ihnen lebensfähig erhalten und unter Umständen ebenfalls zur Infektion von echten Wirtstieren Veranlassung geben.

Die **Dauer der Entwicklung** vom Tage der Invasion an bis zur Geschlechtsreife und Eiablage beträgt beim Kaninchen 10—12 Wochen. Nicht alle Larven entwickeln sich jedoch zu geschlechtsreifen Würmern. Solche, die in andere Organe sich verirren (s. später), bleiben von der

Weiterentwicklung ausgeschlossen, obwohl sie sich noch längere Zeit am Leben erhalten.

Wie bei anderen Endwirten, so bewirken die Physocephali auch beim Kaninchen lokale und allgemeine **klinische Symptome.** Während die ersten Veränderungen im allgemeinen gut vertragen werden, ändert sich das Wohlbefinden der Tiere, sobald die Imagines herangereift sind. Das Körpergewicht fällt in kurzer Zeit erheblich, die Freßlust läßt mehr und mehr nach und schließlich gehen die Tiere an Kachexie zugrunde. Bei geringgradigem Befall kann der *Verlauf* auch milder sein.

Pathologische Anatomie. Die Embryonen verursachen auf der Magenschleimhaut des Kaninchens zunächst kleine, unregelmäßig begrenzte Blutungsflecken, besonders in der Fundusgegend. Der Sitz der Embryonen selbst ist die Grenzschicht der Mucosa, die Submucosa, seltener die Subserosa. Sie können auch die Magenwand durchbohren, um sich in der Leber, im Zwerchfell, ja sogar in den Lungen festzusetzen. Überall wo sie sich ansiedeln, entstehen kleine, runde, durchscheinende, mit dem bloßen Auge deutlich sichtbare (Nematoden-) Knötchen. Diese örtlichen Veränderungen treten aber erst mit der Geschlechtsreife der Würmer auf. Im übrigen enthält der Magen fadenziehenden Schleim und den größten Teil der Würmer.

Histologisch entsprechen die Veränderungen der Magenschleimhaut dem Bilde einer schweren verschorfenden Gastritis. In allen Wandschichten der Schleimhaut, besonders aber in der Submucosa finden sich zahlreiche Wurmcysten und Wurmknötchen, die zum Teil einen Embryo enthalten, zum Teil aber verödet und mit Granulationsgewebe ausgefüllt sind. Die Drüsenschläuche sind teilweise rückgebildet und das Bindegewebe zwischen ihren ist gewuchert.

Die **Diagnose** kann gegebenenfalls durch den Nachweis der Eier im Kote mit Hilfe der üblichen Methoden und Anreicherungsverfahren gesichert werden. Die Eier besitzen große Ähnlichkeit mit denjenigen von Arduenna strongylina.

Prophylaxe und Behandlung wie bei Bandwürmern.

Schrifttum.

Foster: U. S. Dep. agricult. Bull. **158,** 1. — Hobmaier: (a) Münch. tierärztl. Wschr. **1924 II,** 1094. (b) Münch. tierärztl. Wschr. **1925 I,** 361.

7. Haarwürmer. Trichuroidea.

Trichocephaliasis (Peitschenwürmer im Darm).

Der beim Kaninchen vorkommende *Trichuris leporis* (Trichocephalus l., Trichocephalus unguiculatus) ist — wie die übrigen Trichuriden — dadurch ausgezeichnet, daß er einen fadendünnen, sehr feinen Vorderleib besitzt, während der hintere Teil des Körpers walzenförmig verdickt ist. Die weiblichen Exemplare können in der Form mit einer Hetzpeitsche verglichen werden, die Männchen weichen von dieser Form insofern ab, als ihr Hinterende spiralenförmig aufgerollt und mit einer Bursa ausgestattet ist (Abb. 66).

Aus den Eiern, die Citronenform besitzen, entwickelt sich im Freien nach Monaten ein Embryo.

Die **Ansteckung** erfolgt durch Aufnahme embryonenhaltiger Eier mit den Nahrungsmitteln oder mit dem Trinkwasser. Im Verdauungsschlauch schlüpfen die Embryonen aus und entwickeln sich dort innerhalb kurzer Zeit zu geschlechtsreifen Peitschenwürmern.

Klinische Symptome. Darmkatarrh, Abmagerung.

Pathologische Anatomie. Beim Kaninchen besiedeln die Parasiten mit großer Vorliebe den Blinddarm, wo sie mit dem Kopfende der Schleimhaut fest anhaften, ohne dort — wenn sie in geringer Zahl vorhanden sind — nennenswerte Störungen hervorzurufen. Ein massenhaftes Befallensein führt aber nicht selten zur Entstehung eines mehr oder minder schweren Katarrhs der Schleimhaut (Typhlitis). Außerdem sollen die Trichuriden, wenn sie in großer Zahl auftreten, eine toxische Wirkung ausüben und zu schweren anämischen Zuständen der befallenen Tiere Veranlassung geben.

Diagnose. Nachweis der Parasiten oder deren Eier im Kot.

Prophylaxe und Behandlung s. unter Rundwürmer.

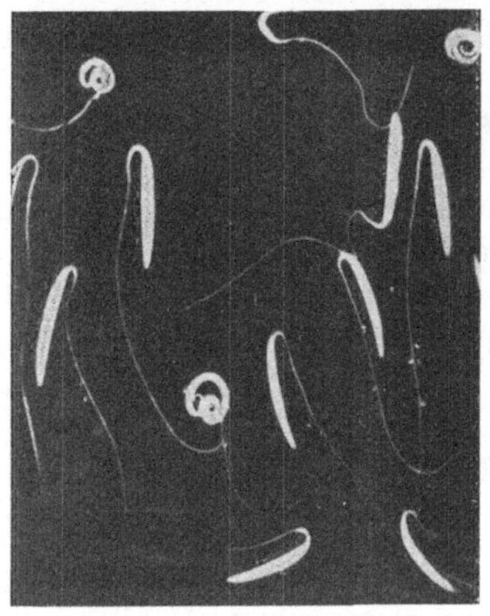

Abb. 66. *Trichuris leporis.*

Schrifttum.

Fiebiger: Die tierischen Parasiten der Haus- und Nutztiere sowie der Menschen. Wien u. Leipzig 1936. — Joest: Handbuch der pathologischen Anatomie der Haustiere, Bd. 2. 1922. — Kitt: Spezielle pathologische Anatomie der Haustiere, Bd 2, 1923.

9. Trichostrongylinae.

a) Magenwurmseuche. Strongylosis.

Im Magen der Kaninchen, noch häufiger aber in demjenigen der Feldhasen, werden bisweilen blutsaugende Strongyliden in großer Zahl angetroffen. Sie können die Ursache für seuchenhaft auftretende Erkrankungsfälle mit tödlichem Ausgang abgeben.

Geschichtliches. Moniez hatte bereits im Jahre 1880 in der Mucosa des Magens bei Hasen und Kaninchen einen Nematoden gefunden, den er als Spiroptera beschrieb. Er hat sich aber durch das Auffinden geschlechtsreifer Exemplare überzeugen können, daß er es mit einer Strongylusart zu tun hatte.

Die Magenwurmseuche wird hervorgerufen durch:

1. *Graphidium strigosum* (Strongyl. strig.).

♂ 8—16 mm lang. Blutroter, fadenförmiger Körper. Mund nackt. Bursa quastenförmig, leicht zweilappig (Abb. 67). Hinterrippen entspringen von einem langen gemeinsamen Stamme; sie sind in zwei Äste geteilt, von denen der innere zwei längere Papillen, der äußere nur eine besitzt. Spicula 1—2 mm lang, mit den zerschlitzten Enden konvergierend.

♀ 11—20 mm lang. Schwanzende konisch, stumpfe Spitze. Vulva von einem dicken Fortsatz bedeckt. Körper verjüngt sich an dieser Stelle unvermittelt. Ablage der Eier im Zustande der Furchung.

2. *Trichostrongylus retortaeformis* (Strongylus retortaef.). Häufig gemeinsam mit Graphidium strigosum.

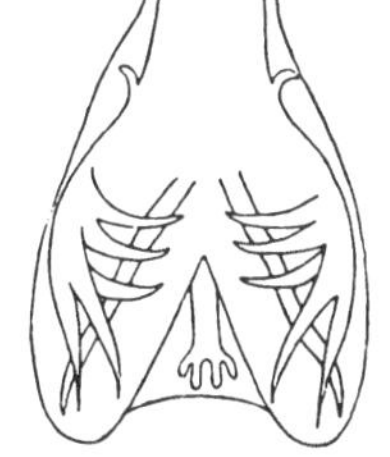
Abb. 67. *Bursa von Graphidium strigosum.* (Nach VON LINSTOW. Aus OLTSTRÖSE: Wildkrankheiten. Neudamm 1914.)

♂ 5—7 mm lang. Haarförmig, dünn. Bursa zweilappig, ziemlich breit, Mittellappen undeutlich. Zwei kurze gewundene, löffelförmige Spicula mit kahn- oder schuhförmigem Beistück (Abb. 68).

♀ 6—9 mm lang. Vulva etwa in der Körpermitte, längsgestellt. Eier elliptisch: $80 \times 45\,\mu$.
Vorkommen: Europa.

3. *Trichostrongylus affinis.* Ähnlich mit Tr. retortaeformis. Spicula mit zwei zurückgebogenen, stumpfen Haken. *Vorkommen:* Amerika.

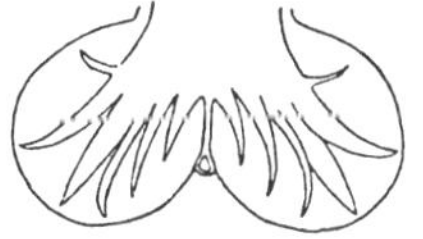
Abb. 68. *Bursa von Protostrongylus retortaeformis.* (Nach VON LINSTOW. Aus OLT - STRÖSE: Wildkrankheiten. Neudamm 1914.)

4. *Trichostrongylus calcaratus.* ♂ 5—7 mm; ♀ 6—8 mm lang. Deutlich abgesetzter dorsaler Bursallappen. *Vorkommen:* Europa, Asien, Amerika.

Die **Ansteckung** wird mit großer Wahrscheinlichkeit durch das Trinkwasser vermittelt, in dem aus den elliptischen, zur Zeit der Ablage gefurchten Eiern rhabditisartige Embryonen ausschlüpfen.

Klinische Symptome. Abmagerung. Hochgradige Blutarmut. Bauchwassersucht.

Pathologische Anatomie. Die der Seuche erlegenen Tiere sind auffallend abgemagert. Außerdem zeigen sie hochgradige Anämie, Hydrämie und Bauchwassersucht. Im Magen und im oberen Duodenum finden sich massenhaft haarfeine, blutigrote Strongyliden, die zum Teil so dicht sitzen können, daß auf 1 qcm der Magenschleimhaut 6 und noch mehr Exemplare sich angesaugt haben (SCHLEGEL). Die Saugstellen erscheinen als punktgroße, blutige Erosionen, um die herum die durch entzündliche Schwellung verdickte Magenschleimhaut blutigrot bis schwarzrot verfärbt ist. In schwereren Fällen kann sogar (nach im Schrifttum niedergelegten Beobachtungen) siebartige Durchlöcherung der Magenschleimhaut durch die daran sich festsaugenden Parasiten zustande kommen.

An den übrigen Abschnitten des Darmes, ebenso wie an den anderen Organen der Brust- und Bauchhöhle werden Veränderungen nicht wahrgenommen.

Die **Todesursache** ist entweder auf die durch die Parasiten hervorgerufenen kachektischen und anämischen Zustände oder auf eine im Anschluß an die Perforation der Magenschleimhaut entstandene Peritonitis zurückzuführen. Auch von den Parasiten ausgehende toxische Wirkungen spielen für die gehäuften Todesfälle eine Rolle. Endlich wird auch durch die mechanischen Läsionen der Darmschleimhaut sekundären bakteriellen Ansteckungen Tür und Tor geöffnet.

Die **Diagnose** der Krankheit während des Lebens stützt sich auf den Nachweis der Wurmeier im Kote mit Hilfe der gebräuchlichen Anreicherungsmethoden.

Zur **Verhütung der Weiterverbreitung** der Magenwurmseuche kommt es darauf an, die von kranken Tieren mit dem Kote abgesetzten Eier zu vernichten, ehe sie ansteckungsfähig werden (Feuchtigkeit.) Häufige Kotentfernung und trockene, saubere Einstreu sind deshalb unerläßlich. Es muß dafür gesorgt werden, daß das Futter nicht mit Kot beschmutzt werden kann. Kranke Tiere werden am besten unverzüglich getötet und unschädlich beseitigt. Reinigung und Desinfektion der Stallungen.

Schrifttum.

CASPARIUS: Jb. Inst. Jagdk. 1, 178. — FIEBIGER: Die tierischen Parasiten der Haus- und Nutztiere sowie des Menschen. Wien u. Leipzig 1936. — HUTYRA u. MAREK: Spezielle Pathologie und Therapie der Haustiere, 6. Aufl., Bd. 2. 1922. — KITT: Spezielle pathologische Anatomie der Haustiere, 1923. — LOOSS: Zbl. Bakter. I Orig. **39**, 409 (1905). — MONIEZ: Jber. Vet.med. **9**, 83 (1899). — SCHLEGEL: Z. Tiermed. **18**, 380 (1915).

b) Lungenwurmkrankheit. Lungenstrongylose.

Lungenwürmerkrankheit, Lungenwurmseuche.

Das Auftreten von Lungenwürmern aus der Familie der Strongyliden ist bei unseren Haustieren überaus häufig. Da die durch diese Parasiten hervorgerufenen Erkrankungen meist seuchenhaften, epizootischen Charakter annehmen und in einem großen Teil der Fälle den Tod der Wirtstiere herbeiführen, so ist der durch sie verursachte wirtschaftliche Schaden oft ganz bedeutend. Auch unter dem Wildbestande treten bisweilen ähnliche Massenerkrankungen auf und richten nicht selten beträchtliche Verheerungen an. So werden gerade auch unter Hasenbeständen in manchen Gegenden alljährlich erhebliche Verluste beobachtet. Aber auch bei wilden und zahmen, in Zuchten und Laboratorien gehaltenen Kaninchen sieht man in regenreichen Jahrgängen zur Zeit der Grünfütterung gehäufte Erkrankungs- und Todesfälle infolge Strongylideninvasion auftreten.

Der bei Feldhasen und Kaninchen vorkommende *Protostrongylus commutatus* (Strongylus c., Synthetocaulus c.) besitzt einen haarförmig dünnen, infolge Durchscheinens des braunen Darmkanals, braungefärbten Körper mit abgerundetem, abgeplattetem Vorderende und nacktem Munde.

Länge: ♂ 18—30 mm; ♀ 28—50 mm.

♂ Bursa sehr klein und abgerundet (Abb. 69). Hinterrippen vereinigen sich in einem breiten Stamme. Spicula dick und breit. Anfangsteil marmoriert. Jedes

Spiculum besteht aus einer Mittelrippe, von der zwei im Winkel zueinander stehende Seitenlamellen ausgehen. Diese sind mit quergestellten Chitinborsten ausgestattet. Außerdem Vorhandensein von akzessorischen Chitinstücken in Form von sichelförmigen Gebilden.

♀ Schwanzende mit stumpfer Spitze; Vulva dicht vor dem After. Ablage der Eier im Zustande der Furchung. Embryonen ohne Schwanzstachel, mit geradem, spießartigem Schwanzfortsatz (Fiebiger).

Nach den Angaben Mareks soll beim Kaninchen außer Protostrongylus commutatus auch noch *Protostrongylus rufescens (Synthetocaulus rufescens)* (Abb. 70) vorkommen. Größere Bedeutung kommt diesem Parasiten jedoch nicht zu. Er soll nach Müller und Richter mit Protostrongylus commutatus identisch sein.

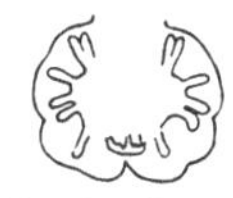

Abb. 69. *Bursa von Protostrongylus commutatus.* (Nach von Linstow. Aus Oltströse: Wildkrankheiten. Neudamm 1914.)

Entwicklungsgang der Lungenwürmer und Pathogenese der Lungenwurmkrankheit im allgemeinen. Die in den offenen Luftwegen sich befindlichen geschlechtsreifen Würmer sowie deren Eier und Embryonen werden teilweise durch den Husten der Wohntiere ausgestoßen, teilweise mit dem Sputum abgeschluckt und gelangen durch den Darmkanal mit dem Kot ins Freie. Da bis jetzt alle Versuche, die darauf abzielten, die Strongylidenembryonen von einem Tier auf das andere direkt zu übertragen (Leuckart, Schlegel, Jeanmaire, Schöttler, Knuth, Ströse u. a.) zu einem positiven Ergebnis nicht geführt haben, wird man zu der Annahme gezwungen, daß die auf obige Weise ins Freie gelangten Embryonen dort eine Weiterentwicklung durchmachen. Ob diese — wie bei Lungenwürmern anderer Tiere — in einem Zwischenwirt erfolgt (Schnecken, Regenwürmer, Insekten) oder ob eine direkte Entwicklung durch eine freilebende Generation stattfindet, ist bis jetzt nicht sicher entschieden.

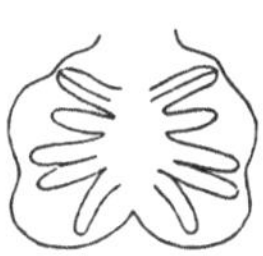

Abb. 70. *Bursa von Protostrongylus rufescens.* (Nach von Linstow. Aus Oltströse: Wildkrankheiten. Neudamm 1914.

Die Beobachtung Joests über das Auftreten zahlreicher Wurmknötchen in der Darmschleimhaut bei einer durch Strongylus micrurus verursachten Enzootie bei Rindern, diejenige von Neuveu-Lemaire über die intrauterine Strongylideninvasion zweier Lämmer, weiterhin die Untersuchungen von Nieberle und Martin über die Pathogenese der Lungenstrongylose des Schafes sprechen dafür, daß die Larven vom Darme des Wirtstieres aus auf dem Blutwege (Pfortaderkreislauf) in die Lungen gelangen. Die Tatsache, daß v. Linden kleine Wurmlarven kurz nach ihrer Einwanderung auch im Herzblut, in der Leber und in den geschwollenen Lymphknoten nachweisen konnte, muß ebenfalls in obigem Sinne gedeutet werden. Außerdem legt die Entwicklungsgeschichte von Askaris für diejenige der Strongyliden einen Analogieschluß nahe.

In den Lungen werden die Larven im respiratorischen Capillarnetz abgefangen, aus dem sie schnellstens auswandern, um in den durch sie erzeugten roten Knötchen ihre Weiterentwicklung (vielleicht bis zur

Geschlechtsreife) durchzumachen (NIEBERLE). Von hier aus beginnen sie dann im Lungengewebe zu wandern, mit dem Endziel, die Bronchien zu erreichen. Gelingt ihnen dies nicht (bei einem Teil ist dies der Fall), so werden sie — nahezu auf dem Stadium der geschlechtlichen Ausbildung angelangt — im Lungenparenchym oder unter der Pleura abgekapselt, wo sie, wie das sie umgebende Gewebe, allmählich der Nekrose anheimfallen (Wurmknoten).

Dieser Anschauung über den Invasionsweg der Lungenwürmer steht diejenige von HOBMEIER gegenüber. Nach seinen Untersuchungen bei der Lungenwurmseuche des Schweines dringen die Lungenwurmlarven von der Darmschleimhaut in die Darmlymphgefäße und Darmlymphknoten ein, in denen sie eine Häutung durchmachen. Alsdann wandern sie über Lendenzysterne und Milchbrustgang in die Bronchiallymphknoten. Aus den Lungenlymphgefäßen gelangen sie in die Lungenalveolen und Bronchiolen.

Die dort angekommenen Larven wachsen vollends zu geschlechtsreifen Würmern heran. Nach erfolgter Begattung schreitet das Weibchen zur Ablage der Eier, die in der Hauptsache in den Alveolen vor sich geht. Die aus den Eiern freiwerdenden Embryonen führen nicht nur zur Erweiterung der Alveolen, sondern auch zu Wucherungsvorgängen des Alveolarepithels und zur Bildung von makroskopisch sichtbaren Knötchen und lobulären Herden. Später entwickeln sich die verschiedenen Stadien der Lungenentzündung mit Ergriffensein einzelner Läppchen oder ganzer Lappen. Andererseits entstehen durch die starke Anhäufung der geschlechtsreifen Würmer in den Bronchien schwere Bronchitiden und Bronchiektasien. Die massenhafte Anhäufung der Strongyliden in größeren Bronchialästen kann deren völlige Verstopfung sowie den unmittelbaren Tod durch Erstickung im Gefolge haben. Mit der aktiven und passiven (Hustenstöße) Auswanderung der Embryonen aus den Brutherden und Bronchien (die geschlechtsreifen Würmer verschwinden allmählich auch) ist schließlich der Kreislauf der Entwicklung beendet.

Die **Widerstandsfähigkeit** der Wurmbrut ist unmittelbar nach dem Freiwerden der Embryonen aus den Eiern am geringsten; sie gehen unter der Einwirkung der Fäulnis und Trockenheit schnell zugrunde. In Wasser und im Kote können sie sich dagegen wochenlang lebend erhalten. Noch größere Widerstandsfähigkeit erlangen aber die Larven nach den Häutungen. Sie bleiben dann im Wasser monatelang und selbst nach längere Zeit dauernder Eintrocknung lebensfähig.

Antiparasitären Stoffen gegenüber besitzen sowohl die Larven als auch die geschlechtsreifen Würmer nur sehr geringe Widerstandsfähigkeit.

Natürliche Ansteckung. Bei größeren Haustieren geschieht sie in der Mehrzahl der Fälle auf *verseuchten Weiden* durch Aufnahme der an Gräsern haftenden und im Wasser sich befindlichen Larven. Da diese für die Entwicklung Feuchtigkeit brauchen, so sind Jahre mit viel Regenfall besonders gefährlich für das Auftreten der Seuche. Aber auch sumpfige, moorige und Überschwemmungswiesen bieten günstige Bedingungen für die Entwicklung der Wurmbrut. Da letztere der Austrocknung lange Zeit zu widerstehen vermag, so kann die Krankheit in verseuchten Gegenden nach mehrjähriger Trockenheit zwar vorübergehend aufhören, um bei Wiedereintritt nasser Jahre erneut aufzutreten. Neben der *Weideansteckung* werden gelegentlich auch *Stallansteckungen* beobachtet. Bei Kaninchen kommen nur diese in Betracht, weil wir bei ihnen — abgesehen von einem meist engbegrenzten Auslauf einen eigentlichen Weidegang nicht kennen. Die Ansteckung wird in diesem Falle durch Grünfutter vermittelt, das von bereits verseuchten oder von solchen Wiesen stammt, die mit wurmbruthaltigem Kot (Schafe, Wild und andere Wurmträger) gedüngt wurden. Außerdem besteht die Möglichkeit, daß die Embryonen selbst im Stallboden oder in der Einstreu eine Entwicklung durchmachen und dort wieder neue Tiere anstecken können. Endlich ist auch daran zu denken, daß von infizierten Wiesen stammendes Trockenfutter zu Stallansteckungen Veranlassung geben kann.

Eine unmittelbare Ansteckung von Tier zur Tier findet nicht statt. Trotzdem bilden kranke Tiere eine ständige Ansteckungsgefahr für ihre Stallgenossen, weil die mit dem Auswurf und dem Kote in die Außenwelt beförderten Embryonen unter Umständen schon nach kurzer Zeit ansteckungsfähig werden können.

Die günstigste Zeit der Wurmbrutaufnahme fällt auf das Frühjahr, zu Beginn der Grünfütterung. Aber auch im Sommer und noch im Spätherbst, besonders in regenreichen Jahren, besteht die Möglichkeit der Ansteckung durch infiziertes Futter oder Wasser. Nach DOCTER sollen sich Feldhasen hauptsächlich im Herbst anstecken.

Die **klinischen Symptome** bei der Lungenstrongylose des Kaninchens sind ganz von dem Grade der Erkrankung abhängig. In einer Reihe von Fällen treten Merkmale, die auf das Vorhandensein von Lungenwürmern hinweisen, überhaupt nicht in Erscheinung, und häufig wird die Seuche erst bei Gelegenheit der Sektion zufällig als Begleitbefund festgestellt. Bei ganz hochgradigen und fortgeschrittenen Erkrankungsfällen werden jedoch auffallendes öfteres Niesen und Husten, dünnflüssiger, schleimiger Ausfluß aus den Nasenöffnungen, erschwertes Atmen, rauhes und struppiges Fell sowie Erscheinungen allgemeiner Schwäche und zunehmender Abmagerung beobachtet.

Der **Verlauf der Krankheit** kann akut oder chronisch sein. Dies hängt wesentlich von dem Grade des Befalls, d. h. der Menge der aufgenommenen Embryonen und der natürlichen Widerstandskraft der befallenen Tiere ab. Durch die bisweilen eintretende Abkapselung von Wurmherden (Bildung von Wurmknötchen) in den Lungen kann die Krankheit wesentlich verlängert, unter Umständen sogar zum Stillstand und zur Ausheilung gebracht werden. Dies gehört aber nicht zu den häufigen Vorkommnissen; die *Sterblichkeitsziffer* ist vielmehr im allgemeinen ziemlich hoch. Junge und schlecht genährte Tiere erliegen der Krankheit schneller als ältere, in gutem Ernährungszustand stehende Kaninchen.

Pathologische Anatomie. Bei Hasen und Kaninchen, die einer fortgeschrittenen Strongylidenansteckung erlegen sind, finden sich stets auffallende Veränderungen an den Brustorganen. Beide Lungen sind in der

Regel mangelhaft zurückgesunken und häufig ist die Pleura pulmonalis mit einem mehr oder weniger stark ausgeprägten Fibrinbelag versehen, der sich in hochgradigen Fällen mitunter in Fetzen abheben läßt und stellenweise zu leichten Verklebungen mit dem Rippenfell Veranlassung gibt. Die Farbe der Lungen ist dunkelbraunrot. Ihre Konsistenz ist zum größten Teil fest und derb (hepatisiert), auf der Schnittfläche ebenfalls von dunkelroter Farbe. In anderen Fällen ist die Lunge von bis zu haselnußgroßen, rundlichen Herdchen und Knötchen durchsetzt, die ebenfalls derbe Beschaffenheit und glasiges Aussehen zeigen. Beim Einschneiden in solche Herde tritt oft eine gelb-käsige Masse hervor. Auch eitrige und nekrotisierende Veränderungen des Lungengewebes und der Bronchien kommen vor (OLT, SUSTMANN) (Abb. 71). Bronchien, Trachea und Kehlkopf sind in der Regel Sitz zahlreicher Würmer, die oft geradezu damit vollgestopft sind. Die Schleimhaut dieser Organe befindet sich im Zustande starker Rötung und Schwellung.

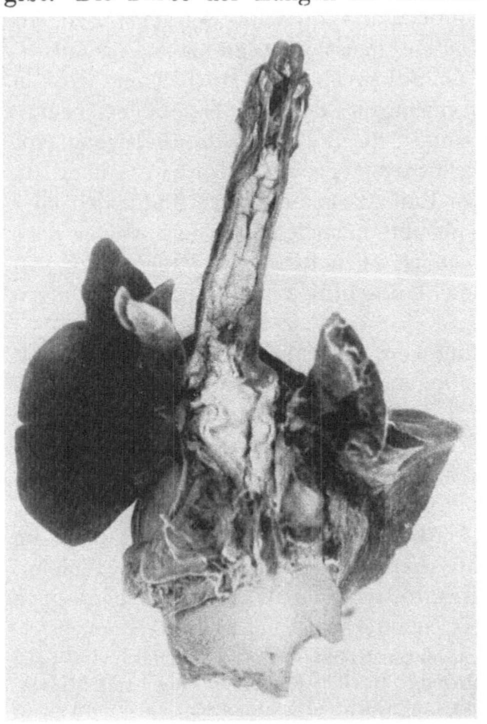

ABb. 71. *Eitrige Pneumonie und Tracheitis* im Anschluß an Lungenwurminvasion (Hase).

lung. Sie ist außerdem häufig mit zahlreichen, feinsten Blutungen versehen. Die übrigen Körperorgane lassen auffallende Veränderungen nicht erkennen.

Histologischer Befund. In histologischen Schnitten werden die Embryonen sowohl frei im Alveolarlumen als auch in weiter oben gelegenen Abschnitten des Bronchialbaumes angetroffen. Zum Teil befinden sie sich in verschiedenen Stadien der Furchung, zum Teil können sich daraus bereits kleine, eingeringelte Würmer entwickelt haben. Bei geringgradigem Befall der Lungen sind die Veränderungen des Lungengewebes meist unwesentlich, und häufig sind die die Wurmbrut einschließenden Alveolen völlig unverändert. In anderen Fällen sind aber die Alveolen mit Leukocyten und desquamierten Epithelien mehr oder weniger stark angefüllt und es treten an den betreffenden Stellen die Erscheinungen der Wurmpneumonie (Pneumonia verminosa) bald in einzelnen Läppchen, bald in ganzen Lappen in den verschiedenen Stadien hervor. Bei frischen Invasionen ist nach OLT die Lunge beim Hasen (demnach wohl auch beim Kaninchen) Sitz feinster Blutungen, die histologisch Ansammlungen von Erythrocyten oder deren Zerfallsprodukten in einer Alveolengruppe darstellen. Die durch den Zerfall entstehenden braunen Pigmente werden von Zellen mit großem Plasmaleib aufgenommen. OLT ist geneigt, diese Blutungen mit der hämatogenen Zufuhr der Embryonen in Zusammenhang zu bringen und in ihnen die Folgen der Wanderung der Parasiten nach den Alveolarlumina zu erblicken. Bisweilen kommen auch Bilder einer mehr chronischen Pneumonie zur Beobachtung. Die in der Regel bestehende, mehr oder weniger hochgradige Bronchitis kann gelegentlich mit Schleimhautwucherungen vergesellschaftet sein, die ihrerseits wieder zur Entstehung von Verengerungen und damit von abgekapselten, zum Teil verkalkenden Wurmherden führen.

Sekundär hinzutretende bakterielle Ansteckungen können eitrige und auch nekrotisierende Prozesse hervorrufen, die, mit Pleuritis vergesellschaftet, den tödlichen Ausgang beschleunigen helfen (Abb. 71).

Die **Diagnose** muß entweder durch den Nachweis der Eier und Embryonen im Lungenauswurf und im Kot, am besten aber durch die Obduktion eines Tieres erhärtet werden.

Die **Prophylaxe** besteht in der Verhinderung der Aufnahme der Wurmbrut. Da die Lungenwürmer größerer Haustiere zum Teil auch für das Kaninchen krankmachend sind, ist beim Herrschen der Lungenwurmseuche bei größeren Tieren besondere Vorsicht geboten (Vermeidung der Grasfütterung von nassen Weiden, Beseitigung etwaiger Zwischenwirte).

Behandlung erkrankter Tiere ist aussichtslos. Sie werden am besten abgeschlachtet. Verdächtige Stallinsassen sind abzusondern.

Schrifttum.

BRAUN: Inaug.-Diss. Gießen 1910. — CSOKOR: Gerichtl. Tierheilk. 1889, 489. — DOCTER: Inaug.-Diss. Leipzig 1907. — FIEBIGER: Die tierischen Parasiten der Haus- und Nutztiere sowie des Menschen. Wien u. Leipzig 1936. — FRÖHNER-ZWICK: Lehrbuch der speziellen Pathologie und Therapie der Haustiere, Bd. 1. 1922. — HUTYRA u. MAREK: Spezielle Pathologie und Therapie der Haustiere, Bd. 2. 1922. — JEANMAIRE: Inaug.-Diss. Gießen 1900. — JOEST: Z. Inf.krkh. Haustiere 4, 201 (1908). — KRIEGER: Inaug.-Diss. Gießen 1913. — LEUCKART: Parasiten des Menschen, 2. Aufl., Bd. 1. — LINDEN, v. u. ZENNECK: Dtsch. tierärztl. Wschr. 1913, 557; Zbl. Bakter. I Orig. 76, 147 (1915). — NEVEU-LEMAIRE: Parasitologie des animaux dom. Paris 1912. — NIEBERLE u. MARTIN: Handbuch der speziellen pathologischen Anatomie der Haustiere von Joest, Bd. 3. 1924. — OLT: Dtsch. tierärztl. Wschr. 1911 I, 73. — OLT u. STRÖSE: Die Wildkrankheiten und ihre Bekämpfung. Neudamm 1914. — RICHTERS: Z. Inf.krkh. Haustiere 13,

251 (1913); Berl. tierärztl. Wschr. **1920 I**, 456. — SCHLEGEL: Arch. Tierheilk.
25 (1899); Z. Inf.krkh. Haustiere **19** (1918); **20** (1920); **22** (1921). — SCHÖTTLER:
Dtsch. tierärztl. Wschr. **1911 I**, 577. — SPINOLA: Spezielle Pathologie, 1863. —
STRÖSE: Dtsch. tierärztl. Wschr. **1891 I**, 316; Berl. tierärztl. Wschr. **1892 I**, 614;
Dtsch. Z. Tiermed. **1892**. — SUSTMANN: Berl. tierärztl. Wschr. **1918 I**, 283;
Kaninchenseuchen. Leipzig: A. Michaelis. — ZÜRN: Tierische Parasiten, 1882, 264.

9. Spulwürmer. Ascaridae.

Pfriemenschwänze. Oxyuren.

Von der Gattung Passalurus wird *Passalurus ambiguus* im Blinddarm
und im Dickdarm beim Kaninchen angetroffen.

♂ 3,5 mm; ♀ 8—12 mm lang. Weiß, mit einer Seitenmembran. Spiculum mit
etwas gebogener Spitze. Ablage der Eier vor Beginn der Embryonalentwicklung.

Entwicklung und Ansteckung. Aus den in den hinteren Darmabschnitten oder im Freien frei werdenden Eiern entwickeln sich Larven,
die mit dem Futter oder Trinkwasser aufgenommen werden, in den Blinddarm und Dickdarm gelangen, wo sie zu geschlechtsreifen Würmern
heranwachsen.

Embryonierte Eier können in der Außenwelt mehrere Monate
lebensfähig bleiben.

Klinische Symptome. In hochgradigen Fällen Teilnahmslosigkeit, Verweigerung
der Futteraufnahme, Juckreiz in der Aftergegend, Darmentzündung.

Pathologische Anatomie. Die beim Kaninchen hauptsächlich im Blinddarm parasitierenden Pfriemenschwänze können unter Umständen
Ursache heftiger Blinddarmentzündung werden.

(PERRONCITO fand in einem solchen Falle neben geschlechtsreifen
Würmern auch zahlreiche Larven. Er schließt daraus, daß die Parasiten
innerhalb des Wirtstieres sich vermehren und entwickeln können, ohne
ins Freie zu gelangen.)

Die Untersuchungen von PALIMPSESTOW und TSCHEBOTAREW zeigen,
daß es sich bei der Passalurose hauptsächlich um eine Krankheit der
Jungtiere handelt. Sie fanden eine Invasion bei 6 Monate alten Tieren
in 97,2%, bei $1^1/_2$ Jahre alten in 20% und bei 2 Jahre alten in 0%.

Diagnose. Die sicherste Untersuchungsart zur Feststellung der Krankheit ist die wiederholte perianale Abschabung (1—3mal) mit Hilfe von
50%igem Glycerin. Sie soll nach den Angaben von PALIMPSESTOW und
TSCHEBOTAREW sowohl der Untersuchung des Kotes auf geschlechtsreife Würmer als auch der Methode von FÜLLEBORN überlegen sein.

Behandlung. Im Santonin und Naphthalin stehen wirksame Mittel
zur Bekämpfung von Passalurus ambiguus zur Verfügung. Die unschäd-
liche und gleichzeitig wirksamste Tagesdosis beim Naphthalin beträgt
0,2, beim Santonin 0,04, in Verbindung mit Kalomel 0,06. Die Behandlung
ist dreimal mit Unterbrechungspausen von je 10 Tagen zu wiederholen.
Die Wirkung des Naphthalins ist derjenigen des Santonins überlegen.

Bei 6 Monate alten Tieren empfiehlt sich die tägliche Verabreichung von 0,2 Naphthalin + 0,06 Kalomel in dreimaliger Behandlungsfolge mit Unterbrechungen von je 10 Tagen. Um den vollen Erfolg der Entwurmung zu gewährleisten, ist die gleichzeitige Durchführung entsprechender prophylaktischer und Desinfektionsmaßnahmen unerläßlich.

Schwefelkohlenstoff-Phenol-Gemisch als Desinfektionsmittel siehe bei Coccidiose, S. 139.

Schrifttum.

FIEBIGER: Die tierischen Parasiten der Haus- und Nutztiere sowie des Menschen. Wien u. Leipzig 1936. — FRÖHNER-ZWICK: Lehrbuch der speziellen Pathologie und Therapie der Haustiere, 1922. — FÜLLEBORN: Klin. Wschr. 1922 I, 270, 984. — HOBMAIER: Arch. Tierheilk. 52 (1925). — HUTYRA u. MAREK: Spezielle Pathologie und Therapie der Haustiere, 1922. — KITT: Spezielle pathologische Anatomie der Haustiere. Stuttgart: Ferdinand Enke 1923. — PALIMPSESTOW u. TSCHEBOTAREW: Tierärztl. Rdsch. 1935, 709. — SCHIMMELPFENNIG: Arch. Tierheilk. 29 (1903). — SECK: Dtsch. Pelztierzüchter 1928, 46.

10. Kratzer. Acanthocephali.

Echinorynchus cuniculi. Das Vorkommen von Kratzern im Dünndarm von Kaninchen wurde von BELLINGHAM festgestellt. Sie bilden einen seltenen Befund. Dadurch, daß sie sich tief in die Schleimhaut des Darmes einbohren, können sie zu Darmkatarrhen und Darmentzündungen Veranlassung geben.

Schrifttum.

Zürn: Kaninchenkrankheiten, 1894.

B. Außenschmarotzer (Ektozoen) und die durch sie hervorgerufenen Krankheiten.

1. Zecken. Ixodinae und Argasinae.

Die Zecken sind ausgesprochene Hautschmarotzer, die mit ihrem Rüssel die Haut ihrer Wirtstiere durchbohren und dort Blut saugen. Nach der auf dem Wirtstiere erfolgenden Befruchtung läßt sich das trächtige Zeckenweibchen zu Boden fallen, um seine Eier (1500—3000) abzulegen. Aus diesen schlüpfen nach etwa 15—20 Tagen die mit 3 Beinpaaren versehenen Larven aus, die sich nach der ersten Häutung zu achtbeinigen Nymphen entwickeln. In diesem Stadium gelangen sie auf den Körper ihrer Wirtstiere, wo sie zu geschlechtsreifen, voll entwickelten Zecken heranreifen.

Das Vorkommen der meisten Zeckenarten beschränkt sich auf tropische Klimata. Beim Kaninchen in unseren Breiten kommt ihnen untergeordnete Bedeutung zu.

Aus der Gruppe der **Ixodinae** sind zu nennen:

a) Ixodes ricinus (Holzbock, Hundszecke). ♂ 1,2—2,0 mm, ♀ 4,0 mm, vollgesogen bis 12 mm lang und 6—7 mm breit. Beim Kaninchen werden häufiger die sechsbeinigen Larven als die reife Zeckenform angetroffen. Aber auch die Larven sitzen auf der Haut der Kaninchen vermöge ihres mit Haken und Zähnen besetzten Rüssels fest, so daß sie gewaltsam nicht entfernt werden können, ohne daß der Rüssel in der Wunde zurückbleibt.

b) Rhipicephalus Evertsi (in Süd- und Ostafrika verbreitet, wo hauptsächlich Rinder, aber auch alle anderen Haustiere befallen werden).

Aus der Gruppe der **Argasinae** kommt nach KRAUS den bei Tauben parasitierenden Argasarten (Argas reflexus, Argas persicus) für die Übertragung der Toxoplasmose auf Kaninchen möglicherweise eine Rolle zu.

Eindeutige Beobachtungen über das Vorkommen von Argasarten beim Kaninchen liegen aber nicht vor.

Dermacentor-Arten beim Kaninchen kommen nach FRANCIS in Kalifornien vor und spielen für die Übertragung der Tularämie eine Rolle (s. S. 53).

Klinische Symptome und pathologische Anatomie. Die Zecken werden in Kaninchenstallungen mit Laub, Gras u. dgl. eingeschleppt. Wenn Kaninchen nur von vereinzelten Zecken befallen werden, so werden wesentliche Störungen durch sie nicht veranlaßt. Bei Massenbefall kann es aber nicht nur zu Hautentzündungen, sondern infolge des großen Blutverlustes zu allgemeinen Schwächezuständen kommen.

Behandlung. Abnehmen der Zecken nach Abtötung bzw. Betupfen mit Chloroform, Terpentinöl, Petroleum.

Schrifttum.

FIEBIGER: Die tierischen Parasiten der Haus- und Nutztiere sowie des Menschen, 1936. — KNUTH u. DU TOIT: Tropenkrankheiten der Haustiere. Handbuch der Tropenkrankheiten von Mense, 1921. — OLT-STRÖSE: Die Wildkrankheiten und ihre Bekämpfung, 1914. — SCHINDELKA: Hautkrankheiten bei Haustieren, 1908. — ZÜRN: Die Krankheiten der Kaninchen, 1894.

2. Laufmilben. Trombidiidae.

Die bekannteste in unseren Gegenden (aber auch in Tirol, in der Schweiz und in Italien) vorkommende Laufmilbenart ist das *Trombidium holosericeum*, eine lebhaft rot gefärbte, trapezförmige, weichhäutige und vollständig behaarte Milbe, die mit Stielaugen versehen ist und acht Beinpaare besitzt. Ihr Körper ist vorne breiter als hinten. Während diese Milbe im Frühjahr und im Sommer auf Wiesen freilebend anzutreffen ist, stellt ihre Larvenform, die sogenannte *Herbstgrasmilbe (Leptus autumnalis)* einen bisweilen auf der Haut von Kaninchen und anderen Säugetieren lebenden Schmarotzer dar.

Diese im Gegensatz zu der geschlechtsreifen Form sechsbeinige Larve ist durch gelbrote Farbe und einen rundlichen bis länglichen, etwa 0,5 mm langen Körper gekennzeichnet, der vorn auf der Oberseite mit einem leicht behaarten Schild und hinten mit Querstreifen und vereinzelten Haaren ausgestattet ist. Die beiden Augen sind sitzend, nicht gestielt.

Das **Auftreten** von Leptus autumnalis wird besonders gegen Ende des Sommers und im Herbst beobachtet. Die Larve lebt während dieser Zeit auf Gräsern, Getreide, Holunder-, Stachelbeer- und Johannisbeersträuchern sowie an Stellen niederen Pflanzenwuchses. WHITE fand sie häufig auf Kaninchen in den Dünen von Hampshire. Da Kaninchen in der Regel freien Auslauf nicht genießen, so werden sie in den seltensten Fällen im Freien von den Milben befallen. Die Parasiten gelangen vielmehr im Stalle von dem vorgelegten Futter aus auf den Körper der Kaninchen.

Klinische Symptome und pathologische Anatomie. Bei stärkerem Befall geben sie durch ihren Stich und einen ihnen innewohnenden Giftstoff nicht nur zu heftigem Juckreiz, sondern auch zur Entstehung von *pustulösen Hautausschlägen* Veranlassung. Diese treten besonders am Kopfe, im Bereiche der Lippen, an den Augenlidern, an den Ohren, an Unterbrust, Unterbauch, an der Innenfläche der Gliedmaßen sowie an den Geschlechtsorganen auf. Sie bestehen zunächst in hanfkorngroßen Blutungen und Punkten, aus denen sich bald kleine Knötchen und Pusteln entwickeln. An und in diesen finden sich die Parasiten in der Regel in mehreren Exemplaren. Später entstehen an der Stelle der Knötchen und Pusteln bis markstückgroße, zum Teil blutüberfüllte und empfindliche Stellen, an denen die Haare in größerem oder kleinerem Umfange ausfallen. Auch geschwürige Veränderungen können an den genannten Stellen entstehen. (Früher sprach man in solchen Fällen auch von Acariasis autumnalis.) Der Ausschlag kann mehrere Wochen andauern.

Er läßt sich *künstlich* auch durch einfaches Zerreiben der Parasiten auf der Haut hervorrufen.

Von COBBOLD wurde Übertragung der Milben vom Kaninchen auf den Menschen beobachtet.

Bekämpfung. Gründliche Reinigung und Desinfektion der Stallungen. Behandlung der kranken Tiere mit pulverförmigen Ungeziefermitteln (Sineps-Pulver oder Perubalsam, Jodvasogen, Styrax).

Cheyletiella parasitivorax Mégn. (Cheyletus paras.) kommt als weiterer Vertreter der Familie Trombidiidae bisweilen beim Kaninchen als Pelzschmarotzer vor.

Das Männchen besitzt eine Länge von $260\,\mu$, das Weibchen eine solche von $400\,\mu$. Der Körper ist sechseckig und von graugelber Farbe. Von den 4 Beinpaaren sind die beiden vorderen kürzer als die beiden hinteren. Die Tarsen enden in ein gekrümmtes Blatt ohne Krallen.

Dieser Schmarotzer erweist sich nach MÉGNIN seinem Wirtstier dadurch nützlich, daß er auf einen, ebenfalls im Pelz und auf der Haut des Kaninchens oft in großer Zahl vorkommenden anderen Schmarotzer, den *Listrophorus gibbus Pag.*, Jagd macht.

Dessen Merkmale: ♂ 480, ♀ $500\,\mu$ lang. Das Hinterende des Männchens ist mit einem abgeplatteten und gespaltenen Fortsatz ausgestattct.

3. Käfermilben. Gamasidae.

Aus der Familie *Gamasidae* (Käfermilben) wird als weiterer Pelzschmarotzer beim Kaninchen beobachtet:

Leiognathus suffuscus (Raill.) (Liponyssus s.). Bei beiden Geschlechtern sind die Kieferfühler zweifingerig und unbewaffnet.

Nach ZÜRN sollen gelegentlich auch Vogelmilben *Dermanyssus avium* auf Kaninchen sich ansiedeln, um dort Blut zu saugen. Ihr Vorkommen beim Kaninchen gehört aber zu den Seltenheiten.

Cheyletiella parasit., Listrophorus gibbus und *Leiognathus suff.* rufen lediglich Juckgefühl und bisweilen Hautrötungen hervor, ohne eigentliche Räude zu veranlassen. Immerhin entstehen unter ihrer Einwirkung bisweilen Hautveränderungen und bei flüchtigen mikroskopischen Untersuchungen sind unter Umständen Verwechslungen mit Räudemilben möglich (GMEINER).

Bekämpfung. Wie bei Laufmilben.

Schrifttum.

FIEBIGER: Die tierischen Parasiten der Haus- und Nutztiere sowie des Menschen, Berlin u. Wien 1936. — FRÖHNER-ZWICK: Lehrbuch der speziellen Pathologie und Therapie der Haustiere, 1922. — GALLI-VALERIO: (a) Zbl. Bakter. Ref. **56**, 129 (1913). (b) Zbl. Bakter. I Orig. **72**, 488 (1914). (c) Zbl. Bakter. I Orig. **79**, 46 (1917). — GIOVANOLI: Schweiz. Arch. **58** (1916). — HUTYRA u. MAREK: Spezielle Pathologie und Therapie der Haustiere, 1922. — KOEGEL: Das Ungeziefer. Stuttgart: Ferdinand Enke 1925. — LIEBERT: Dtsch. tierärztl. Wschr. 1909 I, 501. — MÉGNIN: Ann. des Sci. natur. 1876. — OLT-STRÖSE: Die Wildkrankheiten und ihre Bekämpfung, 1914. — ROTH: Arch. Tierheilk. **32** (1906).

4. Räudemilben und die durch sie hervorgerufenen Räudeformen.

Den durch Räudemilben beim Kaninchen hervorgerufenen Räudeformen kommt, da sie häufig seuchenhaft auftreten und einen tödlichen Verlauf nehmen, nicht geringe wirtschaftliche Bedeutung zu.

Allgemeine Morphologie und Biologie der Räudemilben. Die zur Gattung der Arachnoidea und Ordnung der Akarina gehörigen *Räudemilben* (Sarcoptidae) sind kleine, bisweilen mit dem bloßen Auge, besser mit der Lupe oder dem Mikroskop sichtbare, 0,2—0,8 mm große, rundliche bis ovale Gliedertiere Im Jugendstadium besitzen sie 3, im erwachsenen Zustande 4 Paare fünfgliederiger Beine, die mit Saug- und Haftscheiben sowie mit Borsten und Krallen versehen sind. Kopf, Thorax und Abdomen stellen ein ungeteiltes, zusammenhängendes Ganzes dar. Der Kopf ist mit Freßwerkzeugen in Form von säge-, scheren- und borstenartigen Kiefern ausgestattet. An der Außenseite der Parasiten befinden sich Haare, Borsten, Dornen und Stacheln. Die Männchen sind kleiner als die Weibchen.

Die *Entwicklungsdauer* der von den Weibchen abgelegten Eier bis zu geschlechtsreifen Milben ist von der Milbengattung, von dem Aufenthaltsort der Eier (Haut oder getrennt vom Körper) abhängig.

Nach Untersuchungen von NÖLLER und SHILSTON sollen die Larven bereits nach 2—3 Tagen ausschlüpfen und nach weiteren 2 Tagen zu achtbeinigen Nymphen heranwachsen, die nach weiteren 3—4 Tagen Geschlechtsreife erlangen. Unter günstigen Bedingungen kann die ganze Entwicklung in 10 Tagen beendet sein. Ein einziges Milbenpaar ist imstande, in einem Zeitraum von 90 Tagen $1^{1}/_{2}$ Millionen Milben hervorzubringen. Die Weibchen sterben am Tierkörper 3—6 Wochen nach der Eiablage; die Männchen werden dagegen 5—6 Wochen alt.

Die *Lebensdauer* der Milben außerhalb des Tierkörpers ist bei den einzelnen Milbengattungen verschieden. Außerdem spielen Temperatur und Feuchtigkeitsgrad der Umgebung eine Rolle. Psoroptesmilben sind widerstandsfähiger als Acarus-(Sarcoptes)milben.

Von der Haut des Kaninchens abgefallene Acarus(Sarcoptes)milben bleiben bei Zimmertemperatur höchstens 4 Tage, bei 0° C ebensolange und bei —7° C etwa 8 Stunden lebensfähig. In feuchter Umgebung dagegen können sie sich bei 16 bis 25⁰ C bis zu einer Dauer von 6 Tagen am Leben erhalten. Ein Stall, in dem räudekranke Tiere sich befunden haben, bleibt demnach höchstens 1 Woche ansteckungsfähig.

Außerhalb des Kaninchenkörpers sich befindliche *Psoroptesmilben* bleiben bei 16—25° C höchstens 9 Tage, bei 0° C ebensolange, bei —5° C nur 18 Stunden, bei —10° C nur noch 5 Stunden lebens- und fortpflanzungsfähig. In feuchter Umgebung bzw. in Wasser vermögen sie sich unter günstigen Bedingungen und bei Temperaturen von 16—25° C bis zu 11 Tagen am Leben zu erhalten. Auf diese Zeitdauer beläuft sich auch die Ansteckungsfähigkeit von Stallungen, die mit ohrräudekranken Kaninchen besetzt waren. Der den Psoroptesmilben zuträglichste Wärmegrad bewegt sich zwischen 18 und 35° C. Niedrigere und höhere Wärmegrade sind geeignet, sie zu zerstören. Heißes Wasser übt allerdings nur dann einen sicher abtötenden Einfluß aus, wenn es einen Wärmegrad von 85—100° C besitzt.

Die Züchtung der Räudemilben gelingt bis jetzt nur durch Anlegen an den lebenden Tierkörper. (Rasierte Rückenhaut von Meerschweinchen, Kaninchen, Schafen und anderen Tieren.)

Man unterscheidet beim Kaninchen ebenso wie bei den anderen Haustieren:

a) Die Acarus (Sarcoptes)räude.

b) Die Psoroptesräude.

c) Die Chorioptesräude.

a) Acarus(Sarcoptes)räude.

Diese in der Hauptsache durch Acarus cuniculi (Notoëdres cuniculi; Sarcoptes minor) hervorgerufene Räude kommt sehr häufig und bisweilen seuchenartig vor; sie wird — da in der Hauptsache der Kopf von ihr befallen wird — auch als Kopfräude bezeichnet.

Geschichtliches. Zum ersten Male wird über Acarusmilben (Sarcoptesmilben) beim Kaninchen von GOHIER berichtet. Die Entdeckung dieser Räudemilben fällt bereits in das Jahr 1813. Eine nähere Beschreibung dieser Milben (die GOHIER von den Räudemilben des Pferdes nicht unterschiedlich fand) sowie der durch sie hervorgerufenen Räudeform gibt HUZARD im Jahre 1820. Erst mehrere Jahrzehnte später haben GERLACH und FÜRSTENBERG weitere Beiträge zur Kenntnis der Acarusräude (Sarcoptesräude) beim Kaninchen geliefert. Letzterer hebt auch bereits die Unterschiede hervor, die zwischen der Acarusräude (Sarcoptesräude) der Katze und derjenigen des Kaninchens bestehen. Um die weitere Erforschung der Morphologie und Biologie der Acarusmilben (Sarcoptesmilben) sowie der durch sie hervorgerufenen Räude haben sich in der Folgezeit besonders NEUMANN, MÉGNIN, ZÜRN, GALLI-VALERIO u. a. verdient gemacht.

Acarus cuniculi (Notoëdres cuniculi, Sarcoptes cuniculi, Sarcoptes minor, Sarcoptes minor var. cuniculi) wird im tierärztlichen Schrifttum Deutschlands allgemein als Sarcoptes minor bezeichnet.

♂ 142—155 μ lang, 120—125 μ breit,
♀ 215—235 μ lang, 160—175 μ breit.

Körper im Umriß rundlich, von weißgelblicher Farbe, mit einem Stich ins bräunliche; mit unbewaffnetem Auge höchstens isoliert und auf schwarzer Unter-

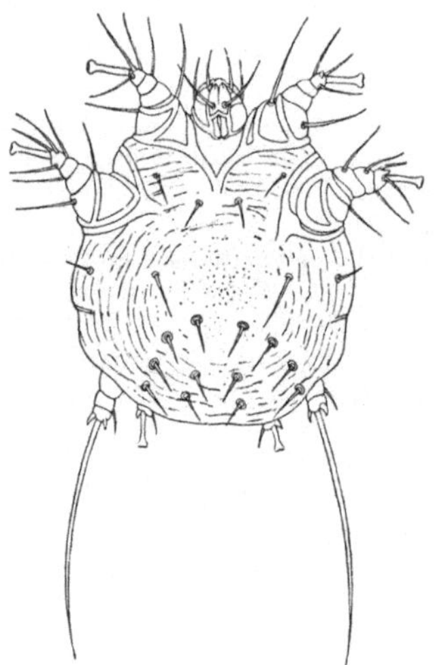

Abb. 72. *Acarus cuniculi (Sarcoptes minor cuniculi)*. Männchen. Rücken.

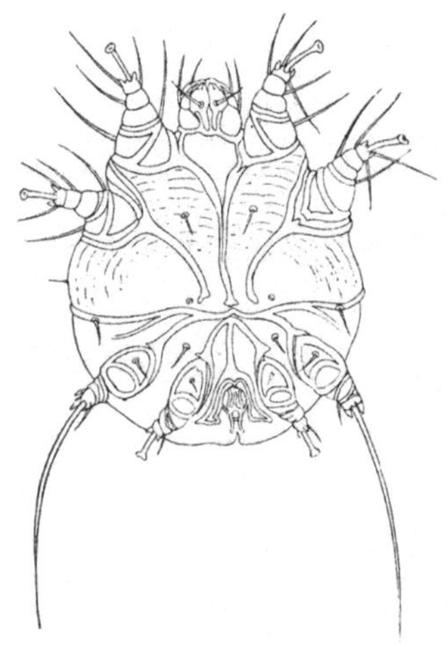

Abb. 73. *Acarus cuniculi (Sarcoptes minor cuniculi)*. Männchen. Bauchseite.

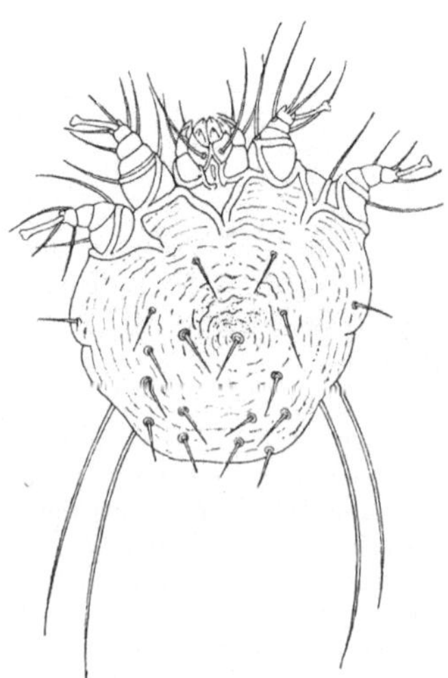

Abb. 74 *Acarus cuniculi (Sarcoptes minor cuniculi)*. Weibchen. Rücken.

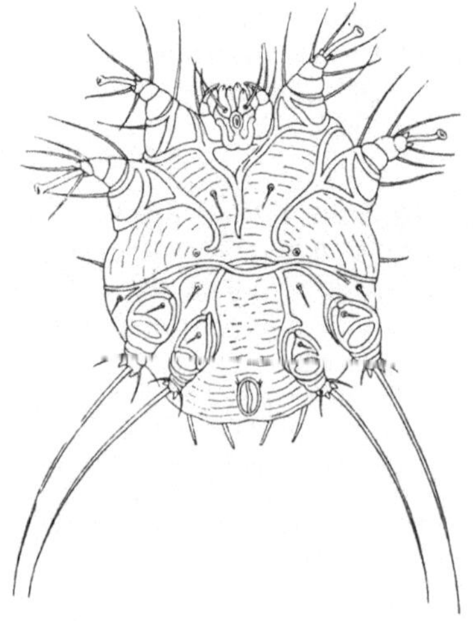

Abb. 75. *Acarus cuniculi (Sarcoptes minor cuniculi)*. Weibchen. Bauchseite.

[Nach GMEINER: Arch. Tierheilk. **32** (1906).]

lage zu erkennen. Schulterstacheln, Hüftdorne, 12 Rückendorne vorhanden; Rücken ohne oder nur mit stumpfen Schuppen versehen.

Analöffnung dorsal, dem Hinterrande des Abdomens genähert. Tracheen und Stigmen fehlen, ebenso Augen (Abb. 72—75).

Übertragung. Die Acarusräude (Sarcoptesräude) wird von kranken Tieren verhältnismäßig leicht und schnell auf gesunde übertragen. Gesunde Tiere in einen Stall verbracht, in dem kurz vorher verräudete sich befanden, erkranken sofort. Im besonderen werden junge Tiere befallen, die fast ohne Ausnahme nach kurzer Zeit unter zunehmender Abmagerung verenden. Aber auch erwachsene Tiere erliegen häufig der Krankheit.

Die von Gmeiner angestellten Übertragungsversuche auf Pferde, Wiederkäuer, Hunde und Katzen haben sämtliche zu einem Ergebnis nicht geführt. Dagegen soll Acarus cuniculi nach Gerlach und Gmeiner beim Menschen eine mit Juckgefühl verbundene Hauterkrankung in Form von punktförmigen Rötungen und Krustenbildungen hervorrufen können, die bereits in wenigen Tagen ohne Behandlung abheilt.

Klinische Symptome und pathologische Anatomie. Bei der Acarusräude werden in der Hauptsache die Haut des Kopfes, im besonderen die Lippen, der Nasenrücken, die Stirn, der Grund der Ohren und namentlich die Umgebung der Augen in Mitleidenschaft gezogen. Im Anfang der Erkrankung werden an den jeweilig befallenen Stellen des Kopfes nach Gmeiner zunächst punktförmige Rötungen, Ausfallen der Haare und Schuppenbildung bemerkt; diese Veränderungen entstehen unter der bohrenden und grabenden Einwirkung der Milben. Das hierbei sich bildende Exsudat, das durch den mechanischen Reiz sich ständig vermehrt, führt in der Folgezeit zur Verklebung der immer stärker werdenden Epidermisschuppen. Diese bilden anfänglich nur geringe Auflagerungen, nach und nach wachsen sie aber zu gelblichgrauen, fettig sich anfühlenden Krustenmassen heran, die die Dicke von 1 cm und darüber erreichen können, mit den umgebenden Haaren verkleben und über alle Teile des Kopfes allmählich sich ausbreiten. Am Grunde dieser Auflagerungen, die besonders am Nasenrücken sowie an Ober- und Unterlippe als starre Anhänge auftreten, ist die Haut oft rinnenförmig vertieft und hochgradig gerötet. Namentlich ist es aber die Umgebung der Augen, die fast in allen Fällen von ausgebreiteter Räude von solchen Veränderungen betroffen wird. Man findet häufig beide Augenlider kranzartig, ring- oder brillenförmig von bis zu $^1/_2$ cm dicken, gelbgrauen Schuppen umrahmt, die sich scharf von der haarbesetzten Umgebung abheben. Solche Bilder sind kennzeichnend und müssen ohne weiteres den Verdacht auf Räude hinlenken.

Die Veränderungen können sich vom Kopfe aus auch auf den Nacken, auf die Haut der Vorder- und Hintergliedmaßen, ja sogar auf den ganzen Körper ausdehnen. Dies gehört aber nach Gmeiner selbst in vorgeschrittenen Fällen zu den Seltenheiten.

Der Juckreiz bei der Acarusräude (Sarcoptesräude) des Kaninchens ist verhältnismäßig gering. Die Tiere gehen aber im Verlaufe der Krankheit in der Ernährung zurück, werden unlustig und matt und gehen bei größerer Ausbreitung in vielen Fällen zugrunde.

Die Milben werden in, auf und unter den schuppen- und borkenartigen Krusten in großer Zahl angetroffen. Nach GMEINER besitzt die Acarusräude (Sarcoptesräude) der Kaninchen, sowohl nach ihrem klinischen Verlauf als auch nach den Veränderungen auf der Haut, die größte Ähnlichkeit mit der Cnemidocoptesräude, der Fußräude des Geflügels.

Neben Acarus cuniculi (Sarcoptes minor) wird beim Kaninchen auch noch *Sarcoptes squamiferus* (Sarcoptes praecox, Sarcoptes scabiei var. cuniculi) angetroffen, und zwar hauptsächlich in Frankreich und in Italien. In Deutschland kommt er nach GMEINER selten vor.

Sarcoptes squamiferus unterscheidet sich von *Sarcoptes minor* besonders durch seine Größe. Er ist fast noch einmal so groß wie jener.

$\male$ 230—250 μ lang, 170—180 μ breit,
$\female$ 410—440 μ lang, 320—340 μ breit.

Weitere Unterschiede sind nach GMEINER folgende:

Analöffnung terminal, Rückenschuppen zahlreich, spitz, ebenso lang wie breit. Hüftdornen am Grunde breit und mäßig zugespitzt.

Diese Räudeform soll wesentlich gefährlicher und ansteckender sein als die durch Acarus cuniculi (Sarcoptes minor) veranlaßte. Während die letztere sich fast ausschließlich auf den Kopf beschränkt, tritt diese auch an den Gliedmaßen und am ganzen Körper auf, wo sie mit mehr oder weniger schweren, borkenartigen Hautveränderungen einhergeht.

Bei jungen Kaninchen, die gemeinsam mit an Fußräude behafteten Hühnern gehalten wurden, hat BARDELLI auch eine durch *Cnemidocoptes-Milben* verursachte Räude beobachtet.

Cnemidocoptes mutans (Dermatocoptes m., Sarcoptes m.) ist folgendermaßen gekennzeichnet:

$\male$ 190—200 μ, $\female$ 410—440 μ Länge.

Plumper, schildkrötenähnlicher Körper mit 8 stummelförmigen Beinen und stumpfem, kegelförmigem Kopf. Das Weibchen besitzt an der Rückenseite in der Mitte geränderte Vertiefungen. An seinen stummelförmigen Beinen befinden sich je zwei Krallen, im Gegensatz zum Männchen, bei dem die Beine mit gestielten Haftscheiben versehen sind.

Bei den von BARDELLI beschriebenen Fällen von Cnemidocoptesräude bei Kaninchen traten Abschilferungsherde auf, die sich innerhalb von acht Tagen auf den ganzen Körper mit Ausnahme der Gliedmaßen und des Kopfes ausbreiteten. Daneben fanden sich dicht nebeneinanderliegende weiße Flecke, in denen zahlreiche Milben enthalten waren. Die Haare waren glanzlos und struppig, außerdem bestand ausgesprochener Juckreiz. Das Allgemeinbefinden der Tiere war wenig beeinflußt; sie konnten im Gegenteil schnell geheilt werden.

b) Psoroptesräude.

Die Psoroptesräude tritt beim Kaninchen in der Hauptsache in Form der Ohrräude auf, die ebenso wie die Acarusräude (Sarcoptesräude) in Kaninchenbeständen seuchenhafte Verbreitung gewinnt und nicht selten das Bestehen ganzer Zuchten in Frage stellt.

Geschichtliches. Die Entdeckung der Ohrräude beim Kaninchen ist ein Verdienst des Franzosen DELAFOND. Sie fällt in das Jahr 1858. Von ihm sind bereits Übertragungsversuche auf Kaninchen angestellt worden. In der Folgezeit haben sich in Frankreich MÉGNIN, deutscherseits besonders GERLACH, ZÜRN, MÖLLER, HOSÄUS, KAEPPEL, LAVERAN u. a. um die Erforschung der Ohrräude, namentlich nach der Seite der Ätiologie und pathologischen Anatomie verdient gemacht. Die Ergebnisse ihrer Untersuchungen stimmen alle darin überein, daß sie Psoroptes (Dermatocoptes) für den Erreger der Ohrräude halten. Auch über die Gefährlichkeit der Ohrräude durch Fortschreiten des Prozesses auf den Gehörgang und die Felsenbeine sind sich diese Forscher einig. Im Gegensatz zu der Ansicht von NEUMANN, MÖLLER und MÉGNIN steht die Feststellung von ZÜRN, daß bei Kaninchen in der

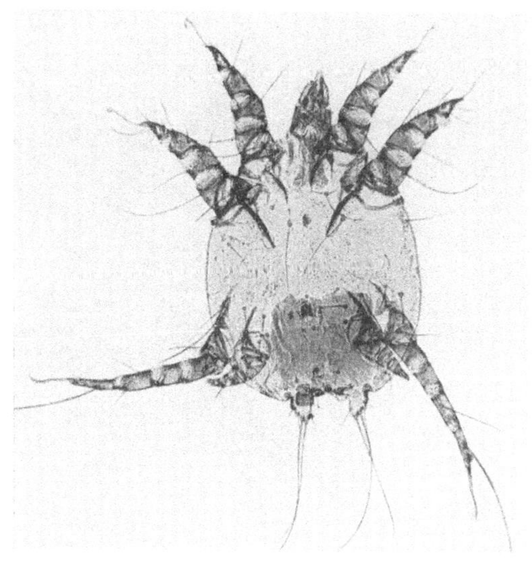

Abb. 76. *Psoroptes-Milbe.* Männchen-Bauchseite. (Aus der Sammlung der Med. Vet.-Klinik, Gießen.)

Tiefe der Ohrmuschel und im äußeren Gehörgange außer Psoroptes- auch noch Chorioptesmilben sich vorfinden. Außer ZÜRN hat nur SCHLAMPP (zit. nach GMEINER) Chorioptesmilben bei der Ohrräude angetroffen. GMEINER, der sich besonders eingehend mit der Räude des Kaninchens befaßt hat, steht auf dem Standpunkt, daß das Vorkommen von Chorioptes bei der Ohrräude zu den größten Seltenheiten gehöre.

Psoroptes cuniculi (Dermatocoptes cuniculi, Dermatodectes cuniculi, Psoroptes communis var. cuniculi, Psoroptes longirostris var. cuniculi).

♂ 580—680 μ lang, 370—450 μ breit,
♀ 760—860 μ lang, 450—580 μ breit.

Der Körper besitzt eiförmige, gewölbte, beim Männchen mehr rundliche Umrisse. Die Farbe ist ausgesprochen gelbbraun. Die Milben sind schon mit unbewaffnetem Auge leicht zu erkennen.

Rücken schwach gepanzert, mit zwei großen Schulterborsten besetzt. Beim Weibchen befinden sich am Hinterleib beiderseits von der Analöffnung noch je drei Hinterrandborsten, außerdem am Hinterrande des Abdomens die Kopulationsöffnung. Beim Männchen sind neben der terminal gelegenen Analöffnung Haftnäpfe (sog. Analnäpfe) gelegen, die bei der Begattung eine Rolle spielen (Abb. 76 u. 77).

13*

Natürliche Ansteckung (Übertragbarkeit). Die Psoroptesräude ist auf Kaninchen leicht übertragbar. Stallungen, die von ohrräudekranken Kaninchen besetzt waren, können nach den Untersuchungen von GMEINER ihre Ansteckungsfähigkeit bis zu 11 Tagen behalten.

Was die Übertragbarkeit auf andere Tierarten anbetrifft, so haben MATHIEU u. a. durch Aufsetzen der Milben auf die Haut des Pferdes Knötchen entstehen sehen, die Ähnlichkeit mit der Psoroptesräude des Pferdes besaßen. Zur Weiterentwicklung dieser Veränderungen kam es aber nicht. CAGNY will auch Spontanerkrankungen bei Pferden

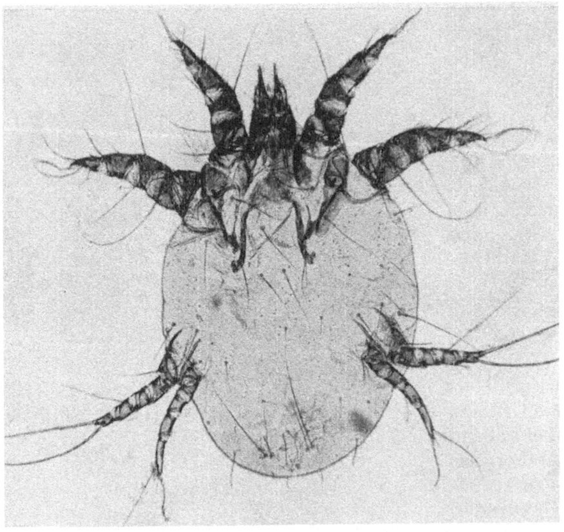

Abb. 77. *Psoroptes-Milbe.* Weibchen-Bauchseite. (Aus der Sammlung der Med. Vet.-Klinik, Gießen.)

beobachtet haben in Stallungen, in denen ohrräudekranke Kaninchen untergebracht, oder in denen Geschirrteile mit diesen in Berührung gekommen waren. Diese Beobachtungen entbehren aber der Beweiskraft. Die Mehrzahl aller Untersucher, von denen Übertragungsversuche vorgenommen wurden, hat vielmehr feststellen können, daß Psoroptes cuniculi Ansteckungsfähigkeit für andere Tierarten nicht besitzt. Sie vermag höchstens geringgradige, mit Juckreiz verbundene Reizerscheinungen auf der Haut hervorzurufen, ohne zur Entstehung eines ausgesprochenen Räudeausschlages Veranlassung zu geben.

Nach JAKOB kommt eine Übertragung der Psoroptesräude des Kaninchens auf den Menschen hin und wieder vor.

Klinische Symptome und pathologische Anatomie. Als Lieblingssitz der Psoroptesmilben ist der Grund der Ohren anzusehen, besonders die Vertiefung der Ohrmuschel über dem äußeren Gehörgange und zwischen

den Kammfalten an der inneren Ohrmuschelfläche (MÖLLER). Die ersten
Veränderungen, die durch den Stich der Parasiten verursacht werden,
bestehen in kleinen Knötchen, die auf der Ohrhaut blaßrötlich aussehen und sich allmählich zu Bläschen mit seröser, serös-eitriger
oder eitriger Flüssigkeit umwandeln. GMEINER bezeichnet daher das
Anfangsstadium der Ohrräude als papulo-vesiculär. Bereits in den
allerersten Stadien besteht heftiger Juckreiz; die Tiere schütteln
häufig mit dem Kopfe, werfen die Ohren von hinten nach vorn und
kratzen sich mit den Hinterpfoten an
den Ohrmuscheln.

In der Folgezeit kommt es zum Zusammenfließen einzelner Bläschen und so
zur Bildung großer Blasen, die durch einen
roten Saum von der Umgebung abgegrenzt
sind und durch Eintrocknen höckeriges
und warziges Aussehen gewinnen. Die so
entstehenden Krustenmassen, die durch
den fortwährenden Reiz der Haut von
seiten der Milben ständige Vermehrung
erfahren, wachsen zu dickeren und größeren
Borken heran und füllen schließlich in
Gestalt von geschichteten, blätterteig-
ähnlichen, pulverigen, gelbbraunen bis
braunen, zerklüfteten Massen die ganze
Ohrmuschel aus, so daß sie völlig starr
und steif ist (Abb. 78). Die Haut des
ganzen Ohres ist außerdem bedeutend verdickt, im Zustande hochgradiger Schwel-

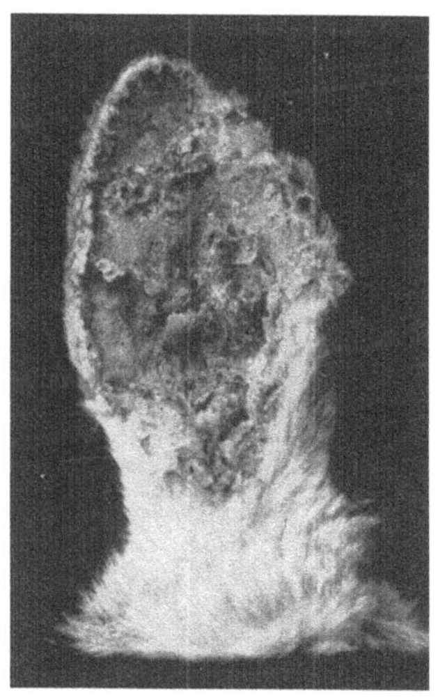

Abb. 78. *Ohrräude*. Gehörgang und Ohrmuschel mit bröckeligen, blätterteig-
ähnlichen Massen angefüllt.

lung und Rötung. Nach Entfernung der Krusten zeigt sich die Haut
ihrer Epidermis beraubt und mehr oder weniger stark geschwürig verändert. In der Regel bleibt der Krankheitsprozeß nicht auf die Ohrmuschel beschränkt, sondern setzt sich auf den äußeren Gehörgang
fort, der dann meist von einer gelben, übelriechenden schmierigen,
bisweilen auch mehr trockenen Masse angefüllt ist.

In einer großen Zahl der Fälle schreitet der Prozeß weiter in das
Innere des Ohres fort auf das Mittelohr, die Felsenbeine, ja sogar auf
die Hirnhäute und das Gehirn, schwere Entzündungszustände dieser
Teile veranlassend. Nach eigenen Beobachtungen kann solche Miterkrankung des Mittelohres bereits in den allerersten Stadien der Krankheit eintreten. Sie äußert sich in einer ausgesprochenen Schiefhaltung
des Kopfes, beim Gehen in Taumeln, Roll- und Wälzbewegungen, Krampf-
anfällen, Zwangsbewegungen und Schlafsucht.

Gewöhnlich sind die Ohrmuscheln und deren tiefere Teile ausschließlicher Sitz der Psoroptesmilben. Dieser Beobachtung, die von einer

Reihe von Untersuchern besonders betont wird, stehen aber solche
gegenüber, nach denen die Psoroptesmilben auch an anderen Körperstellen sich festsetzen können. So berichten ZÜRN und SCHINDELKA
über eine durch zur Gattung Psoroptes gehörige Milbe hervorgerufene
Räude, die besonders an der Haut des Nasenrückens hervortritt und
an diesen Teilen zur Entstehung schweren Gewebstodes führt (Abb. 79).
JOWETT sah Psoroptesräude auch an den Backen, in der Schultergegend
und an der Brustwand; JAKOB in seltenen Fällen auch in der Umgebung

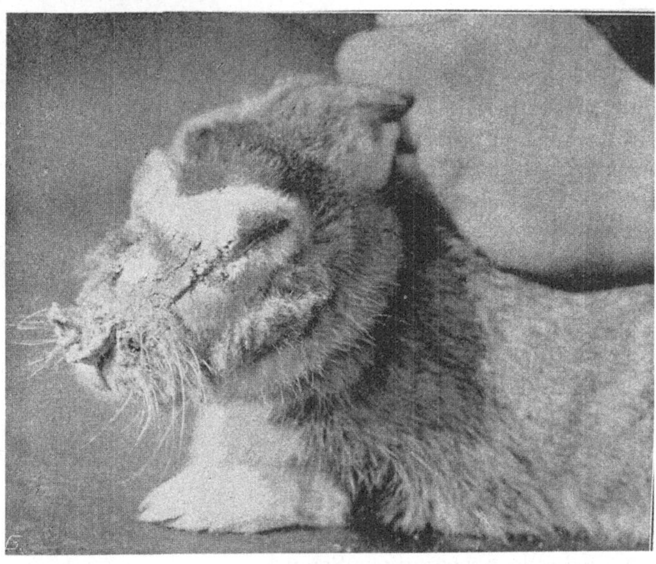

Abb. 79. *Psoroptesräude am Kopfe.* (Nach SCHINDELKA: Hautkrankheiten bei Haustieren in BAYER-
FRÖHNER: Handbuch der tierärztlichen Chirurgie und Geburtshilfe. Wien und Leipzig 1908.)

der Ohren. Auch GMEINER sah bei einem ohrräudekranken Kaninchenbock nicht nur den Nacken, einen Teil des Halses und Rückens von
der Psoroptesräude befallen, sondern auch die Haut zwischen den Zehen.
GALLI-VALERIO konnte bei einem Kaninchen mit Ohrräude auch Veränderungen an der Nase und an den Lippen feststellen; er betrachtet
deshalb die Psoroptesmilben nicht nur als „Agens der Ohrräude,
sondern auch der Hauträude". Außerdem beobachtete GALLI-VALERIO
Ohrräude in Verbindung mit Räude der Lippen und Zehen, bei der
sich neben Acarus cuniculi (Sarcoptes minor) auch noch Psoroptes
vorfand. Eine ähnliche Beobachtung liegt von RAITSITS vor. Dabei
muß allerdings in Betracht gezogen werden, daß die Psoroptesmilben
entweder aus der Ohrmuschel ausgewandert oder durch Kratzen mit
den Pfoten auf diese übertragen worden sind (RAILLIET). Jedenfalls

gehört ein solcher Übergang der Psoroptesräude auf die übrigen Körperteile zu den Seltenheiten.

SCHINDELKA hat bei Feldhasen auf dem Rücken ebenfalls Psoroptesräude beobachtet.

c) Chorioptesräude.

ZÜRN hat in der Tiefe der Ohrmuschel und im äußeren Gehörgange bei Kaninchen auch Chorioptesmilben angetroffen, die genau dieselben Erscheinungen hervorriefen, wie sie gewöhnlich bei der durch Psoroptes hervorgerufenen Ohrräude beobachtet werden. Der von ihm beschriebene *Chorioptes cuniculi* soll nicht so groß sein wie Chorioptes communis, aber größer als Chorioptes canis.

Größenverhältnisse von Chorioptes cuniculi:

♂ 0,31—0,34 mm lang, 0,26—0,28 mm breit,

♀ 0,4—0,43 mm lang, 0,27—0,30 mm breit.

Außer ZÜRN ist auch noch von SCHLAMPP (zit. nach GMEINER) Chorioptes bei Ohrräude nachgewiesen worden. Die Mehrzahl der Autoren spricht sich gegen sein Vorkommen aus. Aus den spärlichen Beobachtungen geht jedenfalls hervor, daß Chorioptes im Ohre des Kaninchens zu den größten Seltenheiten gehört (GMEINER).

Allgemeine Diagnose der Räude. Obwohl das seuchenhafte Auftreten, die herdförmige Entstehung, die rasche Ausbreitung der Hauterkrankung, der häufig vorhandene Juckreiz sowie endlich die besondere Art des Sitzes der Veränderungen (Kopfräude, Ohrräude) bereits hinreichende Anhaltspunkte für das Vorliegen der Räudekrankheit abgeben, so muß doch als das einzig sichere diagnostische Mittel der makroskopische und mikroskopische Nachweis der Milben und damit der jeweilig vorliegenden Räudeform bezeichnet werden. Bei der Ohrräude kann dieser in der Regel bereits mit unbewaffnetem Auge erbracht werden. Am besten wird in der Weise vorgegangen, daß das möglichst tiefgehende, blutige Abschabsel der Entzündungsprodukte auf einer Glasplatte, Uhrschale oder schwarzem Papier vorsichtig erwärmt wird. Auf diese Weise werden die Milben als lebhaft bewegliche Pünktchen sichtbar. Zur mikroskopischen Untersuchung abgeschabter Borken empfiehlt sich die Erweichung und Aufhellung in 10%iger Kalilauge.

Bekämpfung. Beim Auftreten der Räude sind am zweckmäßigsten die gesunden von den kranken Tieren zu trennen, Kot und Einstreu zu beseitigen (Verbrennen) und die Ställe mit heißer Sodalösung zu reinigen. Vor der Wiederbesetzung werden sie mindestens eine Woche lang in gereinigtem Zustande leer stehengelassen.

Behandlung. Unter den Antiparasitica nimmt die Gruppe der ätherischen Öle die erste Stelle ein. Bei der Kopf- und bei der Ohrräude eignet sich am besten das ätherische Oleum Carvi, dem in Salbenform (5%ig, GMEINER) angewendet, als billiges, reizloses, völlig sicher und rasch wirkendes Räudemittel vor vielen anderen der Vorzug zu geben ist. Auch die Einreibung von Schwefelsalbe oder Perubalsam ist geeignet. Bei der Ohrräude empfiehlt sich seine Anwendung 10%ig, vermischt mit Oleum amygdalarum zur Behandlung der tieferen Teile des Ohres. Auch Kreolin- oder Kresolsalbe, Kreolin- oder Carbolglycerin, Styrax (Styrax 2 Teile, Spiritus 1 Teil, Öl 1 Teil), Ichthyol (Ichthyol 1 Teil, Spiritus und Äther je 3 Teile), Derrilavol u. a. werden empfohlen.

Schrifttum.

BARDELLI: Clin. vet. 1921, 19. — BERDEL: Inaug.-Diss. Berlin 1920. — CAGNY: Rec. Méd. vét. 1878, 685. — CATALA: J. amer. vet. med. Assoc. 50, 230. — CRANSTON LOW: J. of Path. 15, 333 (1911). — DELAFOND: Rec. Méd. vét. 1859, 74. — DUCKELT: J. amer. vet. med. Assoc. 48, 726. — ERNST: Münch. tierärztl. Wschr. 1919 I, 113. — FIEBIGER: (a) Z. Inf.krkh. Haustiere 14, 341 (1914). (b) Wien. tierärztl. Mschr. 1917, 433. (c) Die tierischen Parasiten der Haus- und Nutztiere sowie des Menschen. Berlin u. Wien 1936. — FREUND: Münch. tierärztl. Wschr. 1927 I, 629, 649. — FRÖHNER u. ZWICK: Lehrbuch der speziellen Pathologie und Therapie der Haustiere, 9. Aufl. 1922. — FÜRSTENBERG: Die Krätzmilben der Menschen und Tiere, 1861. — GALLI-VALERIO: (a) Zbl. Bakter. I Orig. 76, 517 (1915). (b) Zbl. Bakter. I Orig. 79, 46 (1917). — GERLACH: Krätze und Räude. Berlin 1857; Lehrbuch der allgemeinen Therapie der Haustiere, 1868. S. 577. — GMEINER: (a) Dtsch. tierärztl. Wschr. 1903 I, 69. (b) Arch. Tierheilk. 32, 170 (1906). — GOHIER: Mémoires et observations sur la chirurgie et la méd. vét., Tome 2. Lyon 1816. — GREGOIRE: J. Méd. vét. 67, 398. — HOSÄUS: Bericht über das Veterinärwesen im Königreich Sachsen, S. 38. 1875. — HUTYRA u. MAREK: Spezielle Pathologie und Therapie der Haustiere, 6. Aufl. 1922. — HUZARD: Nosographie vét. 1820, 110. — JAKOB: Berl. tierärztl. Wschr. 1915 I, 483. — JOEST: Handbuch der speziellen pathologischen Anatomie der Haustiere, 1925. — JOWETT: J. comp. Path. a. Ther. 1911, 134. — KAEPPEL: Bericht über das Veterinärwesen im Königreich Sachsen, S. 24. 1892. — KITT: Pathologische Anatomie der Haustiere, 5. Aufl., Bd. 1. 1921. — LAVERAN: C. r. Soc. Biol. Paris 4 (1892). — LIPSCHÜTZ: Wien. klin. Wschr. 1920 I, 426. — LÖHLEIN: Arch. vergl. Ophthalm. 1910, 189. — MATHIEU: Rec. Méd. vét. 1876, 979. — MEGNIN: Les parasites et les maladies parasitaires chez l'homme et les animaux domest., 1880. — MILLER: Arch. Tierheilk. 39, 475 (1913). — MÖLLER: Wschr. Tierheilk. u. Viehzucht 1874 I, 337. — NEUMANN: (a) Rev. vét. 1892, 141. (b) Traité de malad. parasit. non microbiennes des animaux domest., 1892. — NÖLLER: Z. Veterinärkde 1917, 481; Dtsch. tierärztl. Wschr. 1920 I, 25. — OLT-STROSE: Die Wildkrankheiten und ihre Bekämpfung. Neudamm 1914. — RAILLIET: Bull. Soc. centr. Méd. vét. 1917, 436. — RAITSITS: Allatorvosi Lapok, S. 335. Budapest 1917. — SCHINDELKA: Hautkrankheiten bei Haustieren, 1908. — SCHLAMPP: Zit. nach GMEINER, Dtsch. tierärztl. Wschr. 1903 I, 69. — SHILSTON: J. comp. Path. a. Ther. 29, 290 (1916). — SPREHN: Dtsch. tierärztl. Wschr. 1928 I, 163. — SUSTMANN: Kaninchenseuchen. Leipzig: Michaelis. — VITZTHUM: Vorträge der Reichszentrale für Pelztiere- und Rauchwarenforschung, Bd. 1. 1928. — ZÜRN: (a) Wschr. Tierheilk. u. Viehzucht 1874 I, 277. (b) Dtsch. Z. Tiermed. 1875, 278. (c) Die tierischen Parasiten auf und in dem Körper unserer Haussäugetiere, 1882. (d) Tierische Parasiten, S. 3. 1882.

5. Haarsackmilben. Demodicidae.

Demodexräude.

Haarsackmilbenausschlag, Acarusausschlag, Demodexräude, Demodicosis.

Nach den im Schrifttum überaus spärlich vorliegenden Mitteilungen über das Vorkommen der Demodexräude beim Kaninchen, scheint dieser Räudeform in Kaninchenbeständen größere Bedeutung nicht zukommen. PFEIFFER berichtet über ihr Auftreten bei Kaninchen in China.

Demodex folliculorum cuniculi (PFEIFFER) soll wesentlich kleiner sein als Demodex folliculorum canis. (Genaue Angaben über die Größenverhältnisse fehlen.) Die Haarsackmilbe gehört zur Ordnung Acarina der Klasse Arachnoidea, Familie Demodicidae. Sie besitzt einen wurmförmigen, lanzettartigen, lorbeerähnlichen Körper, am Thorax dicht hintereinander sitzende, dreigliedrige, stummelförmige Beine und ein länglich-kegelförmiges, quergestreiftes Abdomen. Der Kopf besteht aus einem häutigen Lappen (Epistom), griffelförmigen Mandibeln, einander genäherten Maxillen und dreigliedrigen, vorstreckbaren Maxillarpalpen. Das Männchen ist kleiner als das Weibchen; die Eier sind spindelförmig und dünnschalig.

Die aus den Eiern ausschlüpfenden Larven ähneln den Milben; sie besitzen indessen noch unentwickelte Mundteile und sechs höckerförmige Fußpaare. Nach zweimaliger Häutung erlangen die bereits mit acht gegliederten Füßen und entwickelten Mundwerkzeugen versehenen Nymphen allmählich Geschlechtsreife.

Die *Widerstandsfähigkeit* der Milben ist bei feuchter und kühler Außenwärme ziemlich groß (12—25 Tage); in trockener Luft, bei Hitze über 41° C und bei Winterkälte gehen sie schon nach wenigen Tagen zugrunde. Durch chemische Mittel werden sie schnell und ziemlich sicher abgetötet.

Die **natürliche Ansteckung** geschieht wohl auch beim Kaninchen meist durch unmittelbare Berührung mit kranken Stallgenossen. Mit großer Wahrscheinlichkeit wird sie aber auch durch Gegenstände vermittelt, die mit kranken Tieren in Berührung gekommen waren. Über die Übertragbarkeit der Demodexräude der verschiedenen Haustiere auf das Kaninchen (und umgekehrt) liegen Beobachtungen nicht vor.

Klinische Symptome und pathologische Anatomie. Bei den von PFEIFFER beobachteten Fällen handelt es sich ausschließlich um die squamöse Form der Demodexräude. Die Veränderungen beginnen hauptsächlich in der Umgebung der Augen und sind durch kahle Stellen und starke Abschuppung gekennzeichnet. Der Vorgang kann sich weiter auch auf die innere Fläche der Ohrmuschel und die übrigen Teile des Kopfes ausbreiten. Es entstehen Falten mit Verdickung der Haut und Borkenbildung, ähnlich wie bei der squamösen Form der Acarusräude des Hundes. Der ganze Prozeß geht mit auffallend starker Eiterbildung einher und zeichnet sich im besonderen schließlich durch völlige Zerstörung der Augenlider, sowie größerer Teile der Ohrmuscheln und der Kopfhaut aus. Weiterhin werden wie bei der Ohrräude heftige Entzündungen des mittleren und inneren Ohres und im Anschluß daran tödliche Hirnhautentzündungen beobachtet. Die Bindehäute sind häufig durch Eitermassen verklebt; die Augen selbst bleiben bis auf leichte Keratitis verschont.

Die **Diagnose** und Unterscheidung der Demodexräude von anderen Hautkrankheiten und Eiterungsprozessen an der Haut stützt sich auf den mikroskopischen Nachweis der Haarsackmilben.

Bekämpfung. Wie bei den übrigen Räudeformen.

Schrifttum.

Fiebiger: Die tierischen Parasiten der Haus- und Nutztiere sowie des Menschen, 3. Aufl. Berlin u. Wien 1936. — Fröhner-Zwick: Spezielle Pathologie und Therapie der Haustiere, 9. Aufl. 1922. — Gmeiner: Z. Tiermed. **13** (1909). — Hutyra-Marek: Spezielle Pathologie und Therapie der Haustiere, 6. Aufl. 1922. — Pfeiffer: Berl. tierärztl. Wschr. **1903 I,** 155.

6. Zungenwürmer, Wurmspinnen. Linguatulida.

Linguatula rhinaria Pilger. Linguatula denticulata, Linguatula serrata.

Die Linguatuliden, zur Gruppe der Arachnoideen gehörend, besitzen ihrer Gestalt nach so große Ähnlichkeit mit Würmern, daß sie lange Zeit für solche gehalten und diesen zugerechnet wurden. In Anpassung an ihre rein innenschmarotzerische Lebensweise haben sie die Form der Arthropoden fast völlig verloren und dafür wurmförmig gestreckten, geringelten Körper mit zwei Paaren Klammerhaken zu beiden Seiten des kieferlosen Mundes angenommen.

Beim Kaninchen wird bisweilen das Vorkommen der Jugendform von Linguatula rhinaria, einer in der Nasenhöhle des Hundes parasitierenden Wurmspinne, beobachtet.

Pentastomum denticulatum besitzt etwa eine Länge von 4—6 und eine Breite von 1,5 mm. Der Körper ist lanzettförmig, weißlich durchscheinend; er besitzt 80—90 Ringe mit Stigmen in der Mitte und am hinteren Rande zahlreiche nach rückwärts gerichtete Dornen. Der elliptische Mund ist mit den vier charakteristischen Klammerhaken versehen. Der Genitalapparat ist nur angedeutet.

Entwicklungsgang. Etwa 6 Monate nach der Kopulation, die schon erfolgt, ehe das Weibchen seine volle Reife erlangt hat, beginnt die Ablage der 0,09 mm langen und 0,07 mm breiten Eier, in deren Innerem bereits die fertige Larve sichtbar ist. Nach Leuckart enthält ein einziges Weibchen bis zu 500000 Eier. Diese gelangen mit dem Nasenschleim der Wirtstiere (Hund) in das Freie, wo sie wochenlang am Leben bleiben können.

Natürliche Ansteckung. Werden solche Eier mit dem Futter oder Trinkwasser von Kaninchen und anderen Pflanzenfressern, die die Rolle eines Zwischenwirtes spielen, aufgenommen, so werden in deren Magen die Embryonen durch Verdauung der Eischalen frei. Die freigewordenen Larven, die einen eiförmigen Körper mit schwanzartigem Ende besitzen, durchbohren die Magenwand und dringen auf diesem Wege in die Gekröslymphknoten, in Leber und Lunge vor. Dort kapseln sie sich ein und wachsen dann nach oftmaliger Häutung zur Jugendform (Nymphe) heran, die den erwachsenen Parasiten in ihrem Aussehen ähnelt. Nach

Durchbohrung des Darmes bis zur Erreichung dieses Entwicklungsstadiums vergehen etwa 7 Monate.

Diese Jugendformen bleiben nun nicht in den genannten Organen, sondern suchen die Lungen und damit die Luftröhre zu erreichen, um auf diesem Wege in die Außenwelt zu gelangen. Werden sie dort wieder von Hunden oder anderen Wirtstieren aufgeschnüffelt, so entwickeln sie sich in diesen zu geschlechtsreifen Parasiten und der Kreislauf des Entwicklungsganges beginnt von neuem. Der ganze Entwicklungskreis vom Ei bis zur Larve, Nymphe und zum geschlechtsreifen Parasiten erstreckt sich etwa auf die Zeitdauer von einem Jahr.

Pathologische Anatomie. Die durch Pentastomum denticulatum in den Lymphknoten und der Leber des Kaninchens verursachten *örtlichen Schädigungen* bleiben im allgemeinen ohne große Bedeutung. Dagegen vermögen die in die Lungen, Bronchien und Luftröhre gelangten Exemplare ernstliche, bisweilen zum Tode führende Entzündungszustände hervorzurufen. Nach mündlicher Mitteilung hat OLT bei einem Hasen eine durch Pentastomum denticulatum verursachte nekrotisierende Bronchopneumonie beobachtet. SPREHN fand in der Lunge eines Kaninchens zahlreiche, etwa 5 mm lange Larven von Linguatula serrata.

Außerdem ist den in die Bronchien und Luftröhre gelangten Jugendformen auch die Möglichkeit gegeben, die Nasenhöhle zu besiedeln und dort selbst in den Zwischenwirten zu geschlechtsreifen Parasiten heranzuwachsen.

Schrifttum.

FIEBIGER: Die tierischen Parasiten der Haus- und Nutztiere sowie des Menschen. 3. Aufl. Berlin u. Wien 1936. — KOEGEL: Das Ungeziefer. Stuttgart: Ferdinand Enke 1925. — SPREHN: Dtsch. tierärztl. Wschr. **1928 I**, 765. — SYSAK u. BYKOW: Arch. Tierheilk. **61**, 114 (1930).

7. Flöhe. Siphonaptera, Aphaniptera.

Aus der Ordnung Siphonaptera (Flöhe) sind zu nennen:

a) Pulex irritans. Der Menschenfloh. ♂ 1,5—3 mm, ♀ 2—4 mm lang. Kastanienbraun.

b) Ctenocephalus canis (Pulex serraticeps). Der Hundefloh. ♂ 2 mm, ♀ 3 mm lang, mit hellrotbraunem Körper, Kopf oben abgerundet, am unteren Rande beiderseits mit einem Kamm von 7—9 Stacheln; ebensolche Kämme dorsal am Hinterrande des Prothorax.

c) Ctenocephalus goniocephalus (Pulex leporis). Der Kaninchenfloh. ♂ 1,6 mm, ♀ 2,0 mm lang, gelbbraun. Kopf oben stumpfwinklig, unten und zu beiden Seiten mit einem Kamm von 5—6 Stacheln. Prothorax mit sehr langen Borsten.

d) Sarcopsylla penetrans (Dermatophyllus penetrans, Spilopsyllus cuniculi). Der *Sandfloh.* 1 mm lang; kleiner, seitlich zusammengedrückter Körper von rotbrauner Farbe. Stirnfläche spitz. Großer platter Anhang an der Seite des Thorax. Große Dornen an den Endgliedern der Hinterbeine. Kommt in Amerika und Afrika sowohl beim Menschen als auch bei den Haustieren vor.

Die Flöhe, die sich sonst außerhalb des tierischen Körpers, im Staub, in den Ritzen des Bodens und in der Einstreu aufhalten, besiedeln nicht gerade häufig auch Kaninchen und im besonderen junge, schlecht genährte Tiere. Wenn sie massenhaft vorhanden sind, verursachen sie infolge ihrer Stiche in die Haut und einer in diese abgesetzten reizenden Flüssigkeit lebhaften Juckreiz und können unter Umständen durch das Kratzen, in Verbindung mit hinzutretenden bakteriellen Ansteckungen zur Entstehung von Hautentzündungen und Ekzemen Veranlassung geben.

Bekämpfung. Gründliche Desinfektion der Stallungen, namentlich der Holzteile (Fugen und Ritzen) mit heißer Soda- oder Persillösung. Behandlung der kranken Tiere mit einem der vielen im Handel befindlichen Insektenpulver.

Schrifttum.

FIEBIGER: Die tierischen Parasiten der Haus- und Nutztiere sowie des Menschen, 3. Aufl. Berlin u. Wien 1936. — HUTYRA-MAREK: Spezielle Pathologie und Therapie der Haustiere, 6. Aufl. 1922. — KITT: Allgemeine Pathologie für Tierärzte, 1921. — NÖLLER: Dtsch. tierärztl. Wschr. **1919** I, 559. — SPREHN: Dtsch. tierärztl. Wschr. **1928** I, 763. — SUSTMANN: Tierärztl. Rdsch. **1913**, 219. — WOLFFHÜGEL: Z. Inf.krkh. Haustiere 8, 218, 354 (1910).

8. Läuse. Anoplura.

Läuse kommen beim Kaninchen selten vor. In der Hauptsache werden solche nur bei schlecht genährten, verwahrlosten Tieren, bei diesen allerdings mitunter in größerer Zahl beobachtet.

Beim Kaninchen schmarotzt lediglich *Haemodipsus ventricosus (Haematopinus v.)*. Länge 1,2—1,5 mm, Kopf breiter als lang.

Die Läuse bewohnen die Hautoberfläche. Dementsprechend werden die kleinen, birnförmigen, mit einem Deckel versehenen Eier (Nisse) vom Weibchen auf der Haut, und zwar am unteren Teil des Haarschafts abgelegt und dort festgeklebt. Die Läuse nähren sich vom Blute, indem sie die Haut anstechen und daran saugen. Bei mäßigem Befallensein sind — abgesehen von dem Juckreiz und der ständigen Belästigung — erhebliche Nachteile für die Wirtstiere nicht verbunden. Bei gehäuftem Auftreten dagegen können durch den ständigen Juckreiz und das dadurch bedingte andauernde Kratzen und Scheuern knötchen- und pustelförmige Hautentzündungen und Ekzeme mit Borkenbildung hervorgerufen werden.

Bekämpfung. Wie bei Flöhen. Behandlung kranker Tiere mit Cuprex.

Schrifttum.

FIEBIGER: Die tierischen Parasiten der Haus- und Nutztiere sowie des Menschen, 3. Aufl. Berlin u. Wien 1936. — SCHINDELKA: Hautkrankheiten bei Haustieren, 1908. — SPREHN: Dtsch. tierärztl. Wschr. **1928** I, 763. — SUSTMANN: Tierärztl. Rdsch. **1913**, 219. — ZÜRN: Die Krankheiten der Kaninchen, 1894.

III. Erbkrankheiten.

1. Syringomyelie.

Diese beim Kaninchen bisher unbekannte Krankheit des Zentralnervensystems wurde 1930 erstmals von NACHTSHEIM und OSTERTAG
beobachtet und näher untersucht. In ihrem klinischen Verlaufe und

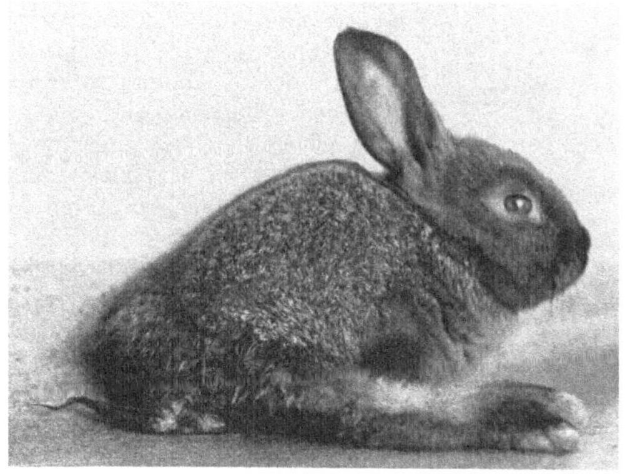

Abb. 80. *Syringomyelie*. Völlige Lähmung der rechten hinteren Extremität, des Schwanzes, der
Blase und des Mastdarmes. [Nach OSTERTAG: Dtsch. Z. Nervenheilk. **116**, 147 (1930).]

histologischen Bilde besitzt sie mit der menschlichen Syringomyelie
größte Ähnlichkeit, deren Erbgang bis jetzt nicht völlig klargelegt ist.

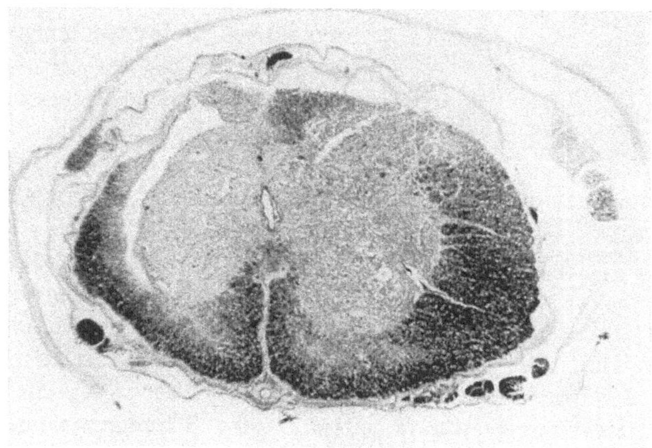

Abb. 81. *Syringomyelie*. Schnitt durch das Lendenmark. Seitliche Höhlenbildung und umfangreiche
dorsale Gliose. [Nach OSTERTAG: Dtsch. Z. Nervenheilk. **116**, 147 (1930).]

Auftreten. In der Regel tritt die Krankheit erst beim fast ausgewachsenen oder älteren Tier in Erscheinung. Meist zeigen sich die
ersten Zeichen der Krankheit im Alter von 5—8 Monaten. Indessen

sind auch Tiere beobachtet worden, die bereits wenige Wochen nach der Geburt erkrankten oder mit Lähmungserscheinungen zur Welt kamen.

Die **klinischen Symptome** bestehen zunächst in einer „eingefallenen Hüfte", die in Versteifung der betreffenden Extremität und in Paralyse übergehen kann. Bisweilen tritt völlige Lähmung der beiden hinteren Extremitäten ein, so daß die Tiere sich nur rutschend fortbewegen können (Abb. 80). Auch die Vorderextremitäten und der Schwanz können gelähmt sein und Störungen der Miktion und Defäkation gesellen sich bisweilen hinzu. Gebärende Tiere leiden unter ausgesprochener Wehenschwäche und gehen häufig während der Geburt zugrunde. Der *Verlauf der Krankheit* ist außerordentlich wechselvoll. Bei manchen Tieren führt sie schon innerhalb weniger Wochen und Monate zum Tode, während bei anderen Stillstand und vorübergehende Besserung eintritt oder chronische, über Jahre sich erstreckende Krankheit sich entwickelt. Zu Beginn der Krankheit können männliche Tiere den Deckakt noch mit Erfolg ausführen. Weibliche Tiere nehmen noch auf, aber gehen in der Regel bei der Geburt an Wehenschwäche zugrunde. Die von solchen Muttertieren stammenden Feten wurden im Verhältnis zwischen 3 : 4 bis 2 : 5 erkrankt befunden.

Pathologisch-anatomisch liegt den genannten Befunden entweder progressive Gliose der Hinterstränge, oder vollkommene Anlagestörung des Rückenmarks bei mangelhaftem Schluß des Zentralkanals zugrunde. Bei Tieren mit gemeinsamen Urgroßeltern zeigt sich völlig gleichzeitige Erkrankung in Form einer Degeneration im Bereiche der Hinterstränge mit Lücken-

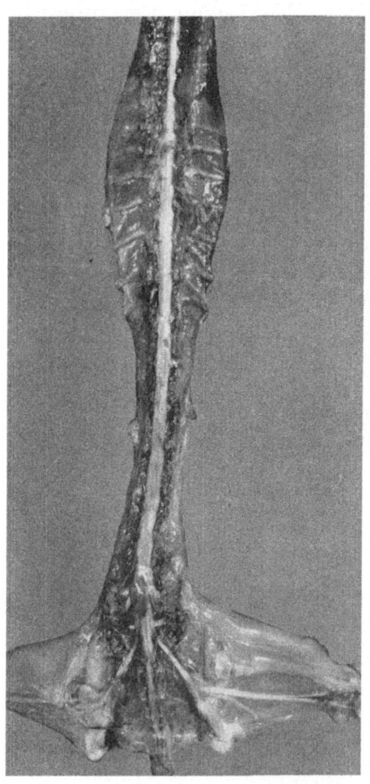

Abb. 82. *Syringomyelie*. Rückenmark des in Abb. 80 wiedergegebenen Kaninchens. Das gesamte Lendenmark ist in einen grauen, schlaffen Sack umgewandelt. [Nach OSTERTAG: Dtsch. Z. Nervenheilk. **116**, 147 (1930).]

bildung (Abb. 81) und Gliaersatzwucherung. Letztere kann so umfangreich sein, daß auch die graue Substanz der Hinterhörner miteinbezogen wird. Wie bei der Syringomyelie des Menschen werden auch bei der Kaninchenkrankheit sämtliche Störungen beim Schlusse des Zentralkanals durchlaufen. In ausgesprochenen Fällen ist nahezu das gesamte Lendenmark an seiner dorsalen Seite in einen deutlich sichtbaren grauen, schlaffen Sack umgewandelt (Abb. 82). Im großen und ganzen handelt es sich um dieselben Bilder, wie sie bei jugendlichen dysraphischen Störungen mit Hydromyelie beim Menschen vorkommen. Es besteht Grund zu der Annahme, daß die Grundstörung den Cholesterinstoffwechsel betrifft. Dadurch wird wahrscheinlich das in Entwicklung begriffene Zentralorgan so stark geschädigt, daß dessen normale Ausdifferenzierung und die Entwicklung der dorsalen Raphe beeinträchtigt wird oder unterbleibt.

Erbgang. Sämtliche von NACHTSHEIM und OSTERTAG beobachteten kranken Tiere ließen sich genetisch auf einen bestimmten Rexrammler zurückführen, der die für das Rexkaninchen charakteristischen Eigentümlichkeiten (gewisse Konstitutionsschwäche) aufwies, im übrigen aber vollkommen gesund war und niemals Zeichen von Syringomyelie erkennen ließ. Die mit Häsinnen fast aller normalhaarigen Kaninchenrassen sowie mit Angorakaninchen durchgeführten Kreuzungen ergaben eine Nachkommenschaft, bei der in der F 1-Generation irgendwelche Lähmungen nicht hervortraten. Erst in der F 2-Generation machte sich die Syringomyelie bemerkbar. Die Analyse scheint zu ergeben, daß außer einem einfach mendelnden Erbfaktor (dem Rexfaktor) noch ein anderes selbständiges Gen auftritt, das klinisch manifest wird und möglicherweise mehr als eine Abweichung bedingen kann.

Schrifttum.

NACHTSHEIM: (a) Z. Abstammgslehre **52** (1929). (b) Verh. internat. Kaninchenkongr. Leipzig **1930**, 254. (c) Dtsch. tierärztl. Wschr. **1936 I**, 742. (d) Kongreßbericht, Bd. 1, VI. Weltgeflügelkongreß 1936, S. 110. — OSTERTAG: (a) Verh. dtsch. path. Ges. **25**, 166 (1930). (b) Dtsch. Z. Nervenheilk. **116**, 147 (1930). (c) Auszug aus Atti 5. Congr. mondiale Pollicoltura Rom, 6.—15. Sept. **1933**.

2. Haarlosigkeit.

Bei einer an der Universität Cambridge von HAMMOND gezüchteten Kaninchenrasse traten auch pelzlose Tiere auf. Nach den Feststellungen von HAMMOND und CASTLE handelt es sich bei dieser Erscheinung um eine recessive Mutation des Hauskaninchens. Solche pelzlose Tiere unterscheiden sich von normalen Kaninchen durch das Fehlen jeglicher Haare mit Ausnahme der Schnurr- und Augenbrauenhaare. Später werden wohl lange Körperhaare gebildet, aber es entsteht kein wirklicher Pelz, obwohl die Haarfollikel normal entwickelt sind. Paarungen pelzloser Tiere ergaben keine Nachkommen, ebenso solche zwischen männlichen pelzlosen Rammlern und normalen Häsinnen. Bei den ersteren war zwar normaler Geschlechtstrieb, aber Unbeweglichkeit ihrer Spermatozoen festzustellen. Die männlichen Heterozygoten gaben mit normalen Kaninchenhäsinnen äußerlich normale Kaninchen; sobald aber die erwachsenen Häsinnen der F 1-Generation mit heterozygoten Rammlern gekreuzt wurden, ergab sich unter den Nachkommen ein Verhältnis der Träger des pelzlosen Gens zu den Nichtträgern wie 1 : 1. Für das Vorhandensein eines Letalfaktors oder von Mißbildungen (Hydrocephalus, Rachischisis) ergaben sich im Gegensatze zu den Beobachtungen von

HAMMOND keine Anhaltspunkte. Versuche, die den Zweck verfolgten, festzustellen, ob das Gen der pelzlosen Kaninchen mit einem oder mehreren Genen anderer Rassen verkoppelt ist, verliefen ergebnislos. Über das Verhältnis des pelzlosen Gens zu den Blutgruppengenen liegen Angaben nicht vor.

Eine ähnliche erbliche Hautkrankheit in Form einer Keratose ist von NACHTSHEIM beschrieben worden. Es handelte sich dabei um ein einfach mendelndes recessives Leiden, das in einem Stamm sächsischer Marderkaninchen zur Beobachtung kam. Das krankhafte Gen macht seinen

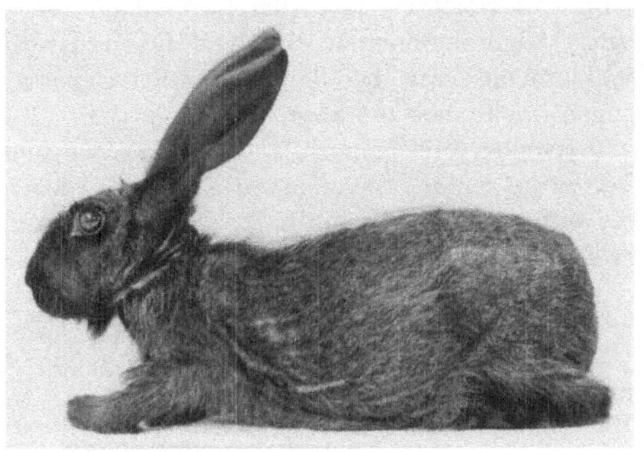

Abb. 83. *Vererbbare Haarlosigkeit.* (Nach NACHTSHEIM: Dtsch. tierärztl. Wschr. 1936 I, 742.)

Einfluß bereits vor der Geburt geltend. Die Haut verhornt übermäßig stark und bildet Schuppen. Infolgedessen sind die feinen Flaumhaare nicht imstande, die Haut zu durchbrechen. Lediglich die stärkeren Grannenhaare kommen durch (Abb. 83).

Schrifttum.

NACHTSHEIM: Kongreßbericht, Bd. 1, VI. Weltgeflügelkongreß 1936, S. 110; Dtsch. tierärztl. Wschr. 1936 I, 742; Züchtgskde 11, 273 (1936).

3. Schüttellähmung.

In einem Stamme deutscher Widderkaninchen in der Nähe von Berlin entdeckte NACHTSHEIM eine bisher unbekannte Nervenkrankheit, die er mit der Bezeichnung „Schüttellähmung" belegte. Sie ist weder der Paralysis agitans noch der PARKINSONschen Krankheit des Menschen gleichzustellen, sondern scheint weitgehende Ähnlichkeit mit der WILSONschen Krankheit oder Pseudosklerose zu besitzen.

Klinische Symptome. Es handelt sich um eine Krankheit des jugendlichen Alters mit fast regelmäßigem tödlichem Ausgang. In der Regel beginnen die Tiere schon wenige Tage nach der Geburt zu zittern oder mit dem ganzen Körper zu schütteln. Nach dem 10. Lebenstage werden Erkrankungen nicht beobachtet.

Die Krankheit verläuft in drei Stadien. Im ersten Lebensmonat geht das zunächst auftretende Zittern allmählich in grobschlägigere Schüttelbewegungen über, die fast stets zugegen sind. Nur bei absoluter Ruhelage setzt das Schütteln gelegentlich für kurze Zeit aus. Durch Händeklatschen oder lautes Geräusch kann es aber sofort wieder hervorgerufen werden. Bisweilen treten Schreikrämpfe auf. Die Freßlust in diesem Krankheitsstadium ist normal. Im zweiten Lebensmonat beginnt bei den kranken Tieren eine langsam fortschreitende Parese der Extremitäten sich bemerkbar zu machen, die sich oft in extremen Spreizstellungen (s. Abb. 84) zu erkennen gibt. Durch Behinderung der Nahrungsaufnahme kommt es zu allmählichem Verfall der Körperkräfte. Aus diesem Stadium entwickelt sich im dritten Monat die vollkommene Paralyse. Die Tiere können sich dabei nicht mehr fortbewegen und gehen an Entkräftung oder an Infektionen im Anschluß an Decubitus zugrunde. Selten ist das Auftreten von Rudimentärformen, bei denen nur Zittern oder Schüttelbewegungen vorkommen, Lähmungserscheinungen aber fehlen.

Histopathologisch liegt der Krankheit nach den Untersuchungen von B. OSTERTAG — ähnlich wie der Pseudosklerose des Menschen — eine Verödung der Stammganglien des Gehirnes zugrunde. Im Neostriatum und im Pallidum ist eine außerordentliche Armut

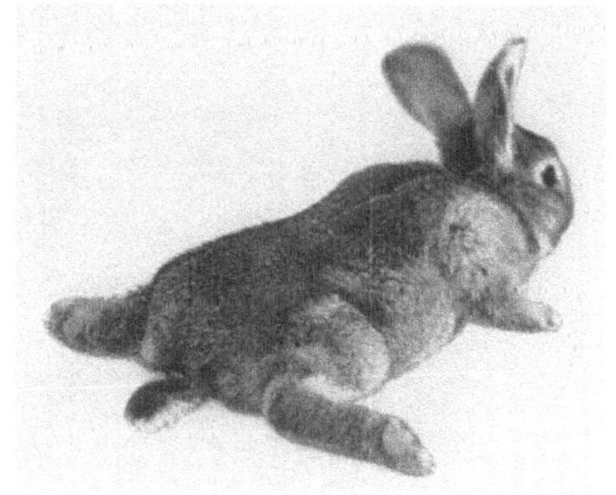

Abb. 84. *Schüttellähmung.* Parese der Extremitäten im zweiten Krankheitsstadium. (Nach NACHTSHEIM: Dtsch. tierärztl. Wschr. **1936** I, 742.)

an großen Zellen auffallend; auch ein Ausfall an Fasern macht sich bemerkbar. Im Kleinhirn ist der Befund spärlich. In den übrigen Körperorganen fehlen Veränderungen vollkommen.

Erbgang. Die Schüttellähmung verhält sich wie ein einfaches, mendelndes recessives Merkmal. Es erkranken nur solche Tiere, die von beiden Eltern das krankhafte Gen erben. Aus insgesamt 14 Würfen im Schüttlerfaktor heterozygoter Eltern wurden von NACHTSHEIM 80 Junge aufgezogen, von denen 55 gesund blieben und 25 erkrankten. Das theoretisch zu erwartende 3 : 1-Verhältnis ist bei 80 Individuen 60 : 20, so daß ein kleiner Recessivenüberschuß besteht, der sich aber unschwer aus den besonderen Versuchsbedingungen erklären läßt. Ob die beobachtete Rudimentärform der Krankheit genetisch eine Besonderheit darstellt, ist vorläufig nicht zu entscheiden.

Eine ähnliche erbliche Zitterkrankheit ist kürzlich von HUTT und CHILD auch bei Hühnern (weiße Leghornrasse) beschrieben worden.

Schrifttum.

NACHTSHEIM: Erbarzt 1 (1934); Dtsch. tierärztl. Wschr. **1936** I, 742.

4. Spastische Spinalparalyse.

Sie ist als eine offenbar bereits weiter verbreitete Krankheit ebenfalls von NACHTSHEIM beim englischen Scheckenkaninchen beobachtet und beschrieben worden.

Klinische Symptome. Auch hier handelt es sich um eine Krankheit des jugendlichen Alters, die sich in einer spastischen Lähmung der Hinterextremitäten zu erkennen gibt. Dabei sind die Tiere in der Fortbewegung wenig behindert, aber sie sind nicht imstande, die Hinterbeine unabhängig voneinander zu bewegen. Sie hebeln sich gewissermaßen auf den versteiften Beinen fort. Der Krankheitsprozeß tritt symmetrisch und asymmetrisch auf. Die Sterblichkeitsziffer ist nicht so hoch wie bei der Schüttellähmung. Ein hoher Prozentsatz der kranken Tiere

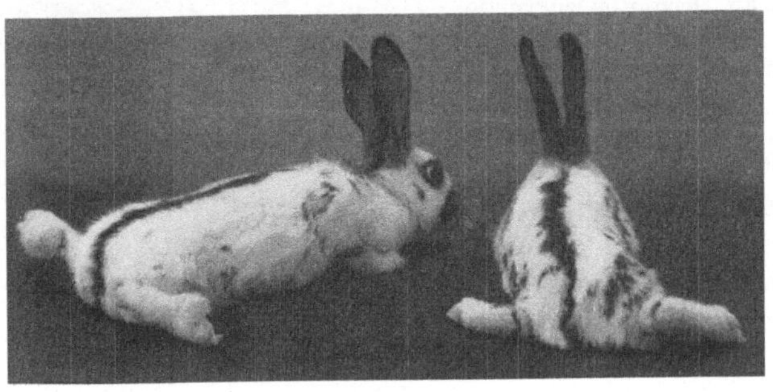

Abb. 85. *Spastische Spinalparalyse.* (Nach NACHTSHEIM: Dtsch. tierärztl. Wschr. **1936 I**, 742.)

geht jedoch vor Erreichung der Geschlechtsreife zugrunde (Blasenlähmungen). Die überlebenden Tiere sind wegen der Versteifung der Hinterbeine nicht deck- und fortpflanzungsfähig (Abb. 85).

Pathologisch-anatomisch bzw. histologisch liegt der Krankheit — ähnlich wie der gleichnamigen Erbkrankheit des Menschen — eine Entwicklungsstörung gewisser Leitungsbahnen des Rückenmarks zugrunde. Nach den Untersuchungen von B. OSTERTAG ist das anatomische Substrat der Krankheit eine auffallende Verschmälerung des caudalen Endes der Pyramidenzone und ein Zellausfall in den vorderen Ganglienzellhaufen. Die Reifung der Pyramidenbahnen unterbleibt vollkommen.

Erbgang. Genau wie bei der Schüttellähmung liegt auch hier wieder ein einfaches mendelndes recessives Merkmal ohne jegliche Manifestationsstörungen vor. Aus acht Würfen im Erbfaktor für Spinalparalyse heterozygoter Eltern wurden von NACHTSHEIM 37 Junge aufgezogen, von denen 25 gesund blieben und 12 erkrankten. Bei 37 Individuen ist das theoretisch zu erwartende 3 : 1 - Verhältnis 27,75 : 9,25, also ein im Rahmen der Fehlergrenze liegender geringer Recessivenüberschuß.

Schrifttum.

NACHTSHEIM: Dtsch. tierärztl. Wschr. **1936 I**, 742. Kongreßbericht, Bd. 1, VI. Weltgeflügelkongreß 1936. S. 110.

5. Zahn- und Unterkieferanomalien.

a) Fehlen der kleinen stiftförmigen Nagezähne im Oberkiefer.

Die Ordnung der Nager wird in zwei Unterordnungen, die Duplicidentaten oder Doppelzähner und die Simplicidentaten oder Einfachzähnigen eingeteilt. Die meisten Nager gehören zu der letzten Unterordnung und besitzen nur ein Paar Nagezähne im Oberkiefer. Das Kaninchen und der Hase bilden die Unterordnung der Duplicidentaten: hinter den großen oberen Nagezähnen sitzt — bei den Arten der freien Wildbahn ausnahmslos — noch ein zweites kleines Paar.

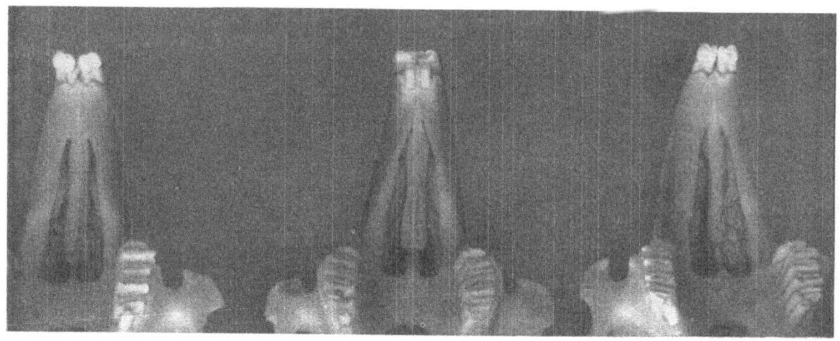

Abb. 86. *Fehlen der kleinen stiftförmigen Nagezähne* im Oberkiefer (I₂) bei zwei Roten Neuseeländerkaninchen (Halbgeschwister) rechts und links. In der Mitte normales Vergleichsstück. [Nach NACHTSHEIM: Züchtungskde 11, 273 (1936).]

Beim domestizierten Kaninchen geht dieses kleine Zahnpaar durch Mutation nicht selten verloren und hat die Möglichkeit als Mutationsmerkmal sich zu erhalten. NACHTSHEIM fand diese Zahnanomalie zuerst in einem Stamme Roter Neuseeländerkaninchen in Bayern, später auch noch bei weiteren Stämmen anderer Rassen (Abb. 86).

Erbgang. Diese Zahnunterzahl wird dominant vererbt. Der Erbfaktor beeinflußt indessen nur die Zähne der zweiten Dentition, das Milchgebiß läßt er unverändert. Wenn die zweiten Zähne fehlen, bleiben die Milchzähne nicht selten ein- oder doppelseitig zeitlebens erhalten, wodurch das Bild der Vererbung obiger Zahnanomalie verwischt wird.

b) Verdoppelung der kleinen stiftförmigen Nagezähne im Oberkiefer

kommt nach den Beobachtungen von NACHTSHEIM ebenfalls als erbliches Merkmal vor. Ob es sich dabei um ein Persistieren der Milchzähne neben denen der zweiten Dentition handelt, oder um doppelte Anlage der zweiten Zähne, ist noch ungeklärt. Auch der *Erbgang* bedarf noch völliger Klarstellung. Die Zahnüberzahl scheint recessiv vererbt zu werden (Abb. 87).

c) **Rillung der großen Nagezähne des Unterkiefers,**
die normalerweise glatt sind, ist von NACHTSHEIM als vererbbare Zahnanomalie beobachtet worden.

d) **Auch Überzähligkeit von Backzähnen im Oberkiefer**
scheint nach den Feststellungen von NACHTSHEIM vererbt werden zu
können.

e) **Erbliche Prognathie**

fand NACHTSHEIM in einem Stamm sächsischer Japanerkaninchen. Die
Stellung der Nagezähne wird dabei so verändert, daß ihre regelmäßige

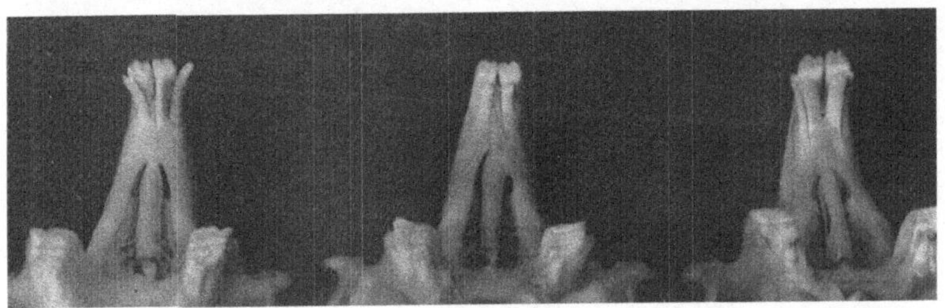

Abb. 87. *Überzählige stiftförmige Nagezähne* im Oberkiefer (I_2) bei zwei Russenkaninchen (Vater
und Tochter, im Bilde rechts und links). In der Mitte normales Vergleichsstück.
[Nach NACHTSHEIM: Züchtungskde **11**, 273 (1936).]

Abnützung unterbleibt und sie überlang werden. Sie verhindern schließlich Kieferschluß und Nahrungsaufnahme, so daß Tod durch Inanition
sich einstellt.

Schrifttum.

NACHTSHEIM: (a) Kongreßbericht, Bd. 1, VI. Weltgeflügelkongreß 1936. S. 110.
(b) Dtsch. tierärztl. Wschr. **1936** I, 742. (c) Z. Züchtungskde **11**, 273 (1936).

6. Augenkrankheiten.

An vererbbaren Anomalien dieses Organs kommen vor: *Hydrophthalmus* als einfach mendelndes recessives Leiden (VOGT und FRANCE-
SCHETTI, NACHTSHEIM), *Linsentrübungen* als dominantes Merkmal, sowohl
von der starkranken Mutter als auch vom starkranken Vater über ein
gesundes Muttertier vererbbar (KAUFMANN), juveniler Star mit recessivem
Erbgang (NACHTSHEIM), Linsenmißbildungen (v. HIPPEL). Desgleichen
sind Katarakte, Mikrophthalmus, Anophthalmus, Cyclopie, Myopie und
Entropium als erbliche Augenleiden beschrieben worden.

Schrifttum.

HIPPEL, v.: Anat. Anz. **27**, 334 (1905). — KAUFMANN: Klin. Mbl. Augenheilk.
76, 132 (1926). — NACHTSHEIM: Kongreßbericht, Bd. 1, VI. Weltgeflügelkongreß
1936. S. 110.

IV. Avitaminosen und Nährschäden.

Obwohl die kleinen Laboratoriumstiere bei Forschungen über Vitamin-mangelkrankheiten und sonstige Nährschäden geeignete Versuchstiere darstellen, sind die Mitteilungen über das Vorkommen von Spontan-krankheiten dieser Art außerordentlich spärlich.

1. Die selten vorkommende **A-Avitaminose** äußert sich auch beim Kaninchen in Form der bekannten Keratomalacie und im Bereiche der Mundhöhle in Form von pustelförmigen Veränderungen, die an Drüsen und Drüsengruppen der Mundhöhle gebunden sind und durch Umwandlung des Drüsenepithels in ein mehrschichtiges, verhornendes Plattenepithel entstehen. Ähnliche Veränderungen finden sich auch in den weiblichen und männlichen Geschlechtsorganen, in welch letzteren außerdem noch hochgradige Atrophie und Azoospermie mit Sterilität auftritt.

Die bei manchen Tierarten (Schwein, Meerschweinchen, Geflügel) bei dieser Krankheit in verschiedenem Grade hervortretenden nervösen Krankheitszeichen, die auf Entartung von Nervenzellen und Nerven-fasern in Gehirn und Rückenmark beruhen, treten beim Kaninchen in den Hintergrund.

2. Eine **Beri-Beri-ähnliche,** mehrere Tiere eines Bestandes betreffende **Krankheit** ist vom Verfasser beobachtet worden. Berichte im Schrifttum über ähnliche Erkrankungen sind einer Nachprüfung nicht zugänglich. Die Krankheitszeichen bestanden wie bei B1-Avitaminose in ausgesproche-nen Lähmungen der Hintergliedmaßen, Konvulsionen und Krämpfen, denen dieselben Entartungsvorgänge zugrunde lagen wie der typischen B 1-Avitaminose.

3. Das spontane Vorkommen der **C-Avitaminose** (Skorbut) ist bisher beim Kaninchen nicht bekannt geworden.

4. Auch über spontane **Rachitis** beim Kaninchen liegen nur wenige und noch dazu nicht eindeutige Mitteilungen vor. Bei dem von GLEY und CHARRIN mitgeteilten Fall scheint es sich — soweit aus dem makro-skopischen Befund sichere Schlüsse gezogen werden können — um einen einwandfreien Fall zu handeln. Nicht verwertbar sind dagegen die An-gaben von HOLZ und diejenigen des älteren Schrifttums.

Ob beim Kaninchen auch **Osteomalacie** vorkommt, von der ange-nommen wird, daß sie zum mindesten histogenetisch mit der Rachitis wesensgleich ist, ist nicht erwiesen. Bei den von HOENNICKE demon-strierten Fällen könnte es sich um puerperale Osteomalacie gehandelt haben.

5. Ein Nährschaden (vielleicht eine **E-Avitaminose**) liegt wahrschein-lich einer bei Kaninchen auftretenden Muskeldystrophie zugrunde. Durch Verabreichung bestimmter Vitamin-E-armer Futtermischungen ist es MADSON, PAPPENHEIMER und Mitarbeitern gelungen, bei Kanin-chen, Meerschweinchen und Enten ähnliche Veränderungen zu erzeugen.

Vitamin E ist indessen nicht imstande, die Krankheit zu verhindern.
Sie kann von Muttertieren auf die Jungen übertragen werden. Eine
Spontankrankheit dieser Art bei Enten ist neuerdings von SEIFRIED und
HEIDEGGER beobachtet und näher untersucht worden.

Schrifttum.

GLEY et CHARRIN: C. r. Soc. Biol. Paris 3, 409 (1896). — GOETTSCH and PAPPEN-
HEIMER: J. of exper. Med. 54, 145 (1931). — HOENNICKE: Dtsch. med. Wschr.
1906 I, 166. — HOLZ: Verh. Ges. Kinderheilk., 23. Tagg. Stuttgart 1906, 188. —
MADSON, McKAY and MAYNARD: Proc. Soc. exper. Biol. a. Med. 30, 1434 (1933). —
PAPPENHEIMER and GOETTSCH: J. of exper. Med. 53, 11 (1931); 54, 145, (1931);
57, 365 (1933); 59, 35 (1934); Arch. Path. 11, 134 (1931); Proc. Soc. exper. Biol. a.
Med. 34, 522 (1936). — ROGERS, PAPPENHEIMER and GOETTSCH: J. of exper. Med.
54, 167 (1931). — SEIFRIED u. HEIDEGGER: Arch. Tierheilk. 70, 122 (1936). —
WOLF and PAPPENHEIMER: J. of exper. Med. 54, 399 (1931).

V. Geschwülste. Tumoren.

Die Beobachtungen über das spontane Auftreten von Geschwülsten
beim Kaninchen sind verhältnismäßig spärlich. Dies hängt damit zusammen, daß den spontanen Geschwülsten dieses Versuchstieres überhaupt
erst seit Beginn der Periode der experimentellen Geschwulstforschung
größere Beachtung geschenkt wurde. Außerdem erreichen sowohl die
zum Zwecke der Fell- und Fleischgewinnung gezüchteten als auch die
in wissenschaftlichen Laboratorien als Versuchstiere gehaltenen Kaninchen in der Regel kein hohes Alter, das auch bei diesem Tier für
die Entstehung von Geschwülsten prädisponierend wirkt. Immerhin
ist aber in den letzten 25 Jahren eine ganze Anzahl von spontanen
Gewächsen sowohl aus der Gruppe der Bindesubstanz- und Epithel-
geschwülste als auch aus derjenigen der Mischgeschwülste bei dieser
Tierart bekannt geworden. Deren nähere Betrachtung läßt den Schluß
zu, daß auch beim Kaninchen mit dem Vorkommen nicht nur derselben,
sondern auch mit den nämlichen Eigenschaften ausgestatteten Gewächsen
zu rechnen ist, wie bei den übrigen Säugetieren und dem Menschen.

In neuerer Zeit ist von POLSON das Schrifttum über spontane
Gewächse beim Kaninchen eingehend zusammengestellt worden.

1. Allgemeines über Geschwülste des Kaninchens.

Ätiologie. Ob die *Vererbung* bei der Entstehung von Spontantumoren
beim Kaninchen eine Rolle spielt, ist nicht sicher erwiesen. Zwar fand
STILLING unter seinem Tiermaterial, das er jahrelang gezüchtet und genau
beobachtet hatte, nicht weniger als 13 Fälle von Spontantumoren (familiäre
Veranlagung). Auch BELL und HENRICI stellten unter 400 Sektionen
bei zwei erwachsenen Kaninchen desselben Stammes je einen Nieren-
tumor fest. Sichere Schlüsse bezüglich der Frage der Vererbung können
indessen aus solchen Beobachtungen nicht gezogen werden.

Dagegen scheint die *embryonale Keimversprengungstheorie* für die Genese mancher Kaninchengeschwülste Geltung zu besitzen (Fälle von Lubarsch, Nürnberger, Bell-Henrici). Auch Wagner glaubt für die Adenombildungen im Kaninchenuterus die erhalten gebliebenen Uterindrüsen am Rande der Kotyledonen im Anschluß an Gravidität verantwortlich machen zu können. In ähnlicher Weise könnten die Befunde Boycotts erklärt werden. Über einen durch „ausgestreute Ovarialzellen" künstlich erzeugten Tumor wird endlich von Lack berichtet.

Was die *Zusammenhänge zwischen Infektion und Tumorbildung* anbetrifft, so haben Brown und Pearce ein Plattenepithelcarcinom des Scrotums beschrieben, das nach 4 Jahren an der Stelle eines künstlich hervorgerufenen syphilitischen Primäraffektes sich entwickelte. Auch Niessen ist der Auffassung, ein von ihm beobachtetes Gallenblasenadenocarcinom beim Kaninchen sei die Folge einer experimentellen Syphilisinfektion. Von einem Zusammentreffen zwischen Infektion (Streptococcus caviae) mit anschließender Bestrahlung und Tumorentstehung wird endlich von Lacassagne und Vincent bei Kaninchen berichtet.

Besondere Beachtung mit Bezug auf ihren infektiösen Charakter verdienen die einwandfrei durch filtrierbare Virusarten bei Kaninchen verursachten Gewächse (infektiöse Fibromatosis, Papillomatosis und Carcinomatosis). Eingehende Darstellung dieser Geschwulstinfektionen s. unter Kapitel Viruskrankheiten, S. 98.

Sogar Parasiten (Psorospermien) sollen nach Schweizer Tumorentstehung in Kaninchenorganen verursachen können.

Bezüglich der *Reiztheorie* ist bekannt, daß künstlich durch Scharlachölinjektionen (B. Fischer), Teerbepinselung (Yamagiva), Röntgenstrahlen und andere chemische Einwirkungen atypische Epithelwucherungen und echte Geschwülste zu erzeugen sind.

Anfälligkeit. Das *weibliche Geschlecht* beim Kaninchen ist besonders für die Entstehung von Spontantumoren anfällig. Nach der Zusammenstellung von Polson entfielen von 47 Tumoren 89% auf weibliche Tiere.

Wie bei anderen Tierarten nimmt auch beim Kaninchen das Auftreten von Spontantumoren in *höherem Alter* an Häufigkeit zu.

Häufigster Sitz der Kaninchengeschwülste. Frühere Beobachtungen und auch die Zusammenstellung Polsons lassen eindeutig erkennen, daß die Gebärmutter weitaus häufigster Sitz der Spontantumoren des Kaninchens ist und daß in weitem Abstande die Geschwülste der Nieren folgen.

Über **Metastasenbildung** bösartiger Gewächse des Kaninchens liegen zahlreiche Angaben vor, ohne daß eine Bevorzugung irgendeines bestimmten Organes dafür zutage treten würde. So berichten z. B. Brown und Pearce über umfangreiche Tochtergeschwulstbildung eines Hodensackcarcinoms in örtlichen Lymphknoten, Lungen, Nieren, Knochen sowie in

Milz und Leber. In dem oben erwähnten Falle von NIESSEN fanden sich vornehmlich Tochtergeschwülste in Leber, Lymphknoten, Nierenkapsel und Darmserosa. Auch die bekannt gewordenen Fälle von Kaninchensarkomen zeigten Neigung zu ausgesprochener Tochtergeschwulstbildung. So war in WALLNERs Fall eines polymorphzelligen Sarkoms eine Ausbreitung in Herz, Leber, Niere und Milz erfolgt. Das von BAUMGARTNER beschriebene „peritheliale Sarkom" hatte Metastasen in Lunge, Leber und Milz gebildet, und ABERASTURY und DESSY sowie POLSON berichten über Lymphknotenmetastasen von Lympho- und Myosarkomen.

Experimentelle Erzeugung von Metastasen ist STILLING durch Autotransplantation eines Uteruscarcinoms gelungen.

Überpflanzungsversuche. Über die Möglichkeit, primäre Kaninchengewächse auf Tiere derselben Art zu überpflanzen, liegen im Schrifttum verschiedene Mitteilungen vor. SCHULTZE gelang es, ein Sarkom über 12 Generationen auf andere Kaninchen zu überpflanzen. Sowohl mit Geschwulstemulsionen als auch mit Stückchenimpfungen erzielte er 80—100 % Impferfolge. Die überpflanzten Geschwülste erfahren jedoch nach seinen Beobachtungen in den meisten Fällen nach Erreichung eines Höhepunktes eine Rückbildung, die sogar in Selbstheilung übergehen kann. Auch das BROWN-PEARCEsche Plattenepithelcarcinom des Hodensackes konnte über 20 Tierreihen durch Hodenimpfung weiter übertragen werden. KATOs Kaninchengeschwulst ließ sich sogar über 27 Generationen überpflanzen. WALLNER gelang die Transplantation eines Sarkoms durch Injektion einer Geschwulstaufschwemmung in die Blutbahn. Im Gegensatz dazu stehen die mißlungenen Überpflanzungsversuche mit bösartigen Gebärmuttergewächsen (STILLING und BEITZKE, BAUMGARTNER, ABERASTURY und DESSY).

2. Die Geschwülste der verschiedenen Organe.

a) Geschwülste der weiblichen Geschlechtsorgane.

Gebärmutter. Gebärmuttergeschwülste stellen die beim Kaninchen weitaus am häufigsten vorkommenden Spontangewächse dar. Es handelt sich dabei namentlich um *Adenome* und *Adenocarcinome,* seltener um *Myome, Myosarkome.* Verhältnismäßig häufig sind die Beobachtungen über das Vorkommen *epithelialer Gewächse.* Von diesen sind, als beim Kaninchen noch am häufigsten vorkommend, hauptsächlich die Drüsenepithelgeschwülste der Gebärmutter hervorzuheben, deren nähere Kenntnis hauptsächlich den Untersuchungen von STILLING zu verdanken ist. Schon früher ist von MARIE und AUBERTIN ein Fall von *Uteruscarcinom* („Epithelioma cylindrique metatypique") mitgeteilt worden, das in Form von knolligen Geschwulstknoten deren Lumen völlig verschloß, und auch KATASE zeigte in der japanischen pathologischen Gesellschaft zu Tokio ein *Adenocarcinom* der Gebärmutter bei einem Kaninchen vor. Ebensolche Beobachtungen (Adenome) liegen von WAGNER, BOYCOTT sowie von KOYAMA vor. Die weitaus meisten Beobachtungen stammen aber von STILLING und BEITZKE, die *Adenome* und *Adeno-Carcinome* in der Gebärmutter zahlenmäßig 25mal festgestellt haben. Weitere Fälle von Adenocarcinomen sind von KATASE, POLSON, RUSK und EPSTEIN mitgeteilt worden. Eine scharfe Grenze zwischen beiden Gewächsarten läßt sich nach STILLINGs Beobachtungen nicht ziehen, denn es finden sich alle Übergänge von deutlich begrenzten Adenomen bis zu schrankenlos die Nachbarschaft durchwachsenden, zerstörenden Carcinomen (darunter auch soliden und skirrhösen). Die wenigsten der beobachteten Gewächse verhalten sich histologisch wie Adenome; die Mehrzahl muß den Carcinomen zugerechnet werden. Als ihr Ausgangspunkt sind nach STILLING die dem Mesometrium entgegengesetzte Seite der Gebärmutterwand, manchmal auch Teile der Vorder- und Hinterwand anzusehen. Die Geschwülste nehmen ihren Anfang von Drüsengruppen im Bereiche von Schleimhautfalten. STILLING spricht sich entschieden für eine familiäre Veranlagung aus, da die meisten der mit Gewächsen behafteten Tiere denselben Würfen entstammten. Er hat ferner die Erfahrung gemacht, daß die Neubildungen sich in verhältnismäßig kurzer Zeit zu beträchtlicher Größe entwickeln können (1 Jahr). Diese Kaninchenadenome sind auf andere Tiere nicht überpflanzbar, dagegen können sie auf den Träger der Geschwulst selbst durch subcutane, intraperitoneale und intralienale Überpflanzung mit Erfolg übertragen werden.

Mit großer Wahrscheinlichkeit hat auch LACK, der glaubte, künstlich einen *Gebärmutterkrebs* mit Tochtergeschwülsten bei einem Kaninchen erzeugt zu haben, eine spontane Geschwulst vor sich gehabt.

SELINOW sah nach operativer Entfernung einer Niere multiple Knoten eines *Drüsenzellencarcinoms* in der Gebärmutter mit infiltrierendem Wachstum in der Muskelschicht.

Bindegewebsgeschwülste. Gebärmuttermyome sind von Stilling und BEITZKE beschrieben. Sie sitzen in der Regel am Ansatze des Mesometriums und sind nach allen Seiten gut abgegrenzt. In drei Fällen handelte es sich um *Myome mit adenomatösen Bildungen* („Adenomyome"). Von POLSON liegt die Beobachtung eines Myosarkoms in der Gebärmutter vor. Diese war dabei um das Doppelte vergrößert und in der Wand mit großen Knoten besetzt. Das Wachstum war stark infiltrierend.

Milchdrüse. Sehr viel seltener wie Gebärmuttergeschwülste kommen Mammagewächse vor. *Adenocarcinome* sind von MARIE und AUBERTIN sowie von POLSON beschrieben.

Auf künstlichem Wege gelang es FISCHER-WASELS, durch Injektion von Scharlachöl in die Brustdrüse *echte Plattenepithelbildung* mit Verhornung in den Drüsenläppchen der Mamma zu erzeugen. Adenomatöse Hyperplasien mit zum Teil infiltrativem Wachstum wurden von TAKENUCHI durch Einspritzung von Scharlachöl in die Brustdrüse hervorgerufen. Über ein *bösartiges Myxofibrosarkom* der Mamma nach wiederholten Injektionen von Lanolinteer berichtet YAMAGIVA, und BLOCH und DREIFUSS sahen metastasierende Carcinome im Anschluß an Röntgenbestrahlung entstehen.

b) Geschwülste der Nieren und übrigen Harnorgane.

Nieren. Fälle von *Nierenadenomen* sind von BROWN und PEARCE bei Tieren beobachtet worden, die vorher mit Treponema pallida angesteckt worden waren. Ein *papillomatöses Adenom* der Nierenrinde wird von HENSCHEN erwähnt.

Vermutlich *embryonale Nierenadenosarkome* sind von LUBARSCH sowie von STILLING und NÜRNBERGER ermittelt worden. Ähnliche Fälle wurden von OBERLING sowie von BELL und HENRICI mitgeteilt. Die letzteren sprechen dabei von „*Nephroblastomen*". Ein weiteres von POLSON beschriebenes *Nierencarcinom* war ebensowenig auf Kaninchen übertragbar, wie die bisher erwähnten Nierengeschwülste.

Harnblase. In der Harnblasenschleimhaut eines Feldhasen wurde von uns ein *gemischtzelliges Sarkom* festgestellt.

c) Geschwülste der blutbildenden Organe.

Lymphknoten. Über ein wahrscheinlich von einem Mesenteriallymphknoten ausgehendes *Sarkom* ist von MARCHAND Mitteilung gemacht worden.

Ebenfalls ein *Lymphosarkom* beschreiben ABERASTURY und DESSY. Die Geschwulst ging von den Lymphknoten in der Nachbarschaft der Bauchspeicheldrüse aus und erstreckte sich auch in diese hinein. Alle Lymphknoten und sonstigen Organe enthielten zahlreiche Tochtergeschwülste. Das Gewächs konnte nicht übergepflanzt werden. Ob es sich bei dem von SCHULTZE beobachteten *Sarkom* an Unterkiefer, Milz, Leber und Nieren um vom Periost ausgehende Geschwülste oder um leukämische Zustände gehandelt hat, ist nicht sicher zu entscheiden

Milz. Bei einem ausgewachsenen, weiblichen Kaninchen fand Ball einen scharf abgegrenzten Geschwulstknoten in der Milz, der das Bild eines *Adenoms* darbot. Es wird als entwicklungsgeschichtliche Fehlbildung („seroepitheliale Fibroadenomatose, ausgehend von dem Serosaepithel des Peritoneums") angesprochen.

d) Geschwülste der Atmungsorgane.

Über das Vorkommen von *Lungencarcinomen* wird von SCHMORL sowie von PETIT berichtet.

Künstlich konnte FISCHER-WASELS durch wiederholte intravenöse Injektionen von Kreosotgranugenol *adenomatöse, krebsähnliche Wucherungen* in den Lungen bei Kaninchen hervorrufen. Von KAWAMURA liegt ein Bericht über künstlich erzeugte *Epithelmetaplasien* in der Trachealschleimhaut vor.

e) Geschwülste der Verdauungswege.

Mundhöhle. *Rundzellensarkome* des Ober- und Unterkiefers wurden von KATASE vorgewiesen. Ein weiteres *großzelliges Sarkom* am rechten Unterkiefer mit Tochtergeschwülsten in Milz, Leber und Nieren ist von SCHULTZE festgestellt worden.

YUKUTA KON konnte durch langdauernde Fütterung von Lanolin *Papillome* der Zunge, Lippen und des Gaumens erzeugen.

Magen. Magengeschwülste scheinen beim Kaninchen zu den großen Seltenheiten zu gehören. Im Schrifttum liegt eine Aussprachebemerkung SCHMORLs über einen *Kardiakrebs* sowie eine Angabe von BRAUN-BECKER über „*krebsartige Bildungen*" auf der Magenschleimhaut vor. Letztere wurden histologisch aber nicht untersucht.

Langdauernde Lanolinfütterung führt nach den Untersuchungen von YUKUTA KON zur Entstehung *adenomatöser Wucherungen* der Magenschleimhaut.

Darm. Auch Darmgeschwülste gehören zu den Seltenheiten. POLSON fand ein übermaulbeergroßes *Papillom* am Rande der Ileocöcalklappe. HEIM und SCHWARTZ beobachteten einen walnußgroßen Tumor am Dünndarm, der aus undifferenzierten Elementen und soliden epithelialen Strukturen bestand und in der Milz gleich aufgebaute Tochtergeschwülste aufwies.

Netz. Ein *Lymphosarkom* mit zahlreichen Tochterknoten in den Lungen wurde von FELDMANN nachgewiesen. Ein weiterer fraglicher primärer Netztumor *(Angiosarkom, peritheliales Sarkom)* mit ausgedehnten Metastasenbildungen in Lungen, Zwerchfell, Milz, Leber, Nieren, Gebärmutter und Darmlymphknoten ist von BAUMGARTEN festgestellt worden.

Leber. Im Schrifttum sind lediglich 3 Fälle von primären Leber- bzw. Gallengangsgeschwülsten *(Rundzellensarkome)* beim Kaninchen niedergelegt (SCHWEIZER, KATASE). Ein *Adenocarcinom der Gallenblase* ist von NIESSEN beschrieben. REZEK und LAUDA beschreiben ein *multilokuläres Cystom* in der Leber eines Kaninchens.

Durch langdauernde Fütterung von Scharlachrotfett mit Lecithinzusatz entstand bei von M. B. SCHMIDT angestellten Versuchen beim Kaninchen einmal ausgedehnte *Adenombildung* in der Leber.

f) Geschwülste der innersekretorischen Drüsen.

Hypophyse. Die Zusammenstellung der Kaninchengeschwülste von POLSON weist ein *Adenom* auf, das im Lobus anterior dieses Organs seinen Sitz hatte. Über ein *Hypophysenteratom* berichtet MARGULIES, über ein solches an der Hirnbasis SHIMA.

Nebenniere. Ein von den Nebennieren ausgehendes *Sarkom* wird von BOYCOTT und PEMBEREY erwähnt. Die Geschwulst saß bilateral in den Nieren und Nebennieren.

Histologisch bestand sie aus runden Zellen, die größer waren und mehr Zelleib aufwiesen wie Lymphocyten.

g) Geschwülste des Zentralnervensystems und seiner Hüllen.

SHIMA beobachtete ein *Teratom* an der Hirnbasis. Es hatte in der Gegend des Tuber cinereum seinen Sitz, griff auf den Gyrus piriformis über und reichte lateralwärts bis zum Tractus opticus.

Histologisch war die Geschwulst aus zahlreichen, zum Teil von Bindegewebe umgebenen Cysten zusammengesetzt. Daneben fanden sich Knorpel, Schleim- und Speicheldrüsen, typische Fundusdrüsen, Inseln von Nervensubstanz sowie Flimmerhaare.

Lipome sind von Lehmann im Rückenmark beobachtet worden.

h) Geschwülste des Knochen-Stütz- und Muskelapparates.

Das Vorkommen einer umfangreichen *Sarkomgeschwulst* am Ellbogenhöcker eines belgischen Riesenrammlers hat Becker veröffentlicht.

Nachdem Lacassagne und Vincent Bakterienkulturen (Streptobacillus caviae) Kaninchen unter die Haut gespritzt und die Infektionsbezirke zu therapeutischen Zwecken bestrahlt hatten, sahen sie im Verlaufe von mehreren Monaten in einem Falle ein *Osteosarkom* am Unterschenkel auftreten. Bei zwei anderen Tieren entwickelten sich nach derselben Behandlung ein *Spindelzellensarkom* und ein *Rhabdomyosarkom* am Unterschenkel. Die Autoren glauben, daß die Vorbehandlung für die Entstehung bösartiger Tumoren eine gewisse Eignung schaffe.

i) Geschwülste der äußeren Haut.

Von Brown und Pearce sowie von Allen liegt eine ausführliche Mitteilung über bösartige, überpflanzbare *Plattenepithelcarcinome* an der Hodensackhaut vor. Ein *Spindelzellensarkom* im subcutanen Gewebe des Rückens ist von Kato beschrieben. Über die bei infektiöser *Myxomatosis*, *Papillomatosis* und *Fibromatosis* auftretenden Hautgeschwülste siehe S. 103.

k) Geschwülste der pigmentbildenden Gewebe.

Über multiple *melanoplastische Sarkome* (Lungen, Leber, Nieren, Hoden, Muskulatur, Lymphknoten) wird von Sustmann berichtet.

Anhang: Geschwülste unbekannter Herkunft.

Ein *polymorphkerniges Sarkom mit Riesenzellbildungen*, von dem fast alle inneren Organe durchsetzt waren, ist von Wallner beschrieben worden. Der Primärtumor konnte nicht ermittelt werden.

Der Fall Wallners verdient besonders deshalb Beachtung, weil es sich hier um eine transplantable Geschwulst handelte. Sie konnte durch intravenöse Einverleibung einer Sarkomzellenaufschwemmung auf ein gesundes junges Tier übertragen werden. Auch Schultze gelang in seinem Falle die Überpflanzung auf 3 Kaninchen durch Verbringen von Geschwulststückchen unter die Nackenhaut. Bei einem der drei Tiere entwickelte sich eine pflaumengroße Geschwulst mit Tochtergeschwulstbildung in den örtlichen Lymphknoten und in den Nieren. Auch mit den Lymphknotenmetastasen war die Weiterverimpfung erfolgreich, besonders wenn die Lidbindehäute oder die vordere Augenkammer als Ort der Einimpfung gewählt wurden (in 80—100%). Während bei einem Teil der Tiere eine Art Heilung eintrat, entstanden bei einem anderen Teil der Geschwulstträger Tochtergeschwülste, besonders in den Nieren. Die von Happe mit demselben Material fortgesetzten Übertragungsversuche führten zu ähnlichen Ergebnissen.

In der Zusammenstellung von Polson erscheinen folgende weitere Geschwülste, über deren Ausgang nähere Angaben nicht gemacht sind: zwei Fälle von *Myxo-*

sarkom, von denen der eine erfolgreich überpflanzt werden konnte, ein Fall von *Spindelzellensarkom* und ein als „*Medullarcarcinom*" bezeichnetes Gewächs an der rechten Nackenseite.

Endlich ist noch ein Befund von MEYENBURG zu erwähnen, der an der Einheilungsstelle eines Fetus in der Bauchwand ein hühnereigroßes *Sarkom* sich ausbilden sah.

Schrifttum.

ABERASTURY et DESSY: Rev. Sudam de C. M. 1 (1904); Ref. Z. Krebsforsch. 1, 257 (1904). — ALLEN: J. of exper. Med. 41, 691 (1925). — BALL: J. of Path. 1926/29, 239. — BAUMGARTEN: Zbl. Path. 17, 769 (1906). — BELL and HENRICI: J. Canc. Res. 1, 157 (1916). — BOYCOTT: Proc. roy. Soc. Med., path. III 4, 225 (1910/11). — BOYCOTT and PEMBEREY: J. of Path. 17, 130 (1912). — BROWN and PEARCE: J. of exp. Med. 37, 60 (1923). — FELDMANN: J. Canc. Res. 2, 436 (1927); Amer. J. Path. 5, 497 (1928). — FISCHER: Münch. med. Wschr. 1906, 2041. — FÖLGER: Erg. Path. 18 (1917). — GIERKE, v. Verh. dtsch. path. Ges. 1914, 385. — HAPPE: 39. Verslg dtsch. ophthalm. Ges. 1913. — HEIM u. SCHWARTZ: Anatomie und Pathologie der Spontanerkrankungen der kleinen Laboratoriumstiere von Jaffé. Berlin: Julius Springer 1931. — HENSCHEN: Handbuch der pathologischen Anatomie der Haustiere von Joest, Bd. 3. 1919. — KATASE: Verh. jap. path. Ges. 1912 II, 89. — KATO: Ref. 6. Congr. Assoc. trop. med. Tokyo Canc. Rev. 1927, 202; Trans. jap. path. Soc. 1923, 194. — KOYAMA: Gann (jap.) 21, 1927. — LACASSAGNE et VINCENT: C. r. Soc. Biol. Paris 100, 249 (1929). — LEHMANN: Berl. tierärztl. Wschr. 1890, 317. — LUBARSCH: Zbl. Path. 16, 342 (1905); Erg. Path. 6, 958 (1901). — MARCHAND: Verh. dtsch. path. Ges. 1913, 365. — MARIE u. AUBERTIN: Bull. Assoc. franç. Étude Canc. 4, 253 (1911). — MARGULIES: Neur. Zbl. 1901, 1027. — MEYENBURG, v.: Virchows Arch. 254, 563 (1925). — NIEBERLE: Kleintier und Pelztier 1935, 1. — NIESSEN, v.: Dtsch. tierärztl. Wschr. 1913, 637; Z. Krebsforsch. 24, 272 (1926). — NÜRNBERGER: Beitr. path. Anat. 52, 523 (1912). — OBERLING: Bull. Assoc. franç. Étude Canc. 16, 708 (1927). — PETIT: Trav. 2. Confér. internat. Étude Canc. 1910, 209. — POLSON: J. of Path. 30, 603 (1927). — REUTER: Tierärztl. Rdsch. 1922, 69. — RUSK u. EPSTEIN: Amer. J. Path. 3 (1927). — SCHULTZE: Verh. dtsch. path. Ges. 1914, 382, 358. — SCHWEIZER: Virchows Arch. 113, 209. — SELINOW: Ref. Zbl. Path. 19, 122 (1907). — SHATTOCK: Trans. path. Soc. Lond. 51, 56 (1900). — SHIMA: Ber. Wien. neur. Inst. 14 (1908). — STIEDA: Virchows Arch. 32, 132 (1865). — STILLING u. BEITZKE: Virchows Arch. 214, 358 (1913). — SUSTMANN: Dtsch. tierärztl. Wschr. 1922 I, 402. — WAGNER: Zbl. Path. 16, 131 (1905). — WALLNER: Z. Krebsforsch. 18, 215 (1921).

VI. Vergiftungen.

Sie kommen sehr selten vor, weil den in Zuchten und Laboratorien gehaltenen Tieren im allgemeinen Gelegenheit zur Aufnahme von Giftstoffen nicht gegeben ist. Am ehesten noch können sich Vergiftungen beim Kaninchen durch **pflanzliche Giftstoffe** ereignen, die mit dem Futter verabreicht werden.

a) Mutterkornvergiftung.

Über diese liegen von SUSTMANN verschiedene Beobachtungen vor.

Das Mutterkorn (Secale cornutum) stellt die Dauerform eines Kornpilzes (Claviceps purpurea) dar, der auf Roggen, seltener auf anderen Getreidearten und auf Gräsern parasitiert. Er stellt walzenförmige, dreikantige, 2—4 cm lange und bis zu $^1/_2$ cm dicke, schwarzviolette, innen weiße Gebilde dar. In gewissen Jahrgängen tritt er besonders gehäuft auf und besitzt in getrocknetem Zustande derbe Konsistenz. Auf die wirksamen Bestandteile des Mutterkorns kann hier nicht eingegangen werden.

Die **klinischen Symptome** bestehen in schwerer Gangrän und Mumifikation verschiedener Körperteile, namentlich der Zehenenden (mit Verlust der Krallen), aber auch der Ohrspitzen. Im weiteren Verlaufe wird Abfallen der Zehenstummel sowie Benagen dieser Teile (Juckreiz) beobachtet. Gleichzeitig gehen die Tiere lahm; auch Speichelfluß, Erbrechen, Durchfall, Taumeln, Zittern und Krämpfe können sich einstellen. Die *Krankheit verläuft im allgemeinen langsam* und führt nach etwa 14 Tagen zum Tode.

Pathologische Anatomie. Bei der Zerlegung können im Magen- und Darmkanal meistens entzündliche Veränderungen nachgewiesen werden.

In den von SUSTMANN beobachteten Fällen traten die Vergiftungen im Anschluß an die Verfütterung von Roggen, hauptsächlich bei Jungtieren auf. Secale cornutum wurde im Futter nachgewiesen. Nach Vornahme eines Futterwechsels kamen weitere Erkrankungsfälle nicht mehr vor.

Behandlung. Futterwechsel, Abführmittel (Istizin 0,15—0,5), chirurgische Behandlung der Nekrosen.

b) Lupinenvergiftung.

Vergiftungen durch Verfüttern von gelben Lupinen an Kaninchen sind von DOBBERSTEIN und WALKIEWICZ beobachtet und sowohl bei der spontanen als auch bei der künstlich erzeugten Krankheit eingehend studiert worden.

Die *Art des in den Lupinen enthaltenen Giftes*, das auch für zahlreiche andere Tiere krankmachende Wirkung besitzt, ist noch nicht vollkommen klargestellt. Dämpfe von zwei Atmosphären Druck zerstören es, trockene Wärme ist dagegen ohne Einwirkung. In schwach alkalischem Wasser erfolgt die Lösung des Giftes, nicht aber in Alkohol oder Glycerin. Nach neueren Untersuchungen besteht die Giftigkeit der Lupinen in ihrem Gehalt an den Alkaloiden Lupanin, Lupinin und Lupiniden (Spartein), die zusammen etwa 1% ausmachen.

Die Krankheit nimmt beim Kaninchen einen ausgesprochen chronischen Verlauf; **klinische Symptome** treten im allgemeinen nicht vor.

Pathologische Anatomie. Bei der *Sektion* finden sich namentlich in der Leber Veränderungen, die zum Teil stark an Lebercirrhose, zum Teil an chronische Phosphorvergiftung erinnern. Das Organ ist in der Regel verkleinert und geschrumpft, am freien Rande eingekerbt und von außerordentlichem Härtegrad. Die Kapsel weist flache, furchenartige Einschnürungen auf, seltener ausgesprochene Granulierung der Oberfläche.

Histopathologisch kommt es zum Glykogenschwund sowie zu lebhafter, vielfach pathologische Formen annehmender Leberzellneubildung, an die sich eine schneller oder langsamer verlaufende zentroacinöse, braune Atrophie anschließt. Nach mehrmonatiger Fütterung entwickelt sich eine von den Zentralvenen ausgehende Lebersklerose mit Neubildungsherden des Lebergewebes, wodurch weitgehender Umbau des Organs herbeigeführt werden kann.

Die bei der akuten Lupinose der Schafe, Ziegen, Pferde, Hunde u. a. nachweisbaren Entartungen der Nieren sowie Herz- und Skeletmuskelverfettungen, kommen bei der chronisch verlaufenden Vergiftung des Kaninchens nicht vor.

Behandlung. Futterwechsel.

Vergiftungen mit **mineralischen Giften** sind selten. Es kommen vor:

c) Phosphorvergiftung.

Zufällige Aufnahme oder absichtliche, böswillige Verfütterung phosphorhaltiger Ratten- oder Mäusegifte.

Die **klinischen Symptome** bestehen in Traurigkeit, Mattigkeit, Schlafsucht, Schmerzhaftigkeit und sind im allgemeinen wenig kennzeichnend.

Pathologische Anatomie. Am Inhalt des Magens und Darmes sind kennzeichnender Phosphorgeruch, Entwicklung von Dämpfen mit Leuchten im Dunkeln festzustellen. Die Magen- und Darmschleimhaut ist geschwollen, ödematös gerötet und mit Blutungen besetzt. Auch Epithelverluste infolge Veratzung kommen vor. Blutungen können auch in anderen Organen (am Herzen) nachweisbar sein.

Behandlung. Magenspülungen mit 2—3%igen Lösungen von übermangansaurem Kali; Verabreichung gebrannter Magnesia (mit Wasser 1:50) oder Kalkwasser löffelweise; Herzmittel.

d) Salpetervergiftung.

Aufnahme von Kalisalpeter, Chilesalpeter oder von Futter, das in Düngemittelsäcken aufbewahrt war.

Klinische Symptome. Würgen und Erbrechen, Aufblähen, Leibschmerzen, Durchfall, unter Umständen Lähmungen und Tod.

Pathologische Anatomie. Schwere blutige Magen- und Darmentzündung. Bisweilen Nierenentzündung.

Behandlung. Verabreichung von Wasser oder Schleimsuppen. Herzmittel.

Schrifttum.

BECKER: Arch. Tierheilk. **25**, 212 (1899). — BRAUN-BECKER: Kaninchenkrankheiten. Leipzig 1919. — DOBBERSTEIN u. WALKIEWICZ: Virchows Arch. **291**, 695 (1933). — FRÖHNER: Lehrbuch der Toxikologie für Tierärzte. Stuttgart: Ferdinand Enke 1919. — RAEBIGER: Jäger-Ztg **61**, 129. — SUSTMANN: Dtsch. tierärztl. Wschr. **1923 I**, 463.

VII. Sporadische Krankheiten.

A. Erkrankungen der Haut und der Haare.

Gegenüber den durch tierische oder pflanzliche Parasiten verursachten Hauterkrankungen treten die nicht ansteckenden, auf äußeren oder inneren Ursachen beruhenden in den Hintergrund.

a) Bißwunden und ihre Folgen.

Am häufigsten werden Bißwunden beobachtet, die die Tiere sich gegenseitig beibringen. Sie kommen an allen Stellen des Körpers vor, ganz besonders aber an den Extremitäten, an den Ohren und bei männlichen Tieren am Hodensack. Die Verletzungen sind oft so tiefgehend, daß sie an den Gliedmaßen bis auf den Knochen reichen, und daß die Hoden bisweilen freigelegt werden (eigene Beobachtungen). Im

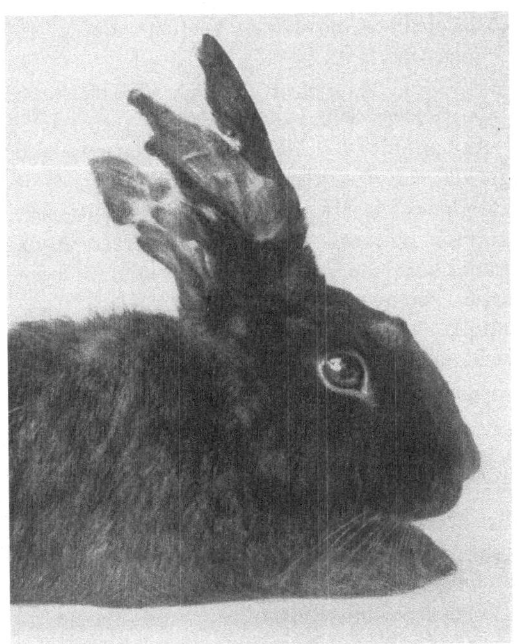

Abb. 88. Folgezustand nach Bißverletzungen an den Ohren.

Anschluß an solche Wunden, wie sie auch noch durch andere traumatische Einwirkungen entstehen können, entwickeln sich nicht selten langwierige *Eiterungen, Geschwüre, Abscesse und Pyämien.* Wenn Heilung erfolgt, so geschieht dies meist unter deutlicher Narbenbildung. An den Ohren ist dies von Nachteil, weil dadurch die Vornahme von Einspritzungen in die Blutgefäße behindert, wenn nicht gar unmöglich gemacht wird (Abb. 88).

Behandlung. Nach den Grundsätzen der Chirurgie.

b) Hautentzündungen.

Hautentzündungen verschiedenen Grades (Hyperämie, Ödem, eitrige, blutige, nekrotisierende Hautentzündung, Pustel- und Absceßbildung) und *Ekzeme* können durch mechanische Einwirkungen (Staub, Schmutz, Reiben, Kratzen, Scheuern) sowie durch chemische und thermische Einflüsse zustande kommen.

Behandlung mit Aphlogolsalbe, Lenizetsalbe, Bor- und Zinksalbe.

c) Wunde Läufe.

Sie sind ursächlich auf unsaubere, feuchte Stallungen, schlechte, rauhe und nasse Beschaffenheit des Streumaterials bei gleichzeitigem Mangel an Auslauf zurückzuführen.

Die **klinischen Symptome** bestehen im Ausfallen der Haare an der Unterseite der Läufe, in mehr oder weniger hochgradigen Entzündungszuständen und Geschwüren im Bereiche der Sohlen- und Ballenhaut, verbunden mit hochgradiger Lahmheit. Die kranken Läufe werden in der Regel weit unter den Leib gezogen, so daß die Tiere nahezu hundesitzige Stellung einnehmen.

Behandlung. Abstellung der Ursachen. Bepinselung mit Jod oder Aphlogol. Eventuell Anlegen von Verbänden.

d) Haarwechselstörungen.

Der in der Regel im Frühjahr und im Herbst erfolgende Haarwechsel ist ein physiologischer Vorgang, bei dem das alte Haarkleid abgeworfen und durch ein neues ersetzt wird.

Es ist wissenswert, daß in trockenen und warmen Sommermonaten der Haarwechsel bisweilen frühzeitiger und schneller erfolgt, besonders bei Tieren, die viel freien Auslauf genießen. Da die Tiere während dieser Zeit gegen Erkältungen und andere Krankheiten weit anfälliger sind als sonst, ist es ratsam, sie warm zu halten, vor Kälte und Nässe zu schützen, reichlich und gut zu ernähren und ihnen sorgfältige Wartung und Pflege angedeihen zu lassen.

Eine Verzögerung des Haarwechsels wird bisweilen bei alten, schlecht genährten Tieren beobachtet.

e) Haarausfall. Alopecie.

Angeborener Haarausfall beim Kaninchen wurde von HELLER beobachtet. Die Haut des betreffenden Tieres war sehr dünn, die Haare waren spärlich verteilt und nur in einer einzigen, ziemlich tiefen Zone der Cutis angeordnet.

Haarausfall bei älteren Tieren und außerhalb des Haarwechsels muß den Verdacht stets auf parasitäre Hauterkrankungen hinlenken (S. 190). Es soll zwar beim Kaninchen umschriebene und allgemeine Alopecie auch infolge von Ernährungsstörungen (Trophoneurosen) und Blutarmut beobachtet werden. Sie ist aber verhältnismäßig selten.

Behandlung. In den meisten Fällen aussichtslos und deshalb überflüssig.

Schrifttum.

BRAUN-BECKER: Kaninchenkrankheiten. Leipzig 1919. — HELLER: Die vergleichende Pathologie der Haut. Berlin: August Hirschwald 1910. — SCHWARTZ and SHOOK: Rabbit Parasites and Diseases. U. S. Department of Agricult. Farm. Bull. **1928**, Nr 1568. — SUSTMANN: Tierärztl. Rdsch. **1912**, 179. — ZÜRN: Kaninchenkrankheiten. Leipzig 1894.

B. Krankheiten der Mundhöhle, Zähne und Kiefer.

a) Speichelfluß. Stomatitis vesiculosa.

Die unter der Bezeichnung „Speichelfluß" bekannte, als selbständiges Leiden sporadisch auftretende Krankheit, soll nach SUSTMANN teilweise seuchenähnlich auftreten und in einzelnen Beständen nicht selten zu Massenerkrankungen Veranlassung geben. Sie befällt hauptsächlich Kaninchen hochgezüchteter Rassen und unter diesen besonders die jüngeren Tiere, bei denen die Sterblichkeitsziffer bis zu 50% betragen kann.

Ätiologie. Für die Entstehung dieser Krankheit werden verschiedene Umstände verantwortlich gemacht. In der Mehrzahl der Fälle soll ihr Auftreten mit Futterschädlichkeiten im Zusammenhange stehen. Im besonderen sollen nasse, verdorbene, faule, mit Schimmel- und Rostpilzen befallene Futtermittel, schlechte und unreine Einstreu (altes Kistenstroh) und gewisse Giftpflanzen ursächlich eine Rolle spielen. Auch mechanische, im Anschluß an die Aufnahme von harten, stechenden und ätzenden Futterstoffen (Getreidegrannen, Fichtennadeln, Disteln, hartem Heu usw.) entstandene Reize und Verletzungen sind imstande, das Krankheitsbild des „Speichelflusses" herbeizuführen. Im Hinblick auf das bisweilen seuchenhafte Auftreten der Krankheit ist es nicht ausgeschlossen, daß hierbei ein infektiöses Agens primär oder sekundär im Spiele ist (s. Pocken, S. 98).

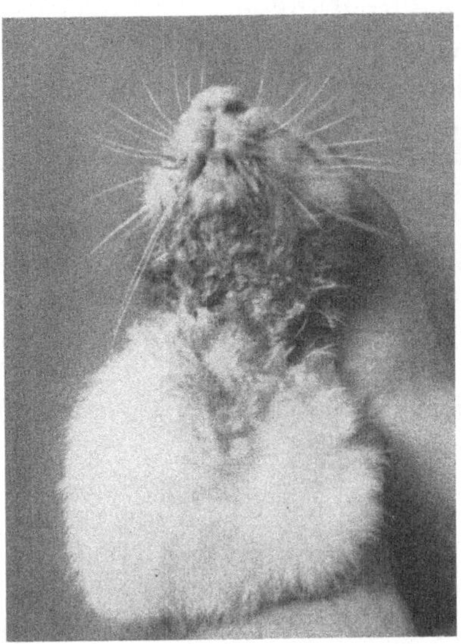

Abb. 89 *Speichelfluß* beim Kaninchen.

Die **klinischen Symptome** beginnen mit Teilnahmslosigkeit, verminderter oder ganz aufgehobener Freßlust und mit allmählich immer mehr zunehmendem Speichelfluß. Das Fell wird nach und nach glanzlos und struppig. Der reichlich aus der Mundspalte fließende, zum Teil übelriechende, meist klare und schaumige Speichel bedeckt die Lippenränder, die Schnauze sowie die Haare im Bereiche des Kehlganges, der Unterbrust und der Vorderpfoten, so daß diese Teile dauernd feucht und die Haare in geringerem oder größerem Umfange verklebt erscheinen (Abb. 89). (Die auf diese Weise entstehende „feuchte Nase" wird auch beim ansteckenden Schnupfen und bei der Coccidienrhinitis beobachtet.) Im späteren Verlaufe der Krankheit tritt Durchfall ein, der im Zusammenhange mit dem Aufhören der Futteraufnahme, allgemeiner Entkräftung und zum Teil hochgradiger Abmagerung den Tod der Tiere im Gefolge haben kann. Bei gutartigem Verlaufe erfolgt bereits nach wenigen Tagen Heilung.

Pathologische Anatomie. Die Krankheit ist gekennzeichnet durch das Vorhandensein kleiner, weißlicher, meist runder, stecknadelkopfgroßer Knötchen und Bläschen an den Rändern der Lippen, der Spitze und den Seitenflächen der Zunge sowie im Bereiche der übrigen Mundschleimhaut. Daneben kommen auf der Schleimhaut Epithelverluste von unregelmäßiger Form und Größe zu Gesicht, die zum Teil mit einem grau-weißen Schorfe bedeckt, zum Teil mit weißem Grunde versehen sind. In anderen Fällen können die Veränderungen in der Mundhöhle lediglich auf leichte Rötung der Mund- und Rachenschleimhaut oder auf das Vorhandensein von in die Schleimhaut eingespießten Grannen und Distelstacheln sich beschränken. An den Speicheldrüsen sind Veränderungen im allgemeinen nicht feststellbar.

Auch die übrige Sektion ergibt außer einem bisweilen vorhandenen Katarrh der Schleimhaut des Darmes und einer nicht selten hochgradigen Bauchwassersucht keine Besonderheiten.

Die **Behandlung** bestcht in der Abstellung der Krankheitsursachen, d. h. in frühzeitigem Futterwechsel, einer Maßnahme, durch die die Krankheit meist in günstigem Sinne zu beeinflussen ist.

b) Verlängerung der Schneidezähne.

Eine solche wird bei Kaninchen, besonders bei älteren, nicht selten beobachtet. OWEN hat Fälle mitgeteilt, bei denen durch Abbrechen eines Incisivus dessen Antagonist — weil er nicht in Reibung kam — so anwuchs, daß er im Bogen in den Gaumen eindrang. Es sind sogar Fälle bekannt, bei denen die Verlängerung eines Zahnes im Kreise erfolgte, so daß die umgebogene Spitze in die Alveole eindrang. Solche Bildungen kommen unter natürlichen Verhältnissen durch ungleichmäßige Abnutzung der Zähne und durch infolgedessen eintretende Abweichungen in der Kieferstellung zustande. GOUBEAUX bezieht sie auf eine Deviation des Oberkiefers und CLAUDE BERNARD beschuldigt dafür motorische Kaumuskellähmungen (wie sie nach Durchschneidung des fünften Nerven auftreten), die ebenfalls eine Abweichung des Kieferschlusses im Gefolge haben (s. auch bei Erbkrankheiten, S. 205).

Solche verlängerte Schneidezähne können die Nahrungsaufnahme nicht nur erschweren, sondern sogar unmöglich machen.

Behandlung. Abkneifen derartiger Zähne und Beraspelung bis zu genügender Reibung und Mundschluß.

c) Zahnfäule und eitrige Zahnfachentzündung.

Zahncaries und eitrige Alveolarperiostitis.

Beide Zustände sind beim Kaninchen keine Seltenheit. Die Alveolarperiostitis ist im besonderen dadurch ausgezeichnet, daß der Prozeß die Neigung besitzt, auf den Tränenkanal, die Orbita und die Kieferknochen fortzuschreiten. Auf diese Weise kommen Veränderungen zustande, wie sie von SUSTMANN unter der Bezeichnung „eitriger Kieferkatarrh" beschrieben worden sind. Der Vorgang wäre besser mit dem Ausdruck „eitrige Osteomyelitis des Unterkiefers" gekennzeichnet.

15*

d) Eitrige Osteomyelitis des Unterkiefers.

SUSTMANN sowie SEIFRIED hatten wiederholt Gelegenheit, solche Fälle zu verfolgen und pathologisch-anatomisch zu untersuchen. Die Krankheit kommt mit großer Wahrscheinlichkeit durch Verletzungen zustande, wie sie durch hartes Futter oder durch Einspießen von Fremdkörpern zwischen Zahnfleisch und Zähnen nicht selten entstehen. Auch beim Abzahnen kann es zu Eiterungsvorgängen kommen, die auf das Periost und die Kieferknochen übergreifen.

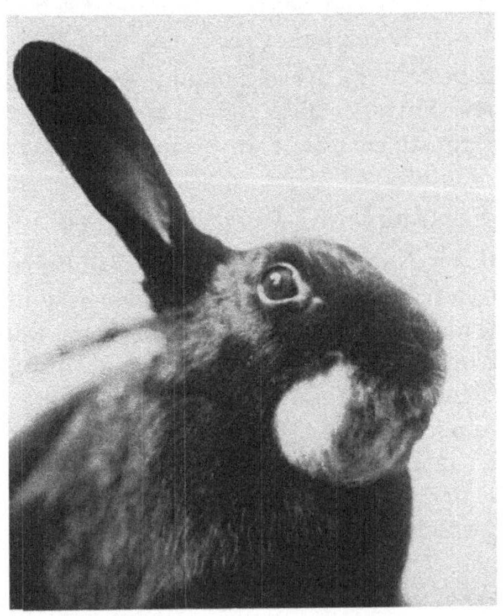

Abb. 90. *Folgezustand nach eitriger Alveolarperiostitis.* Großer Absceß im Bereiche des Unterkiefers mit teilweiser Zerstörung der Unterkieferäste.

Die **klinischen Symptome** treten zunächst wenig hervor; am ehesten wird noch Tränenfluß oder auch starker Speichelfluß beobachtet (eigene Beobachtung). Später lassen sich aber durch Betasten an den Kiefern zum Teil umfangreiche, harte, bisweilen auch fluktuierende Auftreibungen feststellen, die zunächst den Verdacht auf Aktinomykose hinlenken (Abb. 90).

Pathologische Anatomie. Bei näherer Untersuchung ergibt sich, daß diese Auftreibungen Eiteransammlungen mit Einschmelzung der Knochensubstanz darstellen und mit den Zahnalveolen in unmittelbarer Verbindung stehen. Beim Sitz der primären Veränderungen im Oberkiefer werden häufig Tränenkanal und Orbita in Mitleidenschaft gezogen; geht der Prozeß dagegen vom Unterkiefer aus, so werden nicht nur größere Teile der Unterkieferäste eitrig eingeschmolzen, sondern es können auch zum Teil umfangreiche Vorwölbungen an den Unterkieferknochen entstehen (Abb. 91), die entweder von dünnen Knochenlamellen oder nur vom Periost umgeben sind und zähe, gelblichweiße, pastenähnliche Eitermassen enthalten (Staphylokokkeneiter). Gleichzeitig werden auch umfangreiche Absceßbildungen im Kehlgange (Abb. 91) und in der Ohrspeicheldrüsengegend sowie Schwellungen und Eiterbildungen in den benachbarten Lymphknoten beobachtet.

Hierher gehören auch die von JAKOB beobachteten, mit dem Abzahnen im Zusammenhange stehenden Absceßbildungen im Bereiche des Auges und der Kiefer.

Bei der **Diagnose** muß die Kieferaktinomykose mit in Betracht gezogen werden (S. 96). Experimentelle Bleivergiftungen beim Kaninchen sollen zu ähnlichen Veränderungen führen.

Behandlung. Da der Vorgang im allgemeinen erst erkannt wird, wenn er bereits größeren Umfang angenommen hat, ist eine Behandlung wenig aussichtsreich. Auch bei gründlichem chirurgischem Vorgehen kriecht in der Regel die Eiterung in der Knochenspongiosa weiter und führt zu dauernden Rezidiven. Aus diesem Grunde ist frühzeitige Abschlachtung anzuraten.

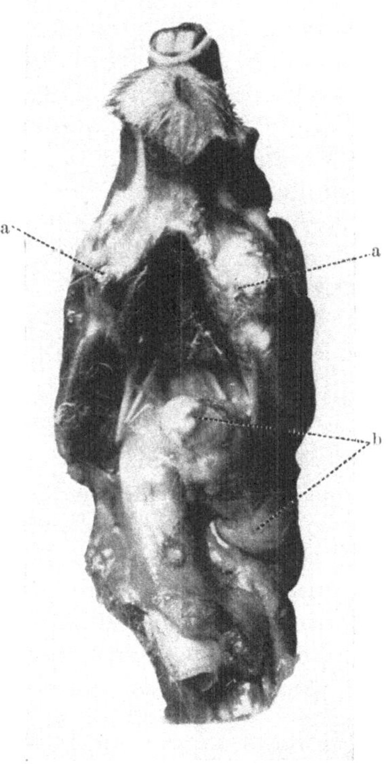

Abb. 91. *Eitrige Alveolarperiostitis.* Knotige Vorwölbungen an den Unterkieferästen mit Einschmelzung der Knochensubstanz (a). Vergrößerung und Vereiterung der örtlichen Lymphknoten (b).

Schrifttum.

ALEZAIS: C. r. Soc. Biol. Paris **1907**; Jber. Vet.med. **27**, 228 (1908). — HUTYRA u. MAREK: Spezielle Pathologie und Therapie der Haustiere, 6. Aufl., Bd. 2. Jena 1922. — KITT: Lehrbuch der pathologischen Anatomie der Haustiere, Bd. 1. Stuttgart: Ferdinand Enke 1921. — SANDIG: Tierärztl. Rdsch. **1924**, 65. — SUSTMANN: (a) Tierärztl. Rdsch. **1913**, 135. (b) Tierärztl. Rdsch. **1913**, 81. (c) Tierärztl. Rdsch. **1915**, 101. (d) Dtsch. tierärztl. Wschr. **1921** I, 249. (e) Erfahrungen über Kaninchenseuchen. Leipzig: Alfred Michaelis.

C. Krankheiten der Verdauungsorgane.

a) Trommelsucht, Blähsucht, Aufblähung, Tympanitis.

Sie ist die Folge von Diätfehlern und kommt häufig zur Entstehung nach zu reichlicher Verfütterung von frischem Klee, von nassem Gras, von erhitztem und in Gärung übergegangenem Futter. Schlecht ventilierte, dumpfe und feuchte Stalluft sowie zu frühes Absetzen der Jungen leisten der Entstehung der Krankheit Vorschub. Auch die Coccidiose kann ursächlich eine Rolle spielen (s. S. 127).

Klinische Symptome. Die *Krankheit* äußert sich in außerordentlich starker Auftreibung des Leibes (Trommelschall), großer Aufgeregtheit und Erstickungsanfällen infolge Gasentwicklung im Magen. Sie führt besonders bei jungen Tieren, die mit Vorliebe befallen werden, häufig innerhalb weniger Stunden zum Tode.

Pathologische Anatomie. Bei der Zerlegung ergeben sich als *Todesursache* Riß der äußerst erweichten Magenwand, abnormer Druck des gasgeblähten Magens auf die großen Gefäße des Hinterleibes und dadurch bedingte Kreislaufstörungen, Druck auf das Zwerchfell, Raumbeengung in der Brusthöhle und als unmittelbare Folge davon Atmungsstörungen und Erstickung.

Prophylaxe. Langsamer und vorsichtiger Übergang zur Grünfütterung, namentlich bei jungen Tieren. Eventuell Beimengung von pulverisierter Holzkohle oder von Rohluizym zum Futter.

Behandlung kranker Tiere mit doppelkohlensaurem Natron (2—3mal täglich eine Messerspitze); Klistiere.

b) Kotanschoppung, Verstopfung, Obstipation

entwickelt sich im Dickdarm nach fortgesetzer reichlicher oder ausschließlicher Trockenfütterung, besonders mit trockener Kleie oder anderen schwer verdaulichen, wasserarmen und erschlaffenden Futterstoffen. Sie kann auch sekundär entstehen bei chronischem Darmkatarrh, beim Vorhandensein von Hindernissen in der Darmpassage (Darmsteine, Futterballen, Invagination, Volvulus) sowie bei Erkrankungen des Mastdarms und des Afters.

Die **klinischen Symptome** bestehen im Anfang in verzögertem Kotabsatz, starkem und wiederholtem Drängen auf den Kot und später in vollkommenem Aufhören des Kotabsatzes. Das Allgemeinbefinden ist wesentlich gestört, Freßlust und Munterkeit lassen nach. Der Dickdarm, der beim Kaninchen der Palpation durch die dünnen Bauchdecken hindurch leicht zugänglich ist, ist mit festen, trockenen Kotmassen meist in seiner ganzen Ausdehnung angefüllt. Die Palpation ist schmerzhaft. Wenn nicht rechtzeitige Hilfe eintritt, verenden die Tiere.

Pathologische Anatomie. Bei der Obduktion findet man nicht selten Erweiterung und Entzündung der betroffenen Darmabschnitte und unter Umständen geschwürige Veränderungen infolge Drucknekrose (eigene Beobachtung) der bisweilen geschwollenen Schleimhaut.

Behandlung. Diätwechsel, Grünfütterung, Abführmittel (Istizin 0,15 bis 0,5 g), Klistiere.

c) Magen- und Darmkatarrhe und Magen- und Darmentzündungen

als Folge von Erkältungen und Fütterungsfehlern spielen beim Kaninchen eine weit geringere Rolle als die durch Parasiten verursachten. Besonders veranlagt dazu sind Jungtiere.

Klinische Symptome. Beim Vorhandensein solcher Magen- und Darmentzündungen ist stets das Allgemeinbefinden gestört. Die Futteraufnahme ist vermindert und die Tiere zeigen ein mattes und träges Benehmen. Es besteht Durchfall. Der Kot wird häufig und reichlich abgesetzt, er ist dünnbreiig, stinkend. After und Umgebung sind damit beschmutzt. Später wechseln Durchfall und Verstopfung miteinander ab. Bei längerer Dauer magern die Tiere ab und gehen an Entkräftung zugrunde.

Pathologische Anatomie. Es lassen sich alle Stadien der Gastroenteritis vom einfachen Katarrh bis zur hämorrhagischen und croupösen Entzündung feststellen (eigene Beobachtung). Der Darminhalt ist dünnflüssig, grünlichgelb, braunrot oder ausgesprochen blutig. Es kann sogar Peritonitis (Verklebung der Darmschlingen mit Netz, Gekröse und Bauchfell) beobachtet werden.

Behandlung. Diätfütterung, Leinsamenschleim, Mehlsuppen, Targesin 3%ig, täglich 1—2 Kaffeelöffel.

d) Peptische Magengeschwüre.

Multiple Erosionen und flächenförmige Geschwüre in der Magenschleimhaut sind — namentlich bei jungen Kaninchen — ein häufiger Befund.

Zu ihrer *Entstehung* kommt es, wenn die Tiere von der Milchnahrung zu früh auf Rauhfutter gesetzt werden. Es bestehen hier große Ähnlichkeiten mit Entstehung und Art der peptischen Labmagengeschwüre beim Kalbe.

e) Fremdkörper im Magen und Darm,

besonders Haarballen im Magen können nicht selten festgestellt werden.

f) Bauchhöhlenwassersucht, Ascites

kommt als Folge von Kreislaufstörungen, von Herz-, Lungen-, Leber- und Nierenerkrankungen sowie als Teilerscheinung allgemeiner Wassersucht vor.

g) Mastdarmvorfälle

sind nicht seltene Vorkommnisse.

h) Lebercirrhose,

zum Teil grobhöckeriger Natur, ist in einigen Fällen von Beitzke sowie von Bartel festgestellt worden. Anhaltspunkte für deren Entstehung konnten nicht gewonnen werden. Bei chronischer Phosphorvergiftung und vor allem bei chronischer Lupinose kommt es zu schweren Leberverhärtungen (S. 222).

i) Chronische interstitielle Leberentzündungen

werden hauptsächlich bei parasitären Erkrankungen, so bei Coccidiose, Distomatose, Phosphorvergiftung, Lupinose u. a. beobachtet (s. dort).

k) Toxische Leberdystrophie.

Subakute diffuse, zentrolobuläre Hepatitis beim Kaninchen mit dem histologischen Bilde der toxischen Leberdystrophie ist von LAUDA und REZEK mitgeteilt.

l) Zwerchfellhernie.

Eine Zwerchfellhernie wird von BISGARD beschrieben.

Schrifttum.

BEITZKE: Zbl. Bakter. I Orig. **65**, 432 (1917). — BISGARD: J. thorac. Surg. **3**, 325 (1934). — BRAUN-BECKER: Kaninchenkrankheiten. Leipzig 1919. — FAVEROLLES: Progrès vét. **1910**, 77. — HUTYRA u. MAREK: Lehrbuch der speziellen Pathologie und Therapie der Haustiere, Bd. 2, S. 223. 1922. — KESSLER: Tierwelt **1918**. — LAUDA e REZEK: Scritti med. in onore Gabbi Pt. 1, 56 (1930). — PANICKI: II nuovo Ercol. **1904**, 293. — STÄHLI: Tierwelt **1918**. — ZÜRN: Kaninchenkrankheiten. Leipzig 1894.

D. Krankheiten der Atmungsorgane.

a) Katarrh der oberen Luftwege. Erkältungsschnupfen.

Außer den auf bakterieller oder parasitärer Grundlage beruhenden ansteckenden Katarrhen (Rhinitis contagiosa im weiteren Sinne) werden beim Kaninchen auch noch einfache, *nichtinfektiöse Nasenkatarrhe* beobachtet, bei denen nicht selten die Schleimhaut der Kopfhöhlen, diejenige der Mund- und Rachenhöhle, des Kehlkopfes, der Luftröhre und der Bronchien, in seltenen Fällen auch die Lungen in Mitleidenschaft gezogen werden. Auch die Lidbindehäute sind meistens ergriffen. Für solche Katarrhe besonders empfänglich sind junge Tiere. Im Gegensatz zu den infektiösen Erkrankungen werden immer nur einzelne Stallinsassen befallen.

Die häufigste *Ursache* bilden Erkältungen infolge zugiger und feuchter Stallungen. Auch die Einatmung reizender Stoffe (Staub, Rauch u. a.) kann Entstehung von Katarrhen im Gefolge haben.

Die **klinischen Symptome** bei den erkrankten Tieren sind dieselben wie beim ansteckenden bakteriellen Schnupfen. Neben Mattigkeit und Freßunlust wird starkes Nässen um die Nasenlöcher und häufiges Niesen beobachtet. Anfangs ist der Nasenausfluß spärlich, so daß er nicht auffällt und von wäßriger Beschaffenheit, später wird er dickschleimig und kann er sogar eitrige Beschaffenheit annehmen. Im letzteren Falle sind die Nasenlöcher häufig mit eitrigen, zum Teil krustigen, fest angetrockneten Massen bedeckt. Das Allgemeinbefinden ist im Gegensatz zu den infektiösen Rhinitiden wenig gestört. Selten ist die Körperwärme erhöht. Die Heilung erfolgt in der Regel ohne Behandlung.

Beim Übergreifen der Entzündung auf den Kehlkopf und auf die Luftröhre wird Husten, beschleunigtes und erschwertes Atmen und bisweilen Atemnot beobachtet.

b) Bronchopneumonie.

In verhältnismäßig seltenen Fällen treten im Anschluß an die bronchitischen Erscheinungen auch solche einer *Bronchopneumonie* auf. In der Regel sind jedoch die beim Kaninchen auftretenden katarrhalischen Bronchopneumonien oder croupösen, mit Pleuritis verbundenen Pneumonien bakteriellen oder parasitären Ursprungs. Man sieht sie im Verlauf der Rhinitis contagiosa, bei der Septicämie und bei einer Reihe anderer Erkrankungen auftreten (S. 7, 21).

Pathologische Anatomie. Der Zerlegungsbefund deckt sich völlig mit demjenigen bei den infektiösen Rhinitiden und Lungenbrustfellentzündungen, so daß er hier im einzelnen nicht wiederholt zu werden braucht (S. 7, 21).

Im allgemeinen nehmen die auf Erkältungsursachen beruhenden Entzündungen der oberen Luftwege einen günstigen Verlauf, wenn nicht Kehlkopf, Luftröhre, Bronchien und Lungen mitergriffen werden. Häufig begünstigen sie aber die Entstehung bakterieller Erkrankungen dadurch, daß den in der Nasenschleimhaut und in den tieferen Luftwegen saprophytisch lebenden Keimen, Schimmelpilzsporen u. a. der Eintritt in den Körper erleichtert wird. Wie experimentell nachgewiesen ist, spielen beispielsweise für die Entstehung der Rhinitis contagiosa Erkältungen eine wesentliche Rolle.

Nicht selten greifen die Veränderungen auch auf die Nasennebenhöhlen über.

Behandlung. Da beim Auftreten von Schnupfen stets an eine Infektion gedacht werden muß, und auch der einfache Erkältungsschnupfen in der Regel in eine solche übergeht, ist es zweckmäßig schnupfenkranke Tiere abzusondern und die Stallungen zu desinfizieren. Behandlung mit Arzneimitteln ist nicht erfolgreich.

c) Fremdkörperpneumonien

(Aspirationspneumonien, Schluck- und Eingußpneumonien) kommt beim Kaninchen eine untergeordnete Bedeutung zu.

Schrifttum.

Barrat: Rev. vét. **1908**, 147. — Braun-Becker: Kaninchenkrankheiten. Leipzig 1919. — Kirstein: Mitt. dtsch. Landwirtsch. Ges. **1911**, 5. — Nardos: Allatorsi Lapok **1909**, 105. — Raebiger: Tierärztl. Rdsch. **1912**, 503. — Sustmann: (a) Münch. tierärztl. Wschr. **1905**, 41. (b) Tierärztl. Rdsch. **1912**, 432. — Zürn: Kaninchenkrankheiten. Leipzig 1894.

E. Erkrankungen der innersekretorischen Drüsen.
a) Kropf. Struma fibrosa.

Umfangreiche Struma fibrosa von gleichmäßig derber Konsistenz, glatter Oberfläche und der Größe einer Mannsfaust wurde von Jakob bei einem zweijährigen Kaninchen beobachtet. Ihr Vorkommen wird auch von BRAUN-BECKER erwähnt. Endemisch auftretender Kropf beim Kaninchen ist von WEBSTER, CLAWSON und CHESNEY beschrieben. **Behandlung** mit 2%iger Jodsalbe.

b) Nebennierenfibrose.

BAGER fand in der Nebenniere eines Kaninchens bei der histologischen Untersuchung das Mark durch blutgefäßreiches Bindegewebe ersetzt und die Rinde verschmälert und lipoidreich. Nach den Erfahrungen von LÖWENTHAL handelt es sich dabei um den Folgezustand von Reaktionen auf spontane und künstlich gesetzte Infektionen und Intoxikationen.

Schrifttum.

BAGER: Uppsala Läk.for. Förh. **23**, 48 (1917). — BRAUN-BECKER: Kaninchenkrankheiten. Leipzig 1919. — JAKOB: Berl. tierärztl. Wschr. **1915 I**, 484. — LÖWENTHAL: Anatomie und Pathologie der Spontanerkrankungen der kleinen Laboratoriumstiere von Jaffé. Berlin: Julius Springer 1931. — WEBSTER, CLAWSON and CHESNEY: Bull. Hopkins Hosp. **43**, 261, 278 (1928).

F. Krankheiten der Kreislauforgane.

a) Mißbildung des Herzens.

Von LACHNER wird bei einem Feldhasen ein Defekt des Septum atriorum unterhalb des Foramen ovale beschrieben. Die Mißbildung war mit starker Vergrößerung und Doppelspitzigkeit des Herzens verbunden, welche letztere durch Hypertrophie der rechten Kammer bedingt war. Die großen Gefäße (Aorta und Arteria pulmonalis) zeigten starke Erweiterung; der Ductus Botalli war verödet.

b) Herzhypertrophie.

Nach den spärlichen Angaben des Schrifttums ist die Herzhypertrophie beim Kaninchen ein seltenes Vorkommnis. Im Zusammenhange mit spontanen Arterienveränderungen (s. später) ist sie von LUCIEN und PARISOT beschrieben worden. Diese Autoren fanden bei 200 Kaninchen in 7 Fällen entsprechende Gefäßveränderungen, zum Teil in ziemlich schwerer Form und stellten dabei zweimal erhebliche Herzhypertrophie fest.

c) Herzmuskelentzündung. Myokarditis.

Selbständige Herz- und Herzmuskelerkrankungen spielen beim Kaninchen eine untergeordnete Rolle. Dagegen werden im Anschluß an die verschiedensten Infektionskrankheiten, nach MILLER sowie BELL und HARTZELL auch bei anscheinend ganz gesunden, bzw. nierenkranken Tieren Myokardentzündungen beobachtet (von MILLER bei 20 von 34 anscheinend normalen Tieren; von BELL und HARTZELL bei 3 Kaninchen mit Nephritis).

Histologisch bestehen diese Veränderungen aus Zellanhäufungen im Myokard, die entweder in überwiegender Zahl aus Lymphocyten oder Endothelien, vereinzelten polymorphkernigen Eosinophilen, Plasmazellen und Fibroplasten zusammengesetzt sind. Herdförmig findet sich auch Verlust der Querstreifung der Muskelfasern. Die Entzündungsherde haben ihren Sitz meistens zwischen den Muskelfasern der Kammerwände und Papillarmuskeln, bisweilen auch unter dem Endokard und Epikard. Nach MILLER sind in ihnen Mikroorganismen oder Zelleinschlüsse nicht nachzuweisen. Mit großer Wahrscheinlichkeit müssen aber diese Veränderungen, auch bei äußerlich ganz gesunden Tieren, als Folgen von überstandenen Infektionen, möglicherweise mit noch unbekannten Krankheitserregern aufgefaßt werden. Die große Mannigfaltigkeit der beobachteten histologischen Bilder spricht jedenfalls für eine Vielheit von Ursachen.

Bei Verimpfung von Material, das von Menschen mit akuter Polyarthritis stammte, sah MILLER bei Kaninchen und Meerschweinchen im Herzmuskel ähnliche Veränderungen auftreten. Es wird vermutet, daß auch bei den Versuchen von LONGCOPE, WRIGHT und CRAIGHEAD, DE VECCHI und NATALI die gleichen Spontanveränderungen vorgelegen haben.

Mit Rücksicht auf die erwähnten Befunde mahnen solche und ähnliche Versuchsergebnisse bezüglich ihrer Deutung zu großer Vorsicht.

d) Arterienverkalkungen.

Beim Kaninchen sind Arterienerkrankungen von der Art der primären Mediamuskelnekrosen und Mediaverkalkungen namentlich im Aortenbogen wiederholt beobachtet worden. Solche Befunde sind beschrieben von MILES bei 49 gesunden Kaninchen in 34%, von JOHNSTONE dreimal bei 9 Tieren, dann von PEARCE in drei Fällen unter 51 Kaninchen, von LUCIEN und PARISOT unter 200 Kaninchen siebenmal, von SEEGAL unter 30 Tieren in 27%, von HEDINGER und LOEB einmal unter 100 Tieren. Weitere Beobachtungen liegen vor von B. FISCHER, GOUGET, GIOVANNI-QUADRI, KALAMKAROW, BENECKE, THEVENOT.

Die Veränderungen am Aortenbogen sind von weißer Farbe, derber Konsistenz und an der Innenseite erhaben oder eingezogen. Es kann sogar sein, daß aneurysmenähnliche Bildungen zustande kommen, wobei Wandverdickungen oder Wandverdünnungen auftreten können. Der Vorgang beginnt mit Schwund und Gewebstod der Muskulatur, dann erfolgt Dehnung und Zerreißung der elastischen Elemente und schließlich Hyalinisierung und Verkalkung. Es ist bemerkenswert, daß die inneren Mediaschichten stets stärker ergriffen sind als die äußeren.

Die Veränderungen treten sowohl bei älteren als auch bei jüngeren Tieren auf.

Über Arteriosklerosis an der Arteria basilaris des Gehirns berichtet B. OSTERTAG.

e) Endarteriitis.

Auf die Häufigkeit endarteriitischer Vorgänge im Gehirn mit den Folgen gefäßabhängiger Verödungsherde machen JAKOB und JAHNEL aufmerksam.

Schrifttum.

BRAUN-BECKER: Kaninchenkrankheiten. Leipzig 1919. — FISCHER: Dtsch. med. Wschr. **31**, 1713 (1905). — HEDINGER u. LOEB: Arch. f. exper. Path. **56**, 314 (1907). — JOHNSTONE: J. amer. med. Assoc. **49**, 1176 (1907). — LACHNER: Wien. tierärztl. Mschr. **1933**, 374. — LUCIEN et PARISOT: C. r. Soc. Biol. Paris **64**, 917, 919 (1908). — MILES: J. amer. med. Assoc. **49**, 1173 (1907). — MILLER: J. of exper. Med. **40**, 525, 543 (1924). — NUZUM: Arch. of Path. **10**, 697 (1930). — OSTERTAG: Anatomie und Pathologie der Spontanerkrankungen der kleinen Laboratoriumstiere von Jaffé. Berlin: Julius Springer 1931. — PEARCE: J. amer. med. Assoc. **51**, 1056 (1908).

G. Erkrankungen der Harnorgane.

a) Nierenentzündung. Nephritis.

Selbständige *Nierenentzündungen* (Glomerulo- und interstitielle Nephritis, eitrige Nephritis) sind beim Kaninchen wiederholt beobachtet worden. Sie stellen jedoch verhältnismäßig seltene Vorkommnisse dar. Viel häufiger treten entzündliche Veränderungen in den Nieren als Begleiterscheinungen von akuten und chronischen Infektionskrankheiten sowie von Vergiftungen auf. Über den anatomischen Charakter solcher Nierenentzündungen sind im Schrifttum nähere Angaben nicht enthalten.

Weiterhin kommen vor: *Nierencysten*, *Pyelonephritis*, als Folge von Verlegungen der Harnleiter durch Harnsteine (eigene Beobachtungen), *Steinbildungen im Nierenbecken* mit anschließender Atrophie des Nierengewebes, *Wandernieren*.

b) Blasenentzündung. Cystitis.

Blasenentzündungen treten ebenfalls nicht besonders häufig auf. Oftmals sind jedoch *Blasensteine* festgestellt worden.

c) Veränderungen des Harns.

Für die Untersuchung des *Harns* sind die Beobachtungen von HELMHOLZ und FRANCIS MILLIKIN beachtenswert.

Diese Autoren untersuchten den Harn von 63 Kaninchen bakteriologisch und fanden ihn in 43 Fällen steril. In 16 Fällen konnten Colibakterien (12mal in Reinkultur und 4mal neben anderen Bakterien), in 4 Fällen Streptokokken oder Staphylokokken ermittelt werden; 11 der 43 sterilen Urine enthielten Eiweiß, Zylinder und Blutkörperchen. Diese Ergebnisse mahnen zur Vorsicht bei der diagnostischen Bewertung von Harnbefunden.

Unter den Ursachen des beim Kaninchen bisweilen beobachteten *Blutharnens* wird von BRAUN-BECKER massenhafter Coccidienbefall der Harnblasen- und Harnleiterschleimhaut angegeben. Außerdem können dafür auch auf anderer Grundlage beruhende entzündliche Veränderungen, auch Verletzungen der Nieren, der Harnleiter und der Blase in Betracht kommen.

H. Erkrankungen der Geschlechtsorgane.

a) Scham- und Vorhautentzündung. Balanitis.

Das Vorkommen von entzündlichen Veränderungen am Penis, an der Vorhaut und an der Scham gehört beim Kaninchen nicht zu den Seltenheiten. Es handelt sich dabei um entzündliche Zustände im Gefolge von Epitheldefekten, die mit Bläschen-, Eiterpustel- und Schorfbildung einhergehen, ja sogar bei längerem Bestehen zu polypösen, brombeerähnlichen Wucherungen (an Scham, Vorhaut und After) führen können. Nach den von MUCHA in mehreren Fällen einer balanitisartigen Erkrankung vorgenommenen histologischen Untersuchungen handelt es sich hierbei um entzündliche, zum Teil mit Epithelnekrose einhergehende Prozesse am inneren und äußeren Blatt des Präputiums.

Die **kulturelle Untersuchung** solcher Balanitiden ergibt nach MUCHA das Vorhandensein eines nicht einheitlichen Gemenges aerober Staphylokokken, anaerober Kokken sowie anderer Keime. Die mit den herausgezüchteten Mikroorganismen angestellten Übertragungsversuche führten sämtliche zu einem negativen Ergebnis. Auch beim ansteckenden Schamkatarrh konnten von SUSTMANN spezifische Keime nicht ermittelt werden. Auf Grund dieser Versuchsergebnisse ist es gerechtfertigt, die gefundenen Mikroorganismen als apathogen und als Saprophyten anzusehen, die primär mit der Erkrankung nicht im Zusammenhang stehen, sondern höchstens sekundär das Krankheitsbild verwickeln.

Es ist naheliegend, beim Kaninchen die Ursachen für solche Entzündungszustände in äußeren mechanischen und traumatischen Einwirkungen zu suchen, wie sie am Genitale beim Begattungsakt sowie durch Bisse und Kratzverletzungen, durch Scheuern in der Aftergeschlechtsgegend bei Wurmkrankheiten und anderem mehr zustande kommen.

b) Sonstige Veränderungen.

An den inneren Geschlechtsorganen werden beobachtet beim weiblichen Kaninchen: *Kolpitiden und Metritiden,* hauptsächlich im Anschluß an Geburten (s. auch S. 49), *abgestorbene Früchte, Prolapse der Vagina und des Uterus, Cysten im Eierstock* (Ursache von Unfruchtbarkeit und Dauerbrunst).

Ein Fall von *Eclampsia puerperalis* ist von LINDNER beschrieben.

An der Milchdrüse, besonders an der lactierenden, kommen vor: Entzündliche Zustände mit Verhärtungen und Knotenbildungen im Drüsengewebe, *Abscesse und Geschwüre.*

Schwere *nekrotisierende Prozesse an den Hoden* sind vom Verfasser im Anschluß an tiefgehende Bißverletzungen an dieser Stelle beobachtet worden.

Schrifttum.

BRAUN-BECKER: Kaninchenkrankheiten. Leipzig 1919. — HELMHOLZ: J. Labor. a. clin. Med. **18**, 463 (1933). — HELMHOLZ and MILLIKIN: J. Labor. a. clin. Med. **7**, 589 (1922). — HENSCHEN: Handbuch der speziellen pathologischen Anatomie der Haustiere von Joest. Berlin: Richard Schoetz 1924. — KLIMMER: Arch. Tierheilk. **25**, 336 (1899). — LINDNER: Wschr. Tierheilk. **1903 II**, 354. — MUCHA: Österr. Wschr. Tierheilk. **1911 II**, 477. — RANVIER: Rec. Méd. vét. **1911**, 13. — SUSTMANN: Dtsch. tierärztl. Wschr. **1921 I**, 247. — ZÜRN: Kaninchenkrankheiten. Leipzig 1894.

I. Erkrankungen des Zentralnervensystems.

a) Blutüberfüllung des Gehirns. Gehirnhyperämie, Gehirnkongestion.

Sie wird beobachtet bei gut genährten Tieren in heißen und dunstigen Stallungen, bei heftigen geschlechtlichen Erregungen und besonders in der heißen Jahreszeit bei längeren Bahntransporten in engen Käfigen (Hitzschlag). Verfasser hatte Gelegenheit, die Gehirne von mehreren an Hitzschlag verendeten Kaninchen zu untersuchen.

Die **klinischen Symptome** bestehen in Erregungszuständen, Bewußtseinsstörungen, Schwindel, Taumeln, Zuckungen und Krämpfen.

Pathologische Anatomie. Es finden sich starke Blutfülle der Hirn- und Hirnhautgefäße, bisweilen kleine Blutungen und Ödeme der Hirnhaut und des Gehirns.

In manchen Fällen sind *histologisch* geringgradige entzündliche Infiltrate festzustellen.

b) Entzündungen des Gehirns und seiner Häute. Subdural-abscesse. Gehirnabscesse.

Außer der enzootischen Encephalomyelitis (S. 145) ist noch eine Reihe von auf anderer Ursache beruhenden entzündlichen Zuständen im Gehirn des Kaninchens bekannt. So hat GALLI-VALERIO bei mit Darmcoccidiose behafteten jungen Kaninchen eine Encephalomyelitis festgestellt, die er auf „toxische" Wirkung der Coccidien zurückführt (S. 136).

Gehirnabscesse kommen im Verlaufe der Rhinitis contagiosa und der hämorrhagischen Septicämie vor. Besonders aber im Gefolge von Mittelohreiterungen, wie sie bei Ohrräude, infektiöser Rhinitis, Coccidien-rhinitis u. a. aufzutreten pflegen, werden intrakranielle Folgeerkrankungen in Form von *Meningitiden, Encephalitiden, Subdural-* und *Gehirnabscessen* verhältnismäßig häufig angetroffen. Selten sind solche Fälle einer näheren histologischen Untersuchung unterworfen worden. Besondere Beachtung verdient deshalb ein von GRÜNBERG auch in histologischer Hinsicht völlig geklärter Fall eines im Anschluß an eine Mittelohrentzündung (unbekannter Ätiologie) entstandenen Subduralabscesses, zumal da er hinsichtlich der Pathogenese otogener intrakranieller Entzündungen beim Kaninchen wertvolle, bisher nicht bekannte Tatsachen vermittelt.

Nach der **histologischen Untersuchung** handelt es sich um eine Otitis media chronica mit anschließendem Labyrintheinbruch und Entstehung einer Labyrin-

thitis purulenta. Die weitere Untersuchung ergab einen Einbruch der Labyrintheiterung in den inneren Gehörgang. Wenn eine Labyrintheiterung durch den inneren
Gehörgang sich zentralwärts weiter ausbreitet, so ist fast ausnahmslos eine diffuse
Hirnhautentzündung die Folge, weil der Weg, den die Entzündung einschlägt,
in der Regel entlang den Nervenverzweigungen in den weiten Subarachnoidalraum
im Grunde des inneren Gehörganges führt (labyrinthogene Gehörgangsgrund-
abscesse). Von hier aus sind die Bedingungen für die Entstehung einer diffusen
Leptomeningitis am günstigsten. In dem Falle von GRÜNBERG war es jedoch dazu
nicht gekommen. An Stelle davon hatte sich ein subduraler Abszeß ausgebildet, und
zwar dadurch, daß sich die Eiterung nicht nur auf dem gewöhnlichen, anatomisch
vorgebildeten Wege ausbreitete, sondern daß sie sich unter Einschmelzung der
den inneren Gehörgang von der Basalwindung der Schnecke trennenden Knochen-
wand einen neuen, unmittelbar in den Subduralraum führenden Weg bahnte.
Ein solcher Überleitungsweg der Entzündung auf neugeschaffenen Bahnen gehört
zu den größten Seltenheiten. Ein ähnlicher Fall eines Subduralabscesses wurde
von BIACH und BAUER beschrieben, ohne daß aber eine genaue histologische Untersuchung vorgenommen wurde.

Aus dem GRÜNBERGschen Fall ist für das Zustandekommen otogener
intrakranieller Entzündungsprozesse weiterhin zu entnehmen, daß
subdurale Eiterungen völlig abgekapselt werden können und daß, trotz
Mitergriffenseins der Hirnhäute im Bereiche von Subduralabscessen,
es nicht zur Entstehung von diffusen Leptomeningitiden zu kommen
braucht. Außerdem stellt dieser Fall einen Beweis dafür dar, daß entzündliche Veränderungen der weichen Hirnhäute eine Encephalitis der
angrenzenden Hirnschichten im Gefolge haben (die perivasculäre Infiltration ließ sich ziemlich weit in die Hirnsubstanz hinein verfolgen)
und endlich, daß Hirnabscesse durch Periphlebitis eines Piagefäßes
zustande kommen können.

Die in dem GRÜNBERGschen Falle während des Lebens bestandenen Gleich-
gewichtsstörungen sind auf die Erkrankung des Labyrinths und nicht auf den
Subduralabsceß zurückzuführen.

Ein weiterer Fall von Mittelohr-, Labyrinth- und Hirnhautentzündung
im Anschluß an Ohrräude ist von SPECHT beschrieben. Solche Vorkommnisse gehören nicht zu den Seltenheiten.

c) Erweichungsherde im Lumbosacralmark.

Über akute schlaffe Lähmungen der Hinterextremitäten mit Blasen-
und Mastdarmstörungen berichtet neuerdings JABOTINSKY.

Als deren anatomische Grundlage sind vornehmlich Erweichungs-
herde, namentlich in den dorsalen Teilen des Lumbosacralmarkes nachgewiesen worden, die mit entsprechenden Abbau und Abräumungs-
vorgängen einhergehen. Auch einzelne Spinalganglien in der Lenden-
gegend können Entartungsvorgänge aufweisen (ischämischer Typus
von Ganglienzellen, NISSLs „schwere Zellerkrankung"). Kennzeichnend
ist die spärliche gliöse Reaktion außerhalb der nekrotischen Herde
sowie die geringe Reaktion von seiten der mesenchymalen Elemente.

Immerhin konnten Gefäßinfiltrate mit Polyblasten, Leukocytenansammlungen, proliferative und entzündliche Vorgänge in den weichen Hirnhäuten und im Großhirn in zwei Fällen Granulome nachgewiesen werden, wie sie für die Granulomencephalitis kennzeichnend sind (S. 145). In den N. ischiadici wird von sekundären Veränderungen gesprochen.

Die *Ätiologie* der schweren, charakteristischen Erkrankung des lumbosacralen Gebietes ist noch völlig unklar. JABOTINSKY will funktionelle Zirkulationsstörungen dafür verantwortlich machen (Gefäßverengerungen). Die Frage der ursächlichen Bedeutung des Erregers der Granulomencephalitis ist ebenfalls nicht entschieden.

Man gewinnt den Eindruck, daß diese Krankheit mit der von B. OSTERTAG beschriebenen, bisher noch nicht bekannten, infektiösen Meningoencephalitis, vielleicht auch mit der von PAPADOPOULO mitgeteilten, durch ein filtrierbares Virus bedingten Krankheit identisch ist.

Schrifttum.

BIACH u. BAUER: Mschr. Ohrenheilk. **43**, H. 6. — GRÜNBERG: Passow-Schaefers Beitr. **21**, 377 (1924). — JABOTINSKY: Z. Inf.krkh. Haustiere **49**, 105 (1936). — OSTERTAG: Anatomie und Pathologie der Spontanerkrankungen der kleinen Laboratoriumstiere von Jaffé. Berlin: Julius Springer 1931. — PAPADOPOULO: C. r. Soc. Biol. Paris **99**, 1545 (1928).

K. Krankheiten der Augenlider und der Augen.

a) Entzündungen der Bindehaut.

Sie treten in verschiedenen Formen (vorwiegend als katarrhalische und eitrige, seltener als croupöse und diphtherische Entzündungen) in Erscheinung. Ihre Entstehung ist auf chemische, thermische oder traumatische Ursachen zurückzuführen. Vor allem kommen in Betracht: Verletzungen durch gegenseitiges Kratzen, Beißen und Schlagen, Eindringen von Fremdkörpern (Staub, Futterteilen, Getreidegrannen, Insekten), ferner Erkältungen, Einwirkung von dumpfer, ammoniakalischer Stalluft, Rauch, ätzenden Stoffen und anderes mehr. Namentlich sieht man aber im Verlaufe von Infektions- und Invasionskrankheiten Bindehautentzündungen auftreten. Es sei hier unter anderem nur auf die Rhinitis contagiosa, die Septicämie, die Nekrobacillose, die eitrige Alveolarperiostitis, auf die Spirochätose (Augenliderränder) und auf die Coccidiose hingewiesen. Auch selbständige Bindehautentzündungen bakterieller Natur sind bekannt (s. S. 63, 113).

Die **klinischen Symptome** bestehen hauptsächlich in Rötung und Schwellung der Augenlider und der Augenschleimhaut; außerdem machen sich Lichtscheue und Schmerzhaftigkeit sowie je nach dem Grade der Entzündung wäßriger, serös-schleimiger oder eitriger Augenausfluß bemerkbar. In letzterem Falle kommt es nicht nur zu Verklebungen der Augenlider, sondern bei reichlicher Absonderung wird auch die Umgebung des Auges beschmutzt und es können Ekzeme im Bereiche und in der Umgebung der äußeren Augenlider mit umschriebenem Haarausfall zur Entstehung kommen. In schwereren Fällen kann sogar Schorfbildung, Auftreten von pseudomembranösen Belägen, unter Umständen sogar Entstehung von Nekrosen beobachtet werden.

In diesem Zusammenhange darf erwähnt werden, daß bei neugeborenen Tieren die Augenlider häufig durch die Absonderung von Sekretmassen so fest verschlossen sind, daß die sonst von selbst erfolgende Öffnung nicht nur gehindert, sondern durch eintretende Verwachsungen sogar unmöglich gemacht wird.

Die Entzündungen der Lidbindehäute greifen bisweilen auch auf die *äußeren Augenlider* über. Meistens sind aber die dort beobachteten entzündlichen Veränderungen auf äußere Verletzungen (Wunden) zurückzuführen. Geschwürige Veränderungen im Bereiche des äußeren Augenlides, besonders am inneren Augenwinkel und am Augenbogen, treten im Verlaufe der Spirochätose (s. dort) häufig auf. Schwere Veränderungen an den äußeren Augenlidern in Form übermäßiger Hyperkeratose werden bei der Sarcoptesräude, andere bei Favus und Herpes tonsurans beobachtet. Auch Abszeßbildungen an den Augenlidern gehören nicht zu den Seltenheiten. Diese können auf Verletzungen beruhen oder im Gefolge von Infektionskrankheiten (ansteckende Keratoconjunctivitis, Rhinitis contagiosa) sich einstellen (eigene Beobachtung).

Behandlung. Waschungen mit 2—3%iger Borsäurelösung, Borsalbe, Targesinaugensalbe. Sekretmassen sind mittels Wattebausch zu entfernen.

b) Entzündungen der Hornhaut

kommen vor in Form von Verletzungen und von mehr oder weniger heftigen *Hornhautentzündungen*, die zum Teil lediglich durch umschriebene oder diffuse, rauchfarbene oder weißliche Corneatrübungen, zum Teil durch eitrige Entzündungszustände gekennzeichnet sind. Auch Hornhautgeschwüre und Hornhautabscesse sind in der Literatur beschrieben. Als Ursachen für die Hornhautentzündungen kommen im allgemeinen dieselben Einwirkungen in Betracht wie für die Entstehung der Bindehautentzündungen. Nicht selten entsteht eine Keratitis im Anschluß an eine Conjunctivitis durch unmittelbares Übergreifen des entzündlichen Prozesses und durch den ständigen Reiz des abfließenden Sekretes. In vielen Fällen sind infektiöse, bakterielle Ursachen primär oder sekundär im Spiele. Solche scheinen auch für das *Ulcus corneae* eine Rolle zu spielen, denn in einem Falle sind von MEISNER Bakterien aus der Gruppe der hämorrhagischen Septicämie darin ermittelt worden. Im Anschluß an Hornhautentzündungen kann Geschwürsbildung mit nekrotischem Zerfall, Durchbrechung der Hornhaut und *Panophthalmitis* zustande kommen (eigene Beobachtung).

Über bakterielle ansteckende Hornhautentzündungen s. S. 63.

Behandlung. Tägliche Einpinselungen mit Kamillenabkochungen unter Zusatz von Kupferalaun (0,1—0,2 g) und Opiumtinktur 1,0—2,0; Targesinsalbe 5%ig.

c) Innere Augenentzündungen

sind seltenere Vorkommnisse. Es sind jedoch *Veränderungen der Regenbogenhaut* sowie *Trübungen der Linse (grauer Star)* mehrmals beobachtet worden. Sowohl zentrale als auch Schichtstare kommen spontan vor. (JESS, mündl. Mitteilung, OBARIO, KAUFMANN.) MAYERHAUSEN hat in einer Familie von 8 albinotischen Kaninchen sowohl in der vorderen als auch in der hinteren Linsenkapsel Trübungen von Stecknadelkopfgröße bis zu einer das ganze Pupillargebiet durchziehenden Ausdehnung gesehen, die er auf Persistenz der embryonalen, gefäßhaltigen Linsenkapsel zurückführt und ebenso wie den Pigmentmangel als eine embryonale Ernährungsstörung bei den Albinos zu erklären sucht.

Weitere hierher gehörige Beobachtungen wurden von MULDER, BACH, VÜLLER mitgeteilt.

Alle diese Linsentrübungen vererben sich nach den Untersuchungen von KAUFMANN beim Kaninchen als dominantes Merkmal, und zwar sowohl von der starkranken Mutter her als auch vom starkranken Vater über eine gesunde Mutter.

Als *Linsenmißbildung* ist der von v. HIPPEL beobachtete Ringwulst in der Linse bei Kaninchen aufzufassen, die aus einer mit Augenmißbildungen behafteten Familie stammten.

Weiterhin sind mehrere Fälle von *Glaukom* (Hydrophthalmus) beim Kaninchen mit Exkavation der Pupille mitgeteilt worden (SCHLÖSSER, ROSENTHAL, PICHLER, ROCHON-DUVIGNAUD, HUDDI). Im Anschluß an Ulcus corneae mit Perforation sowie im Verlaufe von bakteriellen Infektionen kann es zur vollständigen Zerstörung des Auges kommen (Veränderungen an den Augenmuskeln und am Nervus opticus durch den Nekrosebacillus).

Bei einem Kaninchen mit einseitiger Mißbildung des Auges (Phthisis bulbi) stellte DEUTSCHMANN außer *Chorioiditis disseminata* auch *Sehnervenschwund* fest.

Auch Fälle von *Exophthalmus* sind mitgeteilt.

Die Kenntnis der *Spaltmißbildungen* (Störungen im Verschluß der fetalen Augenbecherspalte) und der daraus sich ergebenden Abweichungen vom normalen Bau des Auges (Kolobome), ist den eingehenden Untersuchungen von v. SZILLY zu verdanken.

Schrifttum.

ARISAWA: Arch. vergl. Ophthalm. 4, 305, 314 (1914). — BRAUN-BECKER: Kaninchenkrankheiten. Leipzig 1919. — BYERLEY: Vet. Rec. 15, 234 (1905). — DEUTSCHMANN: Klin. Mbl. Augenheilk. 18, 507 (1880); 19, 101 (1881). — HIPPEL, v.: Anat. Anz. 27, 334 (1905). — HUDDI: Igakai-Zashi (jap.) 1926, 1214. — KAUFMANN: Klin.

Mbl. Augenheilk. **76**, 132 (1926). — Löhlein: Arch. Ophthalm. **1**, 189 (1910). — Mayerhausen: Z. Augenheilk. **2**, 80 (1884). — Mayr: Augenkrankheiten von Stang-Wirth, Lief. 5. 1926. — Meisner: Arch. Ophthalm. **3**, 11 (1913). — Obario: Zbl. prakt. Augenheilk. **23**, 49 (1899). — Pichler: Arch. Ophthalm. **1**, 175 (1910). — Rochon-Duvignaud: Annales d'Ocul. **158**, 401 (1921). — Rosenthal: Inaug.-Diss. Würzburg 1896. — Schlösser: Z. vergl. Augenheilk. **4**, 79 (1886). — Sustmann: Dtsch. tierärztl. Wschr. **1921** I, 249. — Zürn: Kaninchenkrankheiten. Leipzig 1894.

L. Krankheiten des Gehörorgans.

a) Angeborene Mißbildungen.

Über *angeborene Mißbildungen* im Bereiche des Mittel- und Innenohres liegen im Schrifttum mehrere Mitteilungen vor. So ist von Alexander ein Cephalothorakopagus beim Kaninchen beschrieben worden, der normales Vordergesicht, am Hinterkopf aber einen regelrechten Hautrüssel zeigte. Darunter befanden sich außer zwei nebeneinander liegenden Augen ein synotes, in gemeinsamer Höhle liegendes Ohrenpaar. Bei normaler Ohrmuschel fand sich doppelter Gehörgang mit verschmolzenen Annuli und unpaarem Trommelfell, an dem die zwei Hammergriffe der miteinander verschmolzenen Hammer ansetzten. Die Ambosse waren vereinigt, die Tube unpaar, äußeres Ohr und Nerv normal, Kehlkopf doppelt angelegt, Oesophagus unpaar.

b) Erkrankungen des äußeren Ohres.

An *Erkrankungen des äußeren Ohres* werden bei *Erfrierungen* sowie *Mutterkornvergiftung* (S. 221) Mumifikation der Ohrmuschelspitze mit Gangrän, nicht selten der ganzen Ohrmuschel beobachtet.

Häufig sind *Bißwunden* mit anschließenden Eiterungen, Abscessen, Phlegmonen, Perichondritiden, septischen oder pyämischen Zuständen.

Nach den Angaben im Schrifttum ist auch das Vorkommen der sog. *Ohrhämatome* namentlich bei langohrigen Tieren keine Seltenheit. Darunter werden Lymph- und Blutergüsse an der Medialfläche des Ohres zwischen Knorpel und Perichondrium oder zwischen Perichondrium und Subcutis verstanden, deren Entstehung traumatisch zu erklären ist (Schütteln, Anschlagen und Reiben an harten Gegenständen). Bei sekundärer Infektion mit Eitererregern können lang dauernde Perichondritiden, nach Abheilung Verknöcherungen an den betroffenen Stellen sich ausbilden.

In diesem und anderem Zusammenhange finden sich auch *Geschwüre* und *Phlegmonen* in der Ohrmuschel sowie *Ekzeme,* die bisweilen auf den Ohrmuschelrand beschränkt sein können.

Weiterhin ist zu nennen die *Otitis externa,* die entweder parasitärer oder nichtparasitärer Natur ist und in verschiedenen Formen auftreten kann (Otitis externa catarrhalis, purulenta, ulcerosa, chronica, hyperplastica). Sie ist entweder selbständig oder entsteht sekundär im Zusammenhange mit anderen Krankheiten (Acarusräude, Psoroptesräude,

Chorioptesräude, Demodexräude, Spirochätose, Schimmelpilz- und Favus-
erkrankung, Herbstgrasmilbenbefall, Fremdkörper u. a.).

c) Erkrankungen des inneren Ohres.

Die *Mittelohrentzündungen* sind beim Kaninchen ebenso häufig. Sie
entstehen entweder rhinogen (ansteckende Nasenentzündung, S. 21;
hämorrhagische Septicämie, S. 7; sonstige Septicämien, S. 19) über
die EUSTACHIsche Röhre oder durch Fortleitung einer Entzündung vom
Gehörgang aus (s. Otitis externa). Der letztere Vorgang im Zusammenhange mit parasitären Krankheiten ist außerordentlich häufig, da die
Parasiten (Räudemilben) das Trommelfell durchbohren und so ins
Mittelohr gelangen können (BENJAMINS). Es handelt sich dabei um
dieselben Parasiten, die bei der Besprechung der Otitis externa bereits
erwähnt wurden.

Die *akute Mittelohrentzündung* verläuft unter sehr kennzeichnenden
Krankheitssymptomen, namentlich wenn das Labyrinth mitbeteiligt ist.
Der Kopf wird dann nach der Seite des erkrankten Ohres gehalten;
Unvermögen, aufrecht zu gehen und Zwangsbewegungen (Kreis- und
Zeigerbewegungen) machen sich bemerkbar. *Histologisch* ist sie durch
starke Erweiterung der Gefäße und Infiltration der Schleimhaut mit
Leukocyten und roten Blutkörperchen, Schleimhautblutungen und
Eiterbildung gekennzeichnet.

Chronische Mittelohrentzündungen gehören zu den Seltenheiten. Fälle
von *Plexus-Cholesteatomen* im Mittelohr sind von KELEMAN, NIEN-
HUIS u. a. beschrieben worden.

Die umschriebene und ausgebreitete *Labyrinthentzündung* (Labyrinthitis) ist beim Kaninchen ein besonders häufiges Vorkommnis.
Sie ist fast regelmäßig die Folge einer Mittelohreiterung und äußert
sich in Leukocytenansammlung, Fibrinausschwitzung, Organisations-
vorgängen und Bindegewebsneubildungen im perilymphatischen Raum.
Die Erkrankung des endolymphatischen Raumes ist sehr viel seltener.
In hochgradigen Fällen kann es zur Einschmelzung des ganzen Labyrinths
kommen. Je nach Betroffensein des einen oder des anderen Labyrinths
oder beider sind die hervortretenden Krankheitssymptome verschieden.
Über Komplikationen der Labyrinthitis s. S. 238.

Schrifttum.

ALEXANDER: (a) Arch. Ohrenheilk. **5** (1900). (b) Z. Ohrenheilk. **46** (1904);
48 (1906). — BENJAMINS: Arch. Ohrenheilk. **122** (1929). — BIACH u. BAUER:
Mschr. Ohrenheilk. **43**, H. 6. — GRÜNBERG: Passow-Schaefers Beitr. **21**, 377
(1924). — HUIZINGA: Acta oto-laryng. (Stockh.) **1930** (Kongr.-Ber. London). —
KELEMEN: Arch. Ohrenheilk. **116** (1926). — MARX: Z. Ohrenheilk. **59**, 61; Verh.
dtsch. otol. Ges. **1909**. — NIENHUIS: Zbl. Hals- usw. Heilk. **19**, 186 (1927). —
SPECHT: Arch. Ohrenheilk. **128**, 103 (1931). — ZAVISKA: Zbl. Hals- usw. Heilk.
11, 547 (1928). — ZÜRN: Dtsch. Z. Tiermed. **1** (1875).

M. Erkrankungen des Skelets.

a) Akropachie. Hyperplastische Osteoperiostitis.

Unter Akropachie wird eine symmetrisch auftretende Systemerkrankung des Skelets verstanden, die bei Mensch und Tier auftritt und durch periostale und endostale Osteophytenbildung gekennzeichnet ist. Beim Kaninchen ist ein derartiger Fall von Bru beschrieben worden. Im Bereiche des ganzen Skelets boten sich die Kennzeichen einer produktiven Periostitis dar, die sich klinisch namentlich durch Umfangsvermehrung der Gliedmaßenknochen zu erkennen gab. Am macerierten Skelet zeigten sich an verschiedenen Knochen höckerige Osteophytenauflagerungen. So war das Olecranon des linken Ellenbogens mit blumenkohlähnlichen, periostalen und endostalen Wucherungen bedeckt, durch die der Knochen um $^2/_3$ seines Umfanges zugenommen hatte. In gleicher Weise zeigten die Epiphysen des linken Humerus sowie die Rücken- und Lendenwirbel Exostosenbildungen geringeren Ausmaßes. Nach Angaben von Bru entsprachen die Veränderungen in allen Teilen den von anderen Autoren bei Hunden und beim Geflügel beschriebenen Akropachiefällen. Auch insofern stimmte der Fall mit der typischen Akropachie überein, als seine Entstehung im Zusammenhange mit Tuberkulose erfolgte. Bei der Obduktion ergab sich das Vorliegen schwerer und fortgeschrittener Tuberkulose in den Lungen, auf den Serosen der Brust- und Bauchhöhle, in den mesenterialen Lymphknoten sowie in Leber und Nieren.

b) Ostitis fibrosa hyperplastica.

Osteodystrophia fibrosa.

Unter dieser Bezeichnung sind von Carini 3 Fälle von Unterkieferverdickungen und von Veränderungen in der Nähe der Zahnalveolen beschrieben worden. Mit dem bloßen Auge zeigten die macerierten Knochen cariöse und hyperplastische Prozesse, die in den Abbildungen eine gewisse Ähnlichkeit mit aktinomykotischen Veränderungen erkennen lassen. *Histologisch* fanden sich Wucherungen von Bindegewebe, Verknöcherungen, stellenweise Knochenzerstörung und sehr spärliche Infiltrationszellen. In der Mitte der Herde konnte auch Eiter nachgewiesen werden. Es ist nicht ohne weiteres zu entscheiden, ob es sich hier tatsächlich um eine Osteodystrophia fibrosa gehandelt hat, oder ob nicht eine Verwechslung mit dem eitrigen Kieferkatarrh vorliegt (s. S. 227). Ein einwandfreier Fall von Osteodystrophia fibrosa beim Kaninchen ist im Veterinär-Pathologischen Institut der Universität Berlin beobachtet worden.

Schrifttum.

Bru: Rev. gén. Méd. vét. **32**, 631 (1932). — Carini: Arch. ital. Sci. med. Colon **16**, 109 (1935).

VIII. Bisher ungeklärte Krankheiten.

a) Ungeklärte, von Moussu beschriebene Krankheit.

Zur Zeit der Lactation wurde von Moussu eine Krankheit beobachtet, die in der Hauptsache Tiere mit zahlreichen Jungen betrifft. Die Krankheit tritt unvermittelt mit Appetitmangel, Auftreibung des Leibes und Tympanitis auf. Der Milchfluß hört fast völlig auf, die Körperwärme sinkt unter die Norm und die Tiere verenden nach einer durchschnittlichen Krankheitsdauer von 2—3 Tagen. Nicht selten gesellt sich zu diesen Krankheitszeichen noch eine von hinten nach vorne fortschreitende Lähmung. Bei der *Sektion* ist der Magen gefüllt und der Darm durch Gase aufgetrieben. Sonst ist der Befund völlig negativ. Mikroskopische Untersuchungen sowie künstliche Übertragungsversuche sind ergebnislos, ebenso wie der Versuch, die Krankheit durch Arzneimittel zu beeinflussen.

Es scheint nicht ausgeschlossen, daß es sich hier um eine Mangelkrankheit handelt.

Schrifttum.

Moussu: Rec. Méd. vét. **103**, 251 (1927).

b) Acetonämie.

Über das Vorkommen von Acetonämie beim Kaninchen berichten Bricker und Neseni. Ersterer konnte im Venenblute eines entzündeten Ohres erhöhten Acetongehalt feststellen, letzterer in Muskulatur, Fettgewebe, Nieren, Leber und Gehirn einer Kaninchenhäsin, die 7 Wochen vor der Schlachtung Junge geworfen hatte.

Bei der *Sektion* fielen lediglich allgemeine Fettsucht sowie hellere Färbung von Leber und Nieren sowie starker Geruch sämtlicher Organe nach Aceton auf. Dessen Nachweis wurde in den obengenannten Organen geführt: mit der Probe nach Frommer (Zusatz von KOH und Salicylaldehyd, Erwärmen), nach Legal (Nitroprussidnatrium), nach Lieben (Jodoformprobe), nach Gunning (Jodoformprobe), nach Ellram (Furfurolprobe) und nach Reynolds (mit frisch gefälltem Quecksilberoxyd). Das Aceton war am reichlichsten in den Nieren, weniger reichlich in Gehirn, Muskulatur, Leber und Fettgewebe enthalten. Über Entstehung und Ursachen der Acetonämie werden in beiden Fällen Angaben nicht gemacht.

Schrifttum.

Neseni: Berl. tierärztl. Wschr. **1935** I, 4.

Sachverzeichnis.